皮肤病中药外用制剂

宋兆友　宋宁静　主编

中国中医药出版社
·北　京·

图书在版编目（CIP）数据

皮肤病中药外用制剂/宋兆友，宋宁静主编．—北京：中国中医药出版社，2016.2（2024.6重印）

ISBN 978-7-5132-3166-4

Ⅰ.①皮…　Ⅱ.①宋…②宋…　Ⅲ.①皮肤病-外用药（中药）-中药制剂学　Ⅳ.①R287.6②R283

中国版本图书馆CIP数据核字（2016）第017205号

中国中医药出版社出版
北京经济技术开发区科创十三街31号院二区8号楼
邮政编码　100176
传真　010 64405721
北京盛通印刷股份有限公司印刷
各地新华书店经销

*

开本 710×1000　1/16　印张 23　字数 371 千字
2016年2月第1版　2024年6月第6次印刷
书　号　ISBN 978-7-5132-3166-4

*

定价　69.00元
网址　www.cptcm.com

服务热线　010 64405510
购书热线　010 64065415　010 64065413
微信服务号　zgzyycbs
书店网址　csln.net/qksd/
官方微博　http://e.weibo.com/cptcm
淘宝天猫网址　http://zgzyycbs.tmall.com

皮肤病中药外用制剂

主　　编　宋兆友（东南大学附属蚌埠市中心医院）
　　　　　宋宁静（上海交通大学医学院附属同仁医院）
副 主 编　宋宁宏（南京医科大学第一附属医院、江苏省人民医院）
　　　　　程兴望（蚌埠医学院第一附属医院）
常务编委　李　斌（上海中医药大学附属岳阳中西医结合医院）
编　　委
　　　　　许筱云（江苏省省级机关医院）
　　　　　何　敏（美国马里兰大学医学院）
　　　　　宋滟婷（上海交通大学医学院附属同仁医院）
　　　　　唐宁枫（美国马里兰大学医学院）
学术秘书　宋乐彬（南京医科大学）

前　言

——多学勤用，勇于创新

中华医学，千古流芳。中医皮肤科学历史悠久，博大精深，我国皮肤科学有文字记载的可上溯到公元前200年，经过2000多年的发展，中医皮肤科学理论与实践日趋完整统一。现在皮肤科医师精英辈出，成就辉煌，为我国人民的皮肤健康和世界皮肤科的发展做出了重要贡献。而中药外用制剂特色突出，贡献巨大，是中医学宝库中一朵绚丽奇葩，其与内用制剂一样，备受我国与世界人民的厚爱与青睐，在防病治病方面发挥了巨大的作用。

中医复兴，是我们共同的梦想；中华医学，是千百年的伟业。为了全面挖掘整理研究中药外用制剂的独特作用，笔者结合五十五年的证治经验，并收录了大量国内的经方整理编写了本书。本书具有“简便廉验”的特色，融古汇今，弘扬国粹，内容经典，新颖实用。

“看松柏不知岁月，见杨柳方觉春来。”如今我年已八十，愿把我的医术整理成册出版。也希望我国年轻的皮肤科医师与药师多学勤思，开拓创新，将制剂瑰宝，再创辉煌，使皮肤科外用制剂更加璀璨，并走向世界，贡献人类！

本书的出版，得到了中国中医药出版社的鼎力相助与指导，在此表示衷心的感谢！由于水平有限，敬请读者斧正。

宋兆友

2015年7月1日于珍珠城

编写说明

一、《皮肤病中药外用制剂》是一本以制剂为主的专业性著作，是《皮肤病中药内用制剂》的姊妹篇。

二、本书分为三篇：基础篇、制剂篇、进展篇，其中基础、进展篇多为笔者的临证心悟。

三、制剂按方名（出处或笔者经验方）、配方、制法、功效主治、用法加以简介，均为基本方。中成药无剂量，临证时需辨证加减。近年来的新产品尚无杂志书籍可查，出处均为“药品说明书”。

四、制剂中的同名、错名、无名、怪名等方，笔者均做了必要的修正。

五、制剂的原料药、辅料等均按原卫生部《医院制剂管理办法》执行，计量单位按《中华人民共和国药典》执行。

六、制剂必须由临床医师按辨证论治原则规范诊疗后应用。

目　录

第一篇　基础篇

第一章　皮肤病中药外用制剂概念 …………………… 2

第一节　皮肤病中药外用制剂的特点 …………………… 2

第二节　皮肤病外用中药的分类 …………………… 3

第三节　皮肤病外用中药提取物 …………………… 6

第二章　皮肤病中药外用制剂剂型 …………………… 8

第一节　按制剂形态分型 ……… 8

第二节　按制剂靶位分型 ……… 8

第三节　按制剂临床分型 ……… 9

第三章　皮肤病外用中药药理与制剂 …………………… 13

第一节　药理与制剂 …………… 13

第二节　药理与临床 …………… 14

第四章　五十五年中药外用总则心悟 …………………… 16

第一节　辨疾病论药物 ………… 16

第二节　辨皮损论剂型 ………… 17

第三节　辨药物论调配 ………… 18

第四节　辨动态论化裁 ………… 18

第五节　辨部位论引经 ………… 19

第六节　辨感觉论加减 ………… 20

第七节　辨整体论浓度 ………… 20

第八节　辨地域论简治 ………… 21

第二篇　制剂篇

第一章　皮肤病传统外用制剂 …… 24

第一节　经典外用制剂 ………… 24

1. 一扫光 …………………… 24

2. 八宝丹 …………………… 24

3. 九一丹 …… 24
4. 三品一条枪 …… 25
5. 升丹 …… 25
6. 生肌玉红膏 …… 25
7. 阳和解凝膏 …… 26
8. 回阳玉龙膏 …… 26
9. 红油 …… 27
10. 苦参汤 …… 27
11. 金黄散 …… 27
［附］金黄膏 …… 27
12. 柳花散 …… 27
13. 润肌膏 …… 28
14. 桃花散 …… 28
15. 清凉乳膏 …… 28
16. 密陀僧散 …… 28
17. 黄连膏 …… 29
18. 鹅黄散 …… 29
19. 腊脂膏 …… 29
20. 锡类散 …… 29
21. 雄黄解毒散 …… 30
22. 二妙散 …… 30
23. 三妙散 …… 30
24. 京红粉 …… 30
25. 白降丹 …… 31
26. 银粉散 …… 31
27. 柏叶散 …… 32
28. 颠倒散 …… 32
29. 粉霜神丹 …… 32
30. 羊蹄根散 …… 32
31. 抑阴散 …… 33
32. 狼毒膏 …… 33
33. 凤仙花膏 …… 33
34. 灰米膏（水晶膏） …… 34
35. 百部酒 …… 34
36. 蛇床子洗方 …… 34
37. 芫花洗方 …… 34
38. 如意金黄散 …… 35
39. 珍珠散 …… 35
40. 紫草膏 …… 35
41. 大黄汤 …… 35
42. 万宝代针膏 …… 36
43. 五香散 …… 36
44. 马齿苋膏 …… 36
45. 五倍子汤 …… 36
46. 丹参膏 …… 37
47. 百部酊 …… 37
48. 青蛤散 …… 37
49. 黄连膏 …… 37
50. 鸡苏散 …… 38
51. 熨风散 …… 38
第二节　名家外用制剂 …… 38
1. 祛湿散 …… 38
2. 龙骨散 …… 38
3. 普连软膏 …… 39
4. 普榆膏 …… 39
5. 紫色消肿膏 …… 39

6. 清凉膏 …… 40
7. 芙蓉膏 …… 40
8. 祛湿药油 …… 40
9. 伸筋草洗方 …… 41
10. 回阳生肌药捻 …… 41
11. 皮湿一膏 …… 41
12. 皮湿二膏 …… 41
13. 发际散 …… 41
14. 一号癣药水 …… 42
15. 二号癣药水 …… 42
16. 三号癣药水 …… 42
17. 皮癣水 …… 43
18. 止痒洗方一号 …… 43
19. 止痒洗方二号 …… 43
20. 脂溢洗方 …… 43
21. 癣药水Ⅰ号 …… 44
22. 癣药水Ⅱ号 …… 44
23. 三黄洗剂 …… 44
24. 千锤膏 …… 45
25. 千金散 …… 45
26. 止痒扑粉 …… 45
27. 牛皮癣膏药 …… 45
28. 白屑风酊 …… 46
29. 红灵酒 …… 46
30. 疯油膏 …… 47
31. 脱脂水剂 …… 47
32. 苍肤水剂 …… 47
33. 大枫子油 …… 48
34. 癣症熏药 …… 48
35. 手甲癣浸泡剂 …… 48
36. 蒸敷药 …… 48
37. 脱甲膏 …… 49
38. 鸦胆子仁浸液 …… 49
39. 瘙瘊熏洗液 …… 49
40. 松皮癣外搽剂 …… 50
41. 干癣外洗液 …… 50
42. 扁瘊洗点剂 …… 50
43. 防虫香袋 …… 51
44. 硬皮病洗擦剂 …… 51
45. 雄激素脱发酊 …… 51
46. 消白酊 …… 51
47. 痤疮洗剂 …… 52
48. 夏季皮炎涂搽液 …… 52
49. 地龙护肤脂 …… 52
50. 狐气五香散 …… 52
51. 皮肌炎混洗液 …… 53
52. 夏季皮炎外洗液 …… 53
第二章　新研外用制剂 …… 54
第一节　粉剂 …… 54
1. 增白粉 …… 54
2. 剥蚀散 …… 54
3. 狼毒散 …… 54
4. 大青散 …… 55
5. 溃疡散 …… 55
6. 蜈蚣散 …… 55
7. 婴儿湿疹粉 …… 56

8. 肤康宁散 …………………… 56
9. 止痒扑粉 …………………… 56
10. 百叶散 …………………… 56
11. 南星粉 …………………… 56
12. 新青黛散 …………………… 57
13. 活血生肌散 …………………… 57
14. 消痤散 …………………… 57
15. 红玉散 …………………… 57
16. 肛湿三黄散 …………………… 58
17. 青龙散 …………………… 58
18. 冰矾炉甘散 …………………… 58
19. 青虫散 …………………… 59
20. 复方青冰散 …………………… 59
21. 桃珍散 …………………… 59
22. 木香生肌散 …………………… 59
23. 三黄二白粉 …………………… 59
24. 改良颠倒散 …………………… 60
25. 二黄蜈蚣散 …………………… 60
26. 四黄消痤散 …………………… 60
27. 生肌愈疡散 …………………… 61
28. 白癜风姜搽剂 …………………… 61
29. 褥疮外敷散 …………………… 61
30. 三粉擦剂 …………………… 61
31. 密陀僧外扑散 …………………… 62
32. 麻风溃疡粉 …………………… 62
33. 鹅口疮散 …………………… 62
34. 稻田皮炎扑粉 …………………… 62
35. 五倍散 …………………… 62
36. 抗疣散 …………………… 63
37. 柏倍湿疹散 …………………… 63
38. 火激红斑扑粉 …………………… 63
第二节 溶液剂 …………………… 64
1. 透骨跖疣液 …………………… 64
2. 桃红润肤液 …………………… 64
3. 双黄燥疣灵 …………………… 64
4. 解毒克疣汤 …………………… 64
5. 桂红浸泡剂 …………………… 65
6. 湿疹洗液 …………………… 65
7. 皮肤洗擦液 …………………… 65
8. 婴幼儿外用液 …………………… 65
9. 苦连花水剂 …………………… 66
10. 蓝青三黄液 …………………… 66
11. 婴儿湿疹湿敷剂 …………………… 66
12. 丘荨疹外用方 …………………… 66
13. 温阳活血复元浸泡液 …………………… 67
14. 生殖疣防发液 …………………… 67
15. 香叶除疣灵 …………………… 67
16. 杀癣方 …………………… 67
17. 手癣泡手液 …………………… 68
18. 通脉外洗液 …………………… 68
19. 除疣温洗液 …………………… 68
20. 穗防浸泡液 …………………… 68
21. 泡疣方 …………………… 69
22. 祛湿止痒液 …………………… 69
23. 白鲜皮洗液 …………………… 69
24. 黄花洁阴液 …………………… 69

25. 跖疣浸泡液Ⅰ号 ………… 70
26. 跖疣浸泡液Ⅱ号 ………… 70
27. 红桃消疣剂 ………… 70
28. 杏梅泡擦液 ………… 70
29. 妇科洗剂 ………… 71
30. 水灾皮炎灵搽剂 ………… 71
31. 单纯疱疹湿敷剂 ………… 71
32. 香精足癣浸泡剂 ………… 72
33. 脚湿气泡洗液 ………… 72
34. 足癣四黄浸泡液 ………… 72
35. 皲裂湿泡液 ………… 72
36. 藏青液 ………… 73
37. 燥湿解毒液 ………… 73
38. 香蓝草除疣液 ………… 73
39. 花斑癣外洗方 ………… 73
40. 紫荆花外用液 ………… 74
41. 木香液 ………… 74
42. 蓝花泡疣液 ………… 74
43. 茯芩草外洗方 ………… 75
44. 糠秕毛囊炎专用液 ………… 75
45. 湿疹外洗外搽液 ………… 75
46. 皲裂洗液 ………… 75
47. 四季康洗液 ………… 76
48. 除湿甲液 ………… 76
49. 除湿乙液 ………… 76
50. 湿疹康洗液 ………… 76
51. 润肤止痒洗液 ………… 77
52. 手部护肤水 ………… 77
53. 克癣宁浸泡液 ………… 77
54. 手足癣浸洗液 ………… 77
55. 海艾汤 ………… 78
56. 三妙汤加味 ………… 78
57. 红香草平疣剂 ………… 78
58. 灭虱精 ………… 78
59. 婴儿湿疹外敷液 ………… 79
60. 硬皮病外洗方 ………… 79
61. 三七止痛液 ………… 79
62. 青蓝紫坐浴剂 ………… 79
63. 紫参坐浴剂 ………… 80
64. 包皮水肿浸洗液 ………… 80
65. 黄香癣洗液 ………… 80
66. 湿疹灵外洗液 ………… 80
67. 马槿子雾化液 ………… 81
68. 金花外洗方 ………… 81
69. 蓝青草外用液 ………… 81
70. 祛癣止痒方 ………… 81
71. 婴儿湿疹洗剂 ………… 82
72. 跖疣蓝苋洗剂 ………… 82
73. 苦参汤泡洗液 ………… 82
74. 黄连黄柏浸出液 ………… 82
75. 腂瘊A方液 ………… 83
76. 腂瘊B方液 ………… 83
77. 蓝青草外洗液 ………… 83
78. 马黄花专用液 ………… 83
79. 甲周疣浸泡液 ………… 84
80. 六味洗剂 ………… 84

81. 百香外洗液 …………………… 84
82. 白龙草外洗液 …………………… 84
83. 黄黄坐浴剂 …………………… 84
84. 肛疣Ⅰ号浴剂 …………………… 85
85. 肛疣Ⅱ号浴剂 …………………… 85
86. 三黄地榆液 …………………… 85
87. 清霉洗液 …………………… 85
88. 金菊洗液 …………………… 86
89. 泽兰浸泡液 …………………… 86
90. 樟黄汤外洗液 …………………… 86
91. 荆芥洗搽液 …………………… 87
92. 酒渣样皮炎灵 …………………… 87
93. 牡蛎除疣液 …………………… 87
94. 灭疥洗液 …………………… 87
95. 除疥外洗液 …………………… 87
96. 治疥温洗剂 …………………… 88
97. 清化收敛汤 …………………… 88
98. 护手润肤汤 …………………… 88
99. 红蓝紫液 …………………… 89
100. 肛门白斑外洗液 …………………… 89
101. 土槿皮洗液 …………………… 89
102. 辨证外敷液 …………………… 89
103. 掌跖脓疱病Ⅰ号 …………………… 90
104. 掌跖脓疱病Ⅱ号 …………………… 90
105. 柠檬石榴各一方 …………………… 90
106. 苏木溶液 …………………… 91
107. 甲癣泡洗液 …………………… 91
108. 槐米冷敷液 …………………… 91
109. 汽油防护液 …………………… 91
110. 皮肌炎溻洗液 …………………… 92
111. 湿疹外敷液 …………………… 92
112. 苦甘方 …………………… 92
113. 复方姜黄溶液 …………………… 92
114. 筋草洗浴方 …………………… 92
第三节 熏洗剂 …………………… 93
1. 硬皮病熏洗方 …………………… 93
2. 硝黄熏洗剂 …………………… 93
3. 苦参熏洗剂 …………………… 93
4. 蓝青熏洗液 …………………… 94
5. 青叶洗清液 …………………… 94
6. 七味除疣熏洗液 …………………… 94
7. 荟草熏洗液 …………………… 94
8. 鹤虱熏洗剂 …………………… 95
9. 蛇草熏洗剂 …………………… 95
10. 倍子熏洗剂 …………………… 95
11. 菊花熏洗剂 …………………… 95
12. 蜂房除疣熏洗剂 …………………… 96
13. 槐花熏洗液 …………………… 96
14. 蛇床子散熏洗剂 …………………… 96
15. 阴囊湿疹熏洗剂 …………………… 96
16. 头屑熏洗液 …………………… 97
17. 冬藤熏洗灵 …………………… 97
18. 金菊熏蒸剂 …………………… 97
19. 蓝香熏洗液 …………………… 98
20. 蛤粉洁阴熏洗剂 …………………… 98
21. 扁疣熏洗剂 …………………… 98

22. 龙蛇苦参汤 …………… 98
23. 肛痒熏洗液 …………… 99
24. 海藻熏洗剂 …………… 99
25. 湿疣汤 …………… 99
26. 两黄熏洗液 …………… 99
27. 消斑方 …………… 100
28. 苦金花熏洗液 …………… 100
29. 元明粉熏洗剂 …………… 100
30. 三子紫花液 …………… 100
31. 祛疣熏洗Ⅰ号 …………… 101
32. 祛疣熏洗Ⅱ号 …………… 101
33. 祛疣熏洗Ⅲ号 …………… 101
34. 祛疣熏洗Ⅳ号 …………… 101
35. 祛疣熏洗Ⅴ号 …………… 102
36. 肛湿熏洗甲液 …………… 102
37. 肛湿熏洗乙液 …………… 102
38. 鸦胆子熏洗方 …………… 102
39. 清疣熏洗液 …………… 103
40. 痤疮熏洗液 …………… 103
41. 燥疣熏洗液 …………… 103
42. 双黄熏洗液 …………… 103
43. 除湿止痒熏洗方 …………… 104
44. 三子花熏洗剂 …………… 104
45. 朴硝熏洗剂 …………… 104
46. 冰花外洗液 …………… 104
47. 消炎收敛熏洗液 …………… 105
48. 虎菊草熏洗剂 …………… 105
49. 苦黄汤熏洗剂 …………… 105
50. 急性肛湿熏洗剂 …………… 105
51. 蓝银草洗液 …………… 106
52. 白蛇洗液 …………… 106
53. 阴道炎甲方 …………… 106
54. 阴道炎乙方 …………… 106
55. 金梅熏洗液 …………… 107
56. 香香熏洗液 …………… 107
57. 地黄熏洗剂 …………… 107
58. 青蓝双白熏洗剂 …………… 107
59. 苓子熏洗剂 …………… 108
60. 黄菊坐浴剂 …………… 108
61. 芒硝熏洗液 …………… 108
62. 百川熏洗液 …………… 108
63. 燥湿解毒液 …………… 109
64. 复方苦参洗剂 …………… 109
65. 黄花子熏洗液 …………… 109
66. 龙草熏洗液 …………… 110
67. 苏梗灭菌熏洗液 …………… 110
68. 牡丹灵水 …………… 110
69. 枯矾去疣熏洗液 …………… 110
70. 椒矾熏洗液 …………… 111
71. 三黄汤熏洗液 …………… 111
72. 花仙子熏洗液 …………… 111
73. 菊叶坐浴剂 …………… 112
74. 梅花熏洗液 …………… 112
75. 止痒消斑熏洗剂 …………… 112
76. 苦黄熏洗剂 …………… 113
77. 双皮熏洗液 …………… 113

78. 祛风燥湿洗液 …………… 113
79. 肛裂熏洗灵 …………… 113
80. 阴疮重症熏洗液 …………… 114
81. 清疣洗剂 …………… 114
82. 湿痒熏洗剂 …………… 114
83. 龙葵熏洗液 …………… 115
84. 脾灵熏洗液 …………… 115
85. 羊泉熏洗剂 …………… 115
第四节 水粉剂 …………… 115
1. 复方炉甘石洗剂 …………… 115
2. 颠倒散洗剂 …………… 116
3. 复方青黛洗剂 …………… 116
4. 复方三黄洗剂 …………… 116
第五节 醋剂 …………… 117
1. 柳苦散醋 …………… 117
2. 斑秃醋灵液 …………… 117
3. 复方土槿皮醋汁 …………… 117
4. 足癣醋泡剂 …………… 117
5. 枫子醋泡液 …………… 118
6. 杀真菌醋汁 …………… 118
7. 牛黄醋汁 …………… 118
8. 手足癣醋液 …………… 118
9. 醋蛋 …………… 119
10. 银屑病醋搽剂 …………… 119
第六节 酊剂 …………… 119
1. 白脂菟丝酊 …………… 119
2. 苦黄止痒酊 …………… 120
3. 冰黄酒 …………… 120
4. 两桑生发酊 …………… 120
5. 补肾活血生发精 …………… 120
6. 润肤止痒酊 …………… 121
7. 血竭紫黄莨菪酊 …………… 121
8. 祛银酊 …………… 121
9. 莲草生发酊 …………… 121
10. 红花斑秃酊 …………… 121
11. 金沙治银酊 …………… 122
12. 肤子止痒酊 …………… 122
13. 多形红斑外用酒 …………… 122
14. 羌活酊 …………… 122
15. 红归酊 …………… 123
16. 消疣白酒 …………… 123
17. 复方芩柏酊 …………… 123
18. 儿童斑秃酊 …………… 123
19. 皮炎露 …………… 124
20. 去疣酊 …………… 124
21. 木香酹 …………… 124
22. 红花冻疮酊 …………… 124
23. 复方补骨脂酊 …………… 125
24. 净疣宁酊剂 …………… 125
25. 两药治白酊 …………… 125
26. 扁平疣擦剂 …………… 125
27. 红紫酊 …………… 126
28. 补骨脂水杨酸酊 …………… 126
29. 三棱生发酹 …………… 126
30. 疥灵酊 …………… 126
31. 双黄酊 …………… 127

32. 白驳酊 …………………… 127
33. 蚤休祛疣酊 …………………… 127
34. 椒红酊 …………………… 127
35. 白灵透皮酊 …………………… 127
36. 老年止痒酊 …………………… 128
37. 痤疮酊 …………………… 128
38. 红白去斑酊 …………………… 128
39. 银屑病酊剂 …………………… 129
40. 甘薄酒 …………………… 129
41. 紫蓝红酊 …………………… 129
42. 蓝香除疣酊 …………………… 129
43. 当归细辛搽剂 …………………… 129
44. 消疹止痒酊 …………………… 130
45. 湿疮酊 …………………… 130
46. 养血生发剂 …………………… 130
47. 斑秃擦剂 …………………… 131
第七节　糖剂 …………………… 131
1. 蛇丹止痛蜜 …………………… 131
2. 白糖撒敷剂 …………………… 131
3. 青敷膏 …………………… 132
4. 三七蜜糊 …………………… 132
5. 金黄蜜 …………………… 132
6. 盐糖跖疣液 …………………… 132
7. 珍珠蜜 …………………… 132
第八节　袋剂 …………………… 133
1. 桃红疣袋 …………………… 133
2. 防疣复发包 …………………… 133
3. 复方足癣粉 …………………… 133
4. 基三味外洗包 …………………… 134
5. 桂叶三黄袋 …………………… 134
6. 癣病浸洗袋 …………………… 134
7. 燥疣湿敷袋 …………………… 135
8. 硬皮病热敷袋 …………………… 135
9. 鞭草硼砂袋 …………………… 135
10. 皲裂浸泡袋 …………………… 135
11. 消炎润肤止痒散 …………………… 136
12. 痤疮热敷袋 …………………… 136
13. 青蒿外洗袋 …………………… 136
14. 癣病浸泡袋 …………………… 137
第九节　油剂 …………………… 137
1. 紫草冰片油 …………………… 137
2. 紫草香油 …………………… 137
3. 儿茶油 …………………… 138
4. 黄连油膏 …………………… 138
5. 黄矾芝麻油 …………………… 138
6. 黄虎油 …………………… 138
7. 雄黄油 …………………… 139
8. 苦黄油 …………………… 139
9. 湿疹油剂 …………………… 139
10. 血竭油剂 …………………… 139
11. 三黄油 …………………… 139
12. 黄连素甘油剂 …………………… 140
13. 止痒油膏 …………………… 140
14. 生肌散油膏 …………………… 140
15. 润肌油脂膏 …………………… 140
16. 紫草基质油 …………………… 141

17. 拔毒愈痛灵油膏 …………… 141
18. 葛竭膏 …………………… 141
19. 疱疹油 …………………… 141
20. 疱疹灵橄榄乳 …………… 142
第十节　软膏剂 ……………… 142
1. 喜树碱软膏 ……………… 142
2. 褥疮软膏 ………………… 142
3. 黄丹生肌膏 ……………… 143
4. 金黄膏 …………………… 143
5. 手足皲裂软膏 …………… 143
6. 乳香软膏 ………………… 143
7. 黄连软膏 ………………… 144
8. 椒连软膏 ………………… 144
第十一节　药膏剂 …………… 144
1. 六白药膏 ………………… 144
2. 消痤药膏 ………………… 145
3. 二黄药膏 ………………… 145
4. 瘢痕软膏 ………………… 145
5. 六白白疕膏 ……………… 145
6. 赤小豆药膏 ……………… 146
7. 苍术药膏 ………………… 146
8. 参七蛋黄乳膏 …………… 146
9. 加味黄连解毒膏 ………… 146
10. 复方慢皮膏 ……………… 147
11. 当归麻油膏 ……………… 147
12. 润肤愈裂膏 ……………… 147
13. 紫菊油纱条 ……………… 148
14. 黄芦药膏 ………………… 148
15. 癣膏塑封剂 ……………… 148
16. 仙人药膏 ………………… 148
第十二节　糊剂 ……………… 149
1. 硝黄糊膏 ………………… 149
2. 呋粒糊 …………………… 149
3. 复方青黛糊膏 …………… 149
4. 孩儿糊膏 ………………… 150
5. 慢湿糊膏 ………………… 150
6. 止痒糊剂 ………………… 150
7. 复方消疣膏 ……………… 150
8. 白玉糊膏 ………………… 151
9. 狼毒糊膏 ………………… 151
10. 芒硝糊膏 ………………… 151
第十三节　乳膏剂 …………… 151
1. 楮叶乳膏 ………………… 151
2. 玫芦消痤乳膏 …………… 152
3. 克痤隐酮露 ……………… 152
4. 洁癣霜 …………………… 152
5. 甘草霜 …………………… 152
6. 多塞平乳膏 ……………… 153
7. 山莨菪碱霜 ……………… 153
8. 复方芦荟乳膏 …………… 153
第十四节　凝胶剂 …………… 154
1. 复方止痒凝胶 …………… 154
2. 归芪二白凝胶 …………… 154
3. 复方黄芩凝胶剂 ………… 154
4. 肤痒停涂膜 ……………… 155
第十五节　面膜剂 …………… 155

1. 痘痘面膜粉 …………………… 155
2. 银花面膜粉 …………………… 155
3. 三白面膜粉 …………………… 156
4. 菊花草倒膜粉 ………………… 156
5. 女性祛斑面膜散 ……………… 156
6. 双花贴面膜 …………………… 156
7. 金花面膜粉 …………………… 157
8. 归芪二白面膜散 ……………… 157
9. 祛斑面膜粉Ⅰ号 ……………… 157
10. 祛斑面膜粉Ⅱ号 …………… 158
11. 平疣面膜粉 ………………… 158
12. 消斑养颜散 ………………… 158
13. 三白粉 ……………………… 158
14. 六白祛斑面膜散 …………… 159
15. 皂角面膜粉 ………………… 159
16. 红花面膜散 ………………… 159
17. 金菊面膜粉 ………………… 159
18. 乳香面膜散 ………………… 160
19. 白参面膜粉 ………………… 160
20. 山楂祛痘面膜剂 …………… 160
21. 四黄面膜散 ………………… 160
22. 七白面膜粉 ………………… 161
23. 桃丹面膜纸 ………………… 161
24. 倒膜基方 …………………… 161
25. 面膜基方Ⅰ号 ……………… 162
26. 面膜基方Ⅱ号 ……………… 162
27. 面膜基方Ⅲ号 ……………… 162
28. 面膜基方Ⅳ号 ……………… 162
29. 祛斑面膜新粉 ……………… 163
30. 面膜按摩粉 ………………… 163
31. 痤疮倒膜粉 ………………… 163
32. 祛疣面膜粉 ………………… 164
33. 粉刺面膜粉 ………………… 164
34. 熏蒸倒膜剂 ………………… 164
35. 芡实面膜 …………………… 164
36. 白丁香面膜粉 ……………… 165
37. 白茯苓面膜散 ……………… 165

第十六节　熏汽剂 …………………… 165
1. 冬藤汽熏剂 …………………… 165
2. 玫瑰熏蒸剂 …………………… 166
3. 湿疹熏蒸剂 …………………… 166
4. 玫瑰糠疹熏汽剂 ……………… 166
5. 苦参消银熏蒸剂 ……………… 166
6. 槐花汽熏剂 …………………… 167
7. 百叶草熏蒸散 ………………… 167
8. 去痘熏蒸剂 …………………… 167
9. 方藤熏蒸剂 …………………… 168
10. 长卿止痒熏蒸剂 …………… 168
11. 硬皮病熏蒸剂 ……………… 168
12. 蓝花槐花熏蒸液 …………… 169
13. 消痤汤 ……………………… 169
14. 金莲草熏蒸液 ……………… 169
15. 透骨草汽疗液 ……………… 169
16. 郁金蒸汽浴剂 ……………… 170
17. 冰柏熏蒸液 ………………… 170
18. 石斛熏眼剂 ………………… 170

19. 双草汽疗液 …… 171
20. 银屑病喷雾剂 …… 171
21. 槐米熏舱液 …… 171
第十七节 冬夏剂 …… 172
1. 口疮伏天敷贴粉 …… 172
2. 冻疮冬病夏治贴饼 …… 172
3. 冬病夏治冻疮灵 …… 172
4. 红桂夏治冻疮泥 …… 173
5. 红藤冻疮防治液 …… 173
6. 冻疮夏伏贴穴粉 …… 173
第十八节 足疗剂 …… 174
1. 手足癣浸泡剂Ⅰ号 …… 174
2. 手足癣浸泡剂Ⅱ号 …… 174
3. 跖疣一泡灵 …… 174
4. 跖疣消疣剂 …… 175
5. 蓝豆浸足液 …… 175
6. 牛膝外洗方 …… 175
7. 木蓝香盐泡足液 …… 175
8. 青蓝草洗脚剂 …… 176
9. 柴胡花泡足液 …… 176
10. 糖尿病足浸擦液 …… 176
11. 三黄消炎散 …… 176
12. 牡荆洗液 …… 177
13. 鹤草外洗方 …… 177
14. 青蓝草泡足剂 …… 177
15. 丁香浴足方 …… 177
第十九节 贴穴剂 …… 178
1. 口疮贴穴剂 …… 178
2. 防风填脐粉 …… 178
3. 细辛敷脐粉 …… 178
4. 苯子涂泉散 …… 179
5. 慢荨脐疗散 …… 179
6. 婴湿脐贴粉 …… 179
7. 耳穴贴压籽 …… 179
8. 吴茱萸敷脐散 …… 180
9. 平疣贴耳籽 …… 180
10. 荷桃粉贴敷剂 …… 180
11. 栀子封脐粉 …… 180
12. 耳压绿豆贴剂 …… 181
13. 止汗贴穴散 …… 181
14. 儿玫脐疗粉 …… 181
15. 地黄封脐剂 …… 181
16. 龙倍填脐散 …… 182
17. 止痛贴腧药饼 …… 182
18. 消斑敷脐散 …… 182
19. 红香散 …… 183
20. 牛皮癣贴脐粉 …… 183
21. 红花封脐膏 …… 183
22. 平银敷脐糊膏 …… 183
23. 双蛇贴穴散 …… 184
24. 中药泥膏敷穴剂 …… 184
25. 姜脐啄灸剂 …… 184
26. 脱敏贴穴粉Ⅰ号 …… 185
27. 脱敏贴穴粉Ⅱ号 …… 185
28. 乳没膏 …… 185
第二十节 其他制剂 …… 186

1. 喷雾倒膜剂 …………………… 186
2. 皮肤药浴剂 …………………… 186
3. 紫衣参肤浴剂 ………………… 186
4. 银屑康外洗液 ………………… 187
5. 牛皮癣药浴剂 ………………… 187
6. 灵仙浴搽剂 …………………… 187
7. 双地药浴剂 …………………… 187
8. 透骨草发汗剂 ………………… 188
9. 菊红草药浴剂 ………………… 188
10. 花藤浸泡液 …………………… 188
11. 外阴白色病变专疗剂 ………… 188
12. 参白散喷剂 …………………… 189
13. 白发症特用乌发剂 …………… 189
14. 水疗Ⅰ号 ……………………… 189
15. 水疗Ⅱ号 ……………………… 190
16. 虎杖泡浴剂 …………………… 190
17. 蓝青草栓子 …………………… 190
18. 口炎含漱液 …………………… 191
19. 黄精泡浴剂 …………………… 191
20. 三黄液油剂 …………………… 191
21. 活血化瘀气雾剂 ……………… 192
22. 金银花浴剂 …………………… 192
23. 特色蜡疗祛斑美容方 ………… 192
24. 淀粉浴剂 ……………………… 193
25. 夏季皮炎洗浴剂 ……………… 193
26. 蛇床子贴膏 …………………… 193
27. 斑秃洗发水Ⅰ号 ……………… 193
28. 斑秃洗发水Ⅱ号 ……………… 194
第三章　皮肤病民间外用制剂 … 195
第一节　单味中草药制剂 …… 195
1. 百部酊 ……………………… 195
2. 紫草油膏 …………………… 195
3. 单味紫草油 ………………… 195
4. 桐油 ………………………… 196
5. 旱莲草酊 …………………… 196
6. 补骨脂酊 …………………… 196
7. 生姜油 ……………………… 196
8. 薄棉灸 ……………………… 197
9. 留行蛋清 …………………… 197
10. 白花蛇舌草煎剂 …………… 197
11. 芦荟叶 ……………………… 197
12. 雷公藤煎剂 ………………… 198
13. 马齿苋煎液 ………………… 198
14. 白矾蜜 ……………………… 198
15. 75%乙醇 …………………… 198
16. 雄黄酒精 …………………… 198
17. 仙人掌汁 …………………… 199
18. 槌果藤膏 …………………… 199
19. 95%乙醇 …………………… 199
20. 威灵仙溶液 ………………… 199
21. 苦豆子油搽剂 ……………… 200
22. 谷糠油 ……………………… 200
23. 茅膏菜搽剂 ………………… 200
24. 杠柳果浆 …………………… 200
25. 儿茶细粉 …………………… 201
26. 鲜马齿苋糊 ………………… 201

27. 血竭精糊 …… 201
28. 姜黄霜 …… 201
29. 金粟兰酊 …… 202
30. 香莲外搽液 …… 202
31. 垂盆草 …… 202
32. 无花果粉 …… 202
33. 血竭酊 …… 203
34. 25%百部酊 …… 203
35. 辣椒素霜 …… 203
36. 山苍子油膏 …… 203
37. 紫花地丁泥汁 …… 203
38. 女贞子酊 …… 204
39. 龙血竭细粉 …… 204
40. 新鲜芦荟叶 …… 204
41. 鲜土豆片 …… 204
42. 苦参浴足水 …… 205
43. 樟脑精油 …… 205
44. 鲜鱼腥草 …… 205
45. 彝药苦参疤痃酊 …… 205
46. 雷公藤煎剂 …… 206
47. 韭菜汁 …… 206
48. 马鞭草药汁 …… 206
49. 牡丹皮粉 …… 206
50. 青苔煎汁 …… 207
51. 海螵蛸细粉 …… 207
52. 凉茶叶水 …… 207
53. 鲜药垂盆草 …… 207
54. 鱼眼草酊 …… 208
55. 黄连素溶液 …… 208
56. 红花酒精 …… 208
57. 夏枯草煎液 …… 208
58. 爵床 …… 209
59. 臭梧桐叶 …… 209
60. 新鲜芦荟药汁 …… 209
61. 龙血竭粉末 …… 209
62. 苦豆子干馏油 …… 210
63. 白龙液 …… 210
64. 鲜败酱草 …… 210
65. 胎盘组织液 …… 210
66. 苦参米醋 …… 211
67. 百部酒 …… 211
68. 10%黄连软膏 …… 211
69. 米糠油剂 …… 211
70. 蛋黄油 …… 212
71. 甘草油剂 …… 212
72. 鸦胆子纯油 …… 212
73. 纯血竭细粉 …… 212
74. 虎杖涂剂 …… 213
75. 木鳖子醋糊 …… 213
76. 大蓟药液 …… 213
77. 天冬酒泥 …… 213
78. 菟丝子油膏 …… 213
79. 紫草鱼肝油 …… 214
80. 纯菟丝子水 …… 214
81. 三七醋膏 …… 214
82. 柚冰液 …… 214

83. 生蒲黄粉 …………………… 215
84. 血竭粉醇 …………………… 215
85. 莱菔子纯粉 ………………… 215
86. 黄连纯粉 …………………… 215
87. 旱莲草酊 …………………… 216
88. 乌梅盐醋 …………………… 216
89. 王不留行籽 ………………… 216
90. 三棱跖疣剂 ………………… 216
第二节　五方外用剂 ………………… 217
1. 傣药雅哈贺药水 …………… 217
2. 盐花浴足小方 ……………… 217
3. 肛湿洗搽剂 ………………… 217
4. 婴湿冷敷液 ………………… 218
5. 蜈蚣酊 ……………………… 218
6. 脑王油 ……………………… 218
7. 止痛酊 ……………………… 218
8. 治疣灵 ……………………… 219
9. 大黄散 ……………………… 219
10. 紫黄散 ……………………… 219
11. 三黄一椒膏 ………………… 219
12. 三黄粉 ……………………… 220
13. 双白液 ……………………… 220
14. 苦桉液 ……………………… 220
15. 复方硫黄百部洗汤 ………… 220
16. 84 消毒液 …………………… 221
17. 化疣方 ……………………… 221
18. 苦参花椒茶泡脚液 ………… 221
19. 乌倍散 ……………………… 221
20. 地榆擦洗液 ………………… 222
21. 口疮散 ……………………… 222
22. 双生冷敷液 ………………… 222
23. 蜈蝎治疮散 ………………… 222
24. 三粉冰片膏 ………………… 223
25. 隐虫止痒水 ………………… 223
26. 复方百部酊 ………………… 223
27. 复方鲜皮酊 ………………… 223
28. 汗疱液 ……………………… 224
29. 海螵止痒灵 ………………… 224
30. 川椒生发酒 ………………… 224
31. 柏叶生发酊 ………………… 224
32. 防燥疣复发剂 ……………… 225
33. 紫草解疱酒 ………………… 225
34. 草花去瘊液 ………………… 225
35. 虎杖油 ……………………… 225
36. 苦参治银液 ………………… 226
37. 掌跖脓疱液 ………………… 226
38. 红斑肢痛液 ………………… 226
39. 解毒止痛膏 ………………… 226
40. 病毒煎洗剂 ………………… 227
41. 癣净灵 ……………………… 227
42. 硫楝松枣膏 ………………… 227
43. 二甘汤 ……………………… 227
44. 芒硝熏洗液 ………………… 228
45. 口腔溃疡散 ………………… 228
46. 复方颠倒散 ………………… 228
47. 青黛散 ……………………… 228

48. 痤疮洗液 ………………… 229
49. 洁面酊 ………………… 229
50. 参芦生发酊 ………………… 229
51. 蓝草香酊 ………………… 229
52. 肛湿熏洗剂 ………………… 230
53. 糖尿病瘙痒外洗方 ………… 230
54. 蓝菊防疣液 ………………… 230
55. 水痘外疗液 ………………… 230
56. 疥疮外洗方 ………………… 231
57. 杀螨液 ………………… 231
58. 汗疱液 ………………… 231
59. 黄黛散 ………………… 231
60. 蓝草液 ………………… 231
61. 白黄散 ………………… 232
62. 疗阴舒冲洗液 ………………… 232
63. 消白合剂 ………………… 232
64. 蛇丹外用粉 ………………… 232
65. 尿布皮炎治疗剂 ………………… 233
66. 仙人掌明矾泥 ………………… 233
67. 蒲公英浸渍液 ………………… 233
68. 雌激素中药酊 ………………… 233
69. 消疣内外剂 ………………… 234
70. 蓝青草液 ………………… 234
71. 香木去疣液 ………………… 234
72. 赤黄熏洗液 ………………… 234
73. 金蓝草外洗液 ………………… 235
74. 青石散 ………………… 235
75. 蜈蚣芦荟软膏 ………………… 235
76. 青龙草坐洗液 ………………… 235
77. 妇保洗液 ………………… 236
78. 壮药外洗液 ………………… 236
79. 筋骨草外洗液 ………………… 236
80. 黄龙草洗冲液 ………………… 236
81. 乌梅外洗药 ………………… 237
82. 甲冰硫膏 ………………… 237
83. 苦地熏洗剂 ………………… 237
84. 紫樟煎液 ………………… 237
85. 马蓝草洗剂 ………………… 238
86. 皮肤溃疡粉 ………………… 238
87. 杏子外洗液 ………………… 238
88. 壮灸冬藤液 ………………… 238
89. 蜈雄外用油 ………………… 239
90. 冰星散 ………………… 239
91. 三花溶液 ………………… 239
92. 仙人泥 ………………… 239
93. 柏叶生发宁酊 ………………… 239
94. 月花外敷液 ………………… 240
95. 马蓝草外用液 ………………… 240
96. 华佗外敷麻药神方加减 ………………… 240
97. 神黛糊 ………………… 240
98. 三色熏洗液 ………………… 241
99. 参茯外敷液 ………………… 241
100. 两根煮液 ………………… 241
101. 红蓝揉搓液 ………………… 241
102. 虎杖除疣剂 ………………… 242

103. 止痒外洗方 …………… 242
104. 二味拔毒散 …………… 242
105. 祛痤外洗液 …………… 242
106. 黄榆外敷药汁 …………… 243
107. 白鲜皮婴湿Ⅰ号 …………… 243
108. 白鲜皮婴湿Ⅱ号 …………… 243
109. 香藤子熏洗液 …………… 243
110. 皲裂外洗液 …………… 244
111. 鱼腥草合剂 …………… 244
112. 金子酊 …………… 244
113. 皮脂酒 …………… 244
114. 水蛭蒜肉泥 …………… 245
115. 芙蓉香油 …………… 245
116. 白药白酒 …………… 245
117. 鸡眼灵 …………… 245
第四章 皮肤美容外用剂 …………… 246
第一节 新配外用制剂 …………… 246
1. 羊花生发酊 …………… 246
2. 旱莲草酊 …………… 246
3. 祛白酊 …………… 246
4. 七白油 …………… 247
5. 六神丸软膏 …………… 247
6. 新癀片醋糊 …………… 247
7. 消痤粉 …………… 247
8. 酒渣酊 …………… 248
9. 复方祛斑酊 …………… 248
10. 复方珍珠散 …………… 248
11. 复方补骨脂酊 …………… 248
12. 毛姜生发酊 …………… 249
13. 地榆冷敷液 …………… 249
14. 喜树果浸膏搽剂 …………… 249
15. 黑斑外用液 …………… 249
16. 激素皮炎灵 …………… 250
17. 六味洗敷液 …………… 250
18. 赤苋酊 …………… 250
19. 克敏煎液 …………… 250
20. 祛斑养颜粉 …………… 251
21. 青蒿银花液 …………… 251
22. 大黄荆红汤 …………… 251
23. 痤疮外敷剂 …………… 251
24. 冷液面糊消痤康 …………… 252
25. 马蓝香面疣水 …………… 252
26. 生叶护面液 …………… 252
27. 激素性皮炎冷敷剂 …………… 253
28. 雄脱生发洗方 …………… 253
29. 灭瘢膏方 …………… 253
30. 六灭瘢痕膏方 …………… 253
第二节 常用外用制剂 …………… 254
1. 复方苦参粉 …………… 254
2. 湿毒药粉 …………… 254
3. 白癜风散 …………… 254
4. 止汗药水 …………… 254
5. 苦参洗头液 …………… 255
6. 去瘊水 …………… 255
7. 扁平疣擦剂 …………… 255
8. 白鲜酊 …………… 255

9. 皲裂酊 …………………… 255
10. 白屑风酊 …………………… 256
11. 红灵新酒 …………………… 256
12. 白癜风药酒 …………………… 256
13. 雄黄酊剂 …………………… 256
14. 酒渣鼻蜜膏 …………………… 257
15. 拔甲膏 …………………… 257
16. 熏香 …………………… 257
17. 绿药膏 …………………… 258
18. 青黛散油膏 …………………… 258
19. 荆防醋方 …………………… 258
20. 三黄祛斑粉 …………………… 258
21. 五白除色膏 …………………… 259
22. 双白祛斑霜 …………………… 259
23. 除黑方 …………………… 259
24. 白及霜 …………………… 259
25. 乌梅消斑酊 …………………… 260
26. 菟丝子消斑酒 …………………… 260
27. 骨碎补消白酊 …………………… 260
28. 川军去屑酊 …………………… 260
29. 红花生发酊 …………………… 260
30. 人参长发酒 …………………… 261
31. 紫荆生发酒 …………………… 261
32. 虫草酒 …………………… 261
33. 黄紫油剂 …………………… 261
34. 腋香散 …………………… 262
35. 白发洗头液 …………………… 262
36. 酒渣散 …………………… 262
37. 五倍软膏 …………………… 262
38. 消白粉 …………………… 262
39. 冻疮浸敷液 …………………… 263
40. 酒渣冷敷液 …………………… 263
41. 脂脱洗发剂 …………………… 263
42. 面部熏洗剂 …………………… 263
43. 红花大黄酊 …………………… 264
44. 黑色素酊 …………………… 264
第三节　美容验方 …………………… 264
1. 乌梅酊 …………………… 264
2. 黑故纸酊 …………………… 265
3. 脂红酊 …………………… 265
4. 复方补骨脂酊 …………………… 265
5. 美容蜜 …………………… 265
6. 平痤膏 …………………… 265
7. 头脂洗剂 …………………… 266
8. 脂溢性洗剂 …………………… 266
9. 复方桑白皮酊 …………………… 266
10. 斑秃灵 …………………… 266
11. 圆秃酒 …………………… 267
12. 旱莲草新酊 …………………… 267
13. 去粉刺方 …………………… 267
14. 色斑验方 …………………… 267
15. 桃仁洗面方 …………………… 268
16. 冬瓜洗面药 …………………… 268
17. 白面方 …………………… 268
18. 八白散 …………………… 268
19. 洗面如玉膏 …………………… 269

20. 玉容西施散 …………… 269
21. 癞头方 …………… 269
22. 令发不落方 …………… 269
23. 发长方 …………… 270
24. 香发散 …………… 270
25. 苦参汤 …………… 270
26. 沐浴一方 …………… 270
27. 灭瘢方 …………… 271
28. 润肌膏 …………… 271
29. 滋润手面方 …………… 271
30. 灰米膏 …………… 271

第五章　成药外用制剂 …………… 273

第一节　成药新用制剂 …………… 273

1. 如意金黄散 …………… 273
2. 六神丸 …………… 273
3. 硫黄软膏 …………… 274
4. 西瓜霜喷剂 …………… 274
5. 金黄膏 …………… 274
6. 玫芦消痤膏 …………… 274
7. 五妙水仙膏 …………… 274
8. 肤痔清软膏 …………… 275
9. 冰黄肤乐软膏 …………… 275
10. 伊可尔皮肤消毒液 …………… 275
11. 苦参疤疹酊 …………… 275
12. 长皮膏 …………… 276
13. 生肌玉红膏 …………… 276
14. 封包三药膏 …………… 276
15. 克痤隐酮凝胶 …………… 276

第二节　常用成药制剂 …………… 277

1. 紫花地丁软膏 …………… 277
2. 穿心莲软膏 …………… 277
3. 冲和散 …………… 277
4. 祛腐生肌散 …………… 277
5. 九圣散 …………… 278
6. 鹅掌风药水 …………… 278
7. 顽癣敌软膏 …………… 278
8. 脚气散 …………… 278
9. 五妙水仙膏 …………… 279
10. 黄水疮散 …………… 279
11. 湿疹散 …………… 279
12. 除湿止痒油 …………… 279
13. 癣药玉红膏 …………… 280
14. 润肤皮肤膏 …………… 280
15. 紫白治裂贴膏 …………… 280
16. 外搽白灵酊 …………… 280
17. 瘢痕止痒软化贴膏 …………… 281
18. 冻疮灵软膏 …………… 281
19. 口腔溃疡药膜 …………… 281
20. 纸型止痒剂（药物卫生纸） …………… 281
21. 丹皮酚软膏 …………… 282
22. 乐银洗发液 …………… 282
23. 复方白芷酊 …………… 282
24. 湿毒清膏剂 …………… 282
25. 草本乳膏 …………… 283
26. 老鹳草软膏 …………… 283

27. 黄蒲洁洗剂 …………………… 283
28. 姜黄消痤搽剂 ………………… 283
29. 克痒舒洗液 …………………… 284
30. 黑豆馏油凝胶 ………………… 284
31. 除湿止痒软膏 ………………… 284
32. 青柏洁身洗液 ………………… 284
33. 地松樟薄乳膏 ………………… 285
34. 皮炎灵硬膏 …………………… 285

第三篇 进 展 篇

第一章 皮肤病外治线路图简介 …………………… 288
第一节 皮肤病外治线路图解 …………………… 288
第二节 皮肤病外治线路说明 …………………… 289
第二章 五十五年中药外用秘诀 …………………… 290
第一节 辨证制剂 …………… 290
第二节 草药制剂 …………… 293
第三节 验方制剂 …………… 295
第四节 成药制剂 …………… 297
第五节 古方制剂 …………… 299
第六节 协定制剂 …………… 302
第三章 推广我国中药外用五大创新制剂 …………… 306
第一节 面膜制剂 …………… 306
第二节 熏汽制剂 …………… 309
第三节 贴穴制剂 …………… 311
第四节 足疗制剂 …………… 314
第五节 冬夏制剂 …………… 318
第四章 中医皮肤科治疗室的设置 …………………… 320
第一节 一般要求 …………… 320
第二节 开展项目 …………… 320

主要参考文献 ………………………………………… 322
一、古代著作 ………………………………………… 322
二、现代著作 ………………………………………… 322
制剂名索引 ………………………………………… 324

第一篇 基 础 篇

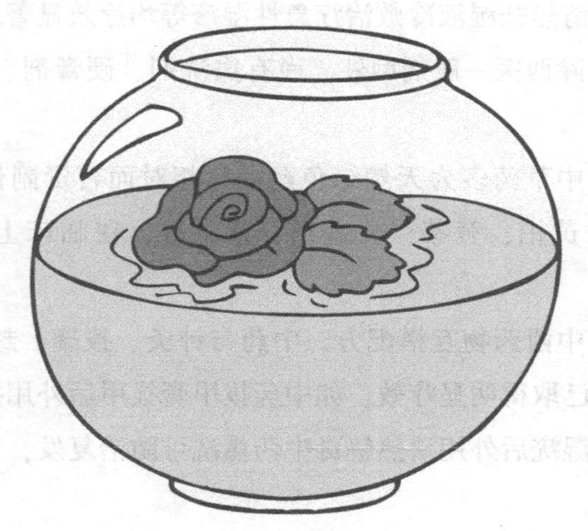

第一章　皮肤病中药外用制剂概念

第一节　皮肤病中药外用制剂的特点

皮肤病中药外用制剂是在辨证审因确定治则后，遵循组方规则选择单味或多味中草药加工而成的药剂。中药外用制剂是中医药学的重要组成部分，在现代高科技时代已获得迅猛发展。

1. 皮肤病中药外用制剂特点　皮肤病中药外用制剂具有以下的特点：

（1）疗效好：如复方土槿皮酊治疗手足癣、五妙水仙膏治疗血管瘤、祛疣浸泡液治疗跖疣、清热祛湿液冷敷治疗急性湿疹等均疗效显著。

（2）剂型多：除西医一般剂型外，尚有熏洗剂、硬膏剂、熏汽剂、面膜剂、贴穴剂等。

（3）毒性小：中草药多为天然绿色药品，相对而言毒副作用较少发生，如清热药物中黄连、黄柏、黄芩、板蓝根、紫草等，在临床上疗效极佳而毒敏少发。

（4）结合好：中西药物互搭配方，中药与针灸、拔罐、封闭、包封、激光、手术等协同治疗，已取得明显疗效，如中药拔甲膏拔甲后外用癣醋液外搽疗效良好，微波治疗尖锐湿疣后外用清热解毒中药熏洗可防治复发，中药面膜治疗痤疮或黄褐斑较为满意。

（5）药源广：我国研究中草药外用的历史悠久，资料丰富，我国地广药多，气候各异，山高水广，草虫矿多，是资源丰富的伟大国度。

（6）特色多：中草药的药理学、制药学等刚开始探研，如丹参、雷公藤、人参、黄芪、干姜等药理作用明显。

(7) 发展快：现在全国研产相结合，正在全面开展各项研究，已取得辉煌成果。

2. 皮肤病中药外用制剂药物动力学与药理学特点 皮肤病中药外用制剂的药物动力学与药理学非常重要，主要有以下三个方面的特点。

(1) 药物特点：如清热剂、化瘀剂等吸收率各有区别。

(2) 皮肤特点：皮肤是一个保护器官，是药物渗透和异物进入活体的屏障，其中附属器对经皮吸收具有更重要的作用。

(3) 整体特点：病人皮肤的生理病理变化（如年龄、性别、部位、血统等）也可影响药剂的功效。

第二节 皮肤病外用中药的分类

皮肤病外用中药制剂中的中药可分为植物、动物、矿物三大类型。中药既具有寒、热、温、凉四气，还具有酸、苦、甘、辛、咸五味。目前我国皮肤病中药外用分类学正在研讨中，笔者在临床中大致分类如下：

1. 皮肤病外用中药功能分类法

(1) 祛风止痒药：樟脑 冰片 薄荷 地肤子 蛇床子 白鲜皮 何首乌 萹蓄 蛇蜕 夜交藤 明矾 苍耳子

(2) 收敛燥湿药：儿茶 乌贼骨 松花粉 松香 苍术 密陀僧 五倍子 蜂蜡 滑石 海蛤壳 炉甘石 石榴皮 黄柏 熟石膏 明矾

(3) 养血润肤药：芝麻油 獾油 桃仁油 胡桃仁油 蓖麻子 白芍 熟地黄 花生油 菜籽油 熟猪油 蛋黄油 杏仁油 蜂蜜 蜂王浆 葵花籽油

(4) 温寒通阳药：艾叶 川乌 草乌 川椒 吴茱萸 干姜 丁香 骨碎补 补骨脂 甘草 黄精

(5) 清热解毒药：黄柏 青黛 紫草 车前草 西瓜霜 金钱草 半枝莲 青木香 三白草 白蔹 山慈菇 石蒜 蜘蛛 蜈蚣 紫花地丁 大黄 蒲公英 地锦草 金沸草 金果榄 鸭跖草 野菊花 蓝靛叶 蓝矾 草河车 牛黄 苦木 金银花 连翘 漏芦 四季青 千里光 鱼腥草 土茯苓 蜀羊泉 龙葵 蛇毒 白花蛇舌草 土牛膝 穿心莲 野荞麦根 乌蔹莓 马兰根 天葵子

(6) 攻毒杀虫药：硫黄　藤黄　轻粉　水银　铅丹　官粉　红升丹　朱砂　百部　雄黄　蟾酥　土槿皮　胡蒜　蜂房　大枫子　鹤虱　木鳖子　蛇六谷　苦楝根皮　鸦胆子　苦参　白矾　蛇床子　樟脑

(7) 刺激发疱药：斑蝥　松节油　巴豆　桉油　全蝎　红娘子　壁虎

(8) 蚀肤化腐药：信石　乌梅　硇砂　石灰　毛莨　血竭　鸦胆子　京红粉　密陀僧

(9) 活血生肌药：乳香　没药　牡丹皮　白附子　珍珠母　赤石脂　虎杖　毛冬青　五灵脂　郁金　蛋黄油

(10) 散结消肿药：商陆　皂角　海龙　海马　马齿苋　芙蓉　麝香

(11) 止血定痛药：土三七　象皮　大蓟　小蓟　闹洋花　断血流　芥菜籽　枫香脂　马钱子　虫蜡　血余炭　地榆　仙鹤草　白及　蒲黄　紫珠草　侧柏叶　羊蹄根　槐花　茜草　三七

(12) 活血化瘀药：丹参　红花　桃仁　益母草　水蛭　川芎　郁金　姜黄　乳香　没药　牛膝　鸡血藤

(13) 软坚散结药：五倍子　食醋　莪术　三棱

(14) 发散风寒药：麻黄　桂枝　紫苏叶　生姜　香薷　荆芥　防风　白芷　羌活　藁本

(15) 发散风热药：薄荷　牛蒡子　蝉蜕　桑叶　菊花　浮萍　木贼　柴胡

(16) 平肝息风药：珍珠母　牡蛎　代赭石　刺蒺藜　珍珠　地龙　全蝎　蜈蚣　僵蚕

2. 皮肤病外用中药药理分类法

(1) 抗细菌药：黄连　黄柏　黄芩　金银花　蒲公英　紫花地丁　紫草　马齿苋　大黄　连翘　大青叶　板蓝根　败酱草　土茯苓　天葵子　白蔹　青黛　重楼　牡丹皮　石膏　知母　栀子　夏枯草　菊花　野菊花　龙胆草　蜂胶　诃子　藏青果

(2) 抗真（霉）菌药：黄精　土槿皮　蛇床子　苦参　花椒　五倍子　白鲜皮　百部　苦楝子　苦楝皮　食醋　黄连　麦芽

(3) 抗病毒药：板蓝根　大青叶　青黛　牡丹皮　贯众　黄柏　甘草　木贼　香附　马齿苋　夏枯草　薏苡仁

(4) 杀虫类药：百部 土槿皮 苦参 杏仁 桃仁 苦楝子 硫黄 大枫子 雄黄 轻粉 铅丹 官粉 朱砂 蟾酥 木鳖子 鸦胆子

(5) 抗过敏药：甘草 苦参 黄芩 漆大姑 棕榈炭 白鲜皮 龙骨 茶叶 荆芥 防风

(6) 护肤润肤药：人参 珍珠 当归 薏苡仁 木瓜 玉竹 灵芝 益母草 紫河车 杏仁 蜂蜜 蜂王浆 黄芪 蛋黄油 月见草油 沙棘油 杏仁油 芝麻油 橄榄油

(7) 抗衰老药：灵芝 人参 黄芪 白术 甘草 当归 何首乌 珍珠 益母草 紫河车 杏仁

(8) 皮肤收敛药：炉甘石 黄柏 滑石 黄芩 熟石膏 明矾 儿茶 乌贼骨 松花粉 苍术 密陀僧 松香 海螵蛸粉 石榴皮 五倍子 地榆

(9) 皮肤腐蚀药：鸦胆子 乌梅 石灰 砒石 京红粉 白降丹

(10) 祛斑美白药：白僵蚕 白芷 芦荟 当归 杏仁 灵芝 柿叶 珍珠 益母草 银杏 人参 紫河车 三七 五倍子

(11) 消除粉刺药：丹参 土大黄 大黄 柿叶 金银花 黄芩 蒲公英 紫花地丁 水蛭 枇杷叶 芦荟 地榆 龙胆草 姜黄

(12) 护发生发药：人参 丹参 川芎 水蛭 天花粉 何首乌 皂角 芦荟 侧柏叶 蜂胶 补骨脂 花椒 生姜 肉桂 红辣椒 党参

(13) 防裂愈肤药：白及 甘草 蜂胶 芝麻油 地榆 苦楝果 大豆油

(14) 消除色斑药：白及 白术 白芍 白芷 白蔹 白薇 黄芪 珍珠 人参 丹参 甘草 芦荟 三七

(15) 光感生色药：补骨脂 白芷 石榴皮 紫草 何首乌 骨碎补 菟丝子 乌梅 黄连

(16) 除臭香身药：广木香 丁香 藿香 细辛 香附 金银花 荆芥 蛇床子 洋金花 土大黄 天仙子 枯矾

(17) 保湿防皱药：鹿茸 珍珠 灵芝 木瓜 红参 蜂王浆 紫河车

(18) 皮肤着色药：紫草（紫红色） 姜黄（黄色） 黄精（黄色） 茜草根（橘红色） 黄连（黄色） 丹参（淡红色） 红花（红色） 何首乌（黑色）

(19) 防腐抗氧化药：大黄　黄柏　黄芩　牛膝　白花蛇舌草　虎杖　决明子　白芍　赤芍　桉叶　薄荷

(20) 香料类药：丁香　苍术　木香　沉香　檀香　香附　玫瑰花　梅花

(21) 精油类药：肉桂油　芹菜籽油　香紫苏油　丁香油　芫荽油　云木香油　桉叶油　苦杏仁油　小豆蔻油　小茴香油　松针油　香叶油　姜油

以上为外用中药两大分类法，应牢记在心，这样才能合理合规地调配制剂，尤其是两种以上的药物配合在一起，称作“配伍”。正如《神农本草经·序例》将各种药物的配伍关系归纳为“有单行者，有相须者，有相使者，有相畏者，有相恶者，有相反者，有相杀者，凡此七情，合和视之”，由此可知，分类时对配伍中的“七情”是必须认真掌握的。

第三节　皮肤病外用中药提取物

1. 人参浸膏　护肤美白，抗衰生发。用于酒剂、乳膏、化妆品中，浓度为1%～2%。

2. 三七提取液　活血止血，祛斑止痛。用于酒剂、乳膏、生发水中，浓度为0.5%～8%。

3. 大黄提取粉　抗菌消痘，减肥祛脂。用于涂剂、乳膏、凝胶、酒剂、减肥化妆品中，浓度为2%～5%。

4. 丹参提取液　活血化瘀，生发去屑。用于酒剂、乳膏、发用化妆品中，浓度为5%～10%。

5. 丹参酮浸膏　抗菌消痘，生发去屑。用于酒剂、乳膏、发用粉刺化妆品中，浓度为0.5%～1%。

6. 五倍子提取液　消除瘢痕，祛斑敛疮。用于水剂、酒剂、乳膏、祛斑消瘢化妆品中，浓度为3%～8%。

7. 仙鹤草提取液　消炎止血，除脂祛痘。用于酒剂、乳膏、生发消痘化妆品中，浓度为4%～8%。

8. 玉竹提取液　抑菌抗衰，养颜美容。用于酒剂、乳膏、护肤化妆品中，浓度为5%～10%。

9. 甘草流浸膏　抗菌抗敏，消炎护肤。用于酒剂、水剂、乳膏中，浓度为5%～10%。

10. 四白提取粉（白及、白术、白芷、白僵蚕）　抑菌燥湿，祛斑美白。用于乳膏、乳液、护肤、祛斑退色化妆品中，浓度为0.5%～8%。

11. 龙胆草提取液　抗菌消炎，消除脂溢。用于水剂、酒剂、护肤、生发化妆品中，浓度为3%～5%。

12. 地黄提取粉　抗菌护发，去屑止痒。用于沐浴剂、乳膏、软膏剂中，浓度为4%～8%。

13. 地榆提取液　抗除脂溢，消除粉刺，抗菌收敛。用于水剂、酒剂、熏洗剂中，浓度为4%～6%。

14. 当归提取膏　活血镇痛，润肤增白，抗衰祛斑。用于酒剂、水剂、乳膏、涂膜、软膏剂中，浓度为4%～8%。

15. 红花提取粉　活血散瘀，抗衰护肤。用于涂膜、酒剂、乳膏中，浓度为4%～6%。

16. 何首乌提取膏　养血止痒，息风去屑，生发乌发。用于酒剂、水剂、熏洗剂、发用化妆品中，浓度为0.5%～6%。

17. 三黄提取液（黄芩、黄柏、黄连）　抗菌止痒，抗敏防晒，抗衰护肤。用于水剂、涂剂、糊剂、乳膏中，浓度为3%～8%。

18. 芦荟提取液　抗真菌去头屑，清热美白护发。用于酒剂、水剂、乳膏、涂膜中，浓度为0.5%～5%。

19. 珍珠水解液　抗炎抑菌，祛斑护肤。用于乳膏、乳液、涂膜中，浓度为2%～5%。

20. 海藻提取粉　清热消炎，生发除斑。用于酒剂、乳膏、面膜中，浓度为5%～6%。

以上外用中药提取物多为单味，配制更加科学，有效方便。

第二章 皮肤病中药外用制剂剂型

第一节 按制剂形态分型

任何中药外用制剂都会由基质（赋形剂）和有效中草药成分组成，两者具有同等重要性，临床上常用的中药外用制剂有以下几类：

1. 液体制剂 湿敷剂；浸泡剂；沐浴剂；振荡性洗剂；气溶剂（喷雾剂）；酊剂；涂剂。

2. 固体制剂 粉剂；栓剂。

3. 半固体制剂 霜剂；凝胶；软膏（水溶性软膏、乳化性软膏、防水性软膏）；糊剂。

4. 创伤敷料 多糖敷料；半透明敷料；现代泡沫敷料；水凝胶；水胶体敷料；硬膏。

第二节 按制剂靶位分型

由于皮肤组织结构及皮损的多样性、混合性、变化性，因此中药外用制剂必须具有多种剂型方能更好地辨证用剂。同一种中药被制成不同剂型也会产生不同疗效，如黄连溶液可作冷敷，多用于急性湿疹；而黄连软膏可作外搽，多用于脓皮肤病。当然同剂型而基质或赋形剂不同，其作用也不尽相同，如黄精醋可杀真菌治疗手足癣，而黄精酒有生发作用可治疗秃发。因此结合中药作用皮损靶部位的不同，可选择不同的剂型。

常用剂型：溶液剂；洗剂；酊剂；醑剂；涂剂；搽剂；药物香波；乳剂（水

包油型 O/W 和油包水型 W/O）；软膏与乳膏剂；油剂；糊剂；凝胶剂；涂膜剂；胶浆剂；光棉胶剂；膜剂；栓剂；散剂；气雾剂和喷雾剂；硬膏剂；凝胶膏剂（巴布剂）；醋剂；棒剂；线剂；条剂；熏洗剂。

第三节 按制剂临床分型

中药外用制剂是应用不同的药物配成多种剂型，依据皮损特点及自觉症状，进行对症或对因治疗。同一皮肤病的皮损不同，制剂也不同，即所谓同病异治；不同的皮肤病，其皮损表现相同，制剂可以用同一种剂型，即所谓异病同治。中药外用制剂可以减轻病人的自觉症状，而且还可以使皮损迅速消退，以至痊愈。故在皮肤病治疗中，制剂的分型应用相当重要。

1. 散剂 又称粉剂，是一种或多种干燥粉末状药物混匀而成。有清凉干燥、收敛安抚的作用。多用于急性皮炎的早期，如祛湿散（大黄粉、黄芩粉、寒水石粉各 30g，青黛 3g）。

2. 水剂 又称溶液剂或湿敷剂，是将一种或多种药粉溶解于水中，或煎煮成水剂。有消炎散热、清洁保护的作用。多用于急性糜烂性渗出性皮肤病，如苦参水剂（苍耳子、地肤子、土槿皮、蛇床子、苦参、百部各 15g，枯矾 10g，水 3000mL）。

3. 熏洗剂 是以温热的中草药水煎液，先熏洗后坐浴、洗敷、沐浴、外搽。有祛风利湿、润肤止痒、杀虫解毒的作用。多用于慢性瘙痒性皮肤病，如慢性皮痒熏洗剂（蛇床子、地肤子、白矾各 30g，苦参 15g，花椒 10g，水 5000mL）。

4. 水粉剂 又名洗剂、混悬型洗剂，由水与不溶性粉剂混合而成。有清凉止痒、收敛保护的作用。多用于急性过敏性皮肤病的初期或末期，如三黄洗剂（大黄、黄柏、黄芩、苦参片各 100g，石炭酸 10mL，蒸馏水加至 3000mL）。

5. 醋剂 是将中草药放在食醋中浸泡 1 周后滤渣存药醋即成。有杀虫止痒、消风燥湿、解毒收敛等作用。多用于表浅真菌病、局限性瘙痒性皮肤病，如黄精醇醋（黄精 100g，75% 酒精 250mL，米醋 1500mL）。

6. 酒剂 又称为酊剂。目前临床经常应用的有以下几种：

（1）酯剂（含挥发性药物的乙醇溶液，如樟脑酯）。

（2）涂剂（系以水和醇作溶媒，亦可添加其他有机溶媒作赋形剂的外用液体制剂，如桉油香精液）。

（3）搽剂（以醇和二甲亚砜作溶媒，可加丙二醇或氮酮作促透剂，专用于无破损的皮肤病，如莲草砜醇）。

酒剂有杀菌消炎、杀虫止痒的作用。多用于瘙痒性或浅部真菌病，如银屑大黄酒剂（生大黄、熟大黄各300g，白酒1000mL）。

7. 糖剂 又称糖浆剂、糖浸剂、蜜用剂，一般为中草药放入白糖、红糖、蜂蜜中制成。有清热解毒、消炎止痛的作用。多用于带状疱疹、皮肤溃疡、麻风反应等，如消痘蜜（夏枯草、羌活、海藻、白芷、僵蚕各6g，黄连1.5g，冰片5g，蜂蜜适量）。

8. 袋剂 又称葛布搽剂、药布袋剂，是将中草药药粉和油质核仁捣泥袋装外用。有疏结润燥、杀虫止痒的作用。多用于神经性皮炎、慢性湿疹、酒渣鼻、局限型银屑病等，如斑秃袋剂（硫黄、雄黄各25g，地肤子、穿山甲各15g，滑石粉30g）。

9. 油剂 又名药油，将碾碎的中草药放入矿物油、动物油、植物油中浸泡，煎枯去渣存油。有除屑润肤、去痂生肌的作用。多用于亚急性湿疹、脓皮病、溃疡等，如润肌油（当归150g，紫草30g，黄蜡150g，芝麻油1200mL）。

10. 软膏剂 是将药物与基质调成膏状，基质中有凡士林、蜂蜡、羊毛脂、豚脂（猪油）、蜂蜜等选配。有软化鳞屑、除去痂皮、润肤保护的作用。如牛皮康软膏（青黛30g，轻粉、冰片各10g，凡士林100g）。

11. 药膏 一种或多种中草药细粉加入食醋、果仁捣汁，再加甘油、蓖麻油等混匀而得。有破瘀软坚、清热解毒的作用。多用于瘢疤、瘰疬、疖痛等，如乌梅鸡眼药膏（乌梅肉100g，白醋50mL）。

12. 糊剂 又称糊膏、药糊、泥膏、油糊等，将适量中草药粉末（30%～50%）混入基质中调均而成，常分为油脂性糊剂、凝胶剂、药糊。有软化痂皮、除去鳞屑、滋润收敛的作用。多用于亚急性或慢性皮肤病，如白癜风糊剂（冰片30g、硫黄、密陀僧、枯矾、雄黄、蛇床子各60g，凡士林650g）。

13. 乳膏剂 为中草药与乳膏基质混匀制成的外用半固体制剂。分为两型：

油包水型（W/O，俗称冷霜）、水包油型（O/W，俗称雪花膏）。有软化滋润、消炎止痒的作用。多用于湿疹皮炎等，如婴儿湿疹霜（黄连15g，青黛、枯矾各100g，冰片35g，泼尼松片1500mL，冷霜1000g）。

14. 膏药剂　又称硬膏剂，将生药放入植物油中炸枯去渣，炼至蘸取油液滴入水中成珠为度，加入铅粉炼膏。有保护黏合、消炎收敛、止痛止痒的作用。多用于肥厚性皮肤病以及皲裂疣类，如黑豆馏油膏药（黑豆馏油1500g，芝麻油1500mL，铅丹750g）。

15. 药膜剂　又称膜剂，系将中草药溶解或均匀分散在成膜材料中制成薄膜状，可分为单层膜、夹心膜、多层膜。有清热消炎、祛腐生肌的作用。多用于皮肤或黏膜疾病，如冻疮药膜剂（紫草、当归各25g，654－2粉25g，黄明胶50g，甘油15mL）。

16. 创新外用制剂　近20年以来，中药制剂的剂型飞速发展，出现了很多创新外用制剂，估计再经过药理学、临床学、制药学相关科研人员的共同努力，成果将更加辉煌。

常见有以下几种：面膜剂；熏汽剂；贴穴剂、冬夏剂（冬季皮肤病夏季治疗，或相反，即三九天与三伏天疗法）；按摩剂；足疗剂；沐浴剂；协同剂（中药外用与针灸、拔罐、推拿、刮痧、封闭、包封、激光、冷冻、微波等协同治疗）；药物香波（主要用于头皮脂溢性皮炎、头部银屑病等）；凝胶剂（透明软膏）；涂膜剂；胶浆剂；栓剂（阴道栓、肛门栓、中空栓）；气雾剂（喷雾剂）。

17. 最新外用药物载体　现代制剂中新科技层出不穷，已不断将中草药的制剂推向更高水平，特将国际上最新外用药物载体简介如下：纳米球（nanophere）；葡萄微球（glycosphere）；脂质体（liposome）；传递体（transfersome）；微球（microsphere）等。

总之，目前我国皮肤病中药外用制剂分类见表1。

表1　中药外用制剂分类简表

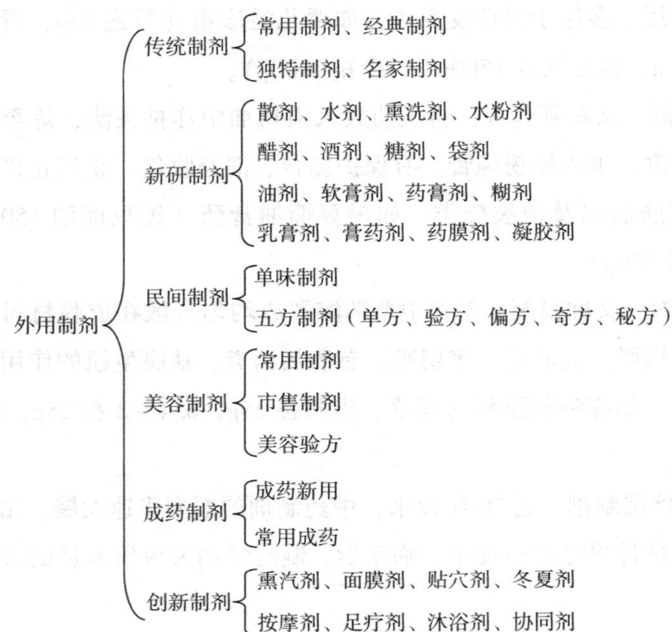

第三章　皮肤病外用中药药理与制剂

第一节　药理与制剂

最常用的外用中药基础药理一定要掌握，否则学习制剂难于深入及创新，见表2。

表2　十种外用中药药理简表

药名	药理作用	制剂	适应证
1. 黄连	清热燥湿，泻火解毒。对细菌、病毒、真菌有抑制作用	水剂、软膏剂等	脓皮病、湿疹等
2. 马齿苋	清热解毒，凉血止血。对细菌、病毒、真菌有抑制作用	水剂、油剂等	脓皮病、湿疹、疣类等
3. 紫草	清热凉血，活血解毒，透疹消斑。对三大微生物有抑制作用	水剂、油膏、软膏等	脓皮病、湿疹、白癜风等
4. 老鹳草	清热解毒，通经活络，有抗炎、抑制免疫、镇痛、抗菌、抗病毒作用	水剂、酊剂、软膏等	湿疹、脓皮病、烧烫伤等
5. 徐长卿	祛风除湿，止痒止痛。有镇痛、镇静、抗菌、消炎作用	水剂、酊剂、糊剂等	湿疹、荨麻疹、瘙痒症等
6. 薏苡仁	解毒散结，排脓渗湿。有抗癌、抗病毒、燥湿等作用	水剂、乳膏等	疣类、皮炎、结节性红斑等
7. 地肤子	清热利湿，祛风止痒。有抗过敏、抗真菌、止痒等作用	水剂、乳膏、药膏等	湿疹皮炎、瘙痒症、手足癣等
8. 地榆	解毒敛疮，凉血止血。有抗菌、抗炎、抗烫伤及止血等功能	水剂、油剂、熏洗剂等	湿疹、疖痈、烫伤、溃疡等

续表

药名	药理作用	制剂	适应证
9. 侧柏叶	凉血止血，生发乌发。有抗炎、抗菌、生发、护发等作用	水剂、酒剂、熏洗剂等	脱发、须发、早白、毛囊炎等
10. 红花	活血通经，散疣止痛。有镇痛、抗炎、消斑、去色、散结等作用	水剂、乳膏、酒剂等	黄褐斑、血管炎、冻疮等

其他常用药还有：桂枝、白芷、薄荷、牛蒡子、蝉蜕、菊花、木贼、寒水石、夏枯草、黄柏、黄芩、苦参、白鲜皮、连翘、板蓝根、青黛、紫花地丁、野菊花、土茯苓、鸦胆子、生地黄、紫草、青蒿、地骨皮、芦荟、徐长卿、乌梢蛇、秦艽、苍术、厚朴、泽泻、车前子、吴茱萸、萆薢、丁香、花椒、山楂、地榆、白茅根、白及、乳香、没药、丹参、鸡血藤、血竭、儿茶、百部、桑白皮、当归、何首乌、黄精、枸杞子、乌梅、石榴皮、山茱萸、雄黄、硫黄、蛇床子、樟脑、炉甘石等，可自行查阅，限于篇幅，此处不一一介绍。

第二节 药理与临床

为了说明中药药理与临床关系，试举例说明。

药物1——黄连

根据黄连的中西药理作用，可在临床上做成多种制剂，治疗多种皮肤病。例如0.1%～0.5%黄连溶液可作冷湿敷（用于急性湿疹、传染性湿疹样皮炎、急性接触性皮炎等）；1%～5%黄连油膏可外搽外敷（用于毛囊炎、脓疱疮、足癣感染等）；1%～5%黄连油（用于轻度火烫伤、虫咬皮炎、单纯疱疹、鳞屑型手癣等）。

药物2——马齿苋

例如5%马齿苋溶液可作冷湿敷或外搽（用于急性湿疹皮炎、单纯疱疮、破溃性脓皮病、日光性皮炎、化妆性皮炎等）；复方马齿苋溶液（马齿苋、板蓝根、木贼、香附各10g，加水200mL煎煮而成；用于扁平疣、跖疣、手足癣伴湿疹等）；马齿苋浸膏油（马齿苋200g，浓煎去渣存浸膏，加芝麻油调油剂；用于脓疱疮、异位性皮炎、颜面扁平疣等）。

药物3——紫草

例如5%紫草水冷湿敷可治疗破溃性脓疱疮、传染性湿疹样皮炎、皮肤慢性溃疡等；复方紫草酒可以治疗面部白癜风（配方：紫草、菟丝子、乌梅、白芷、黄连各10g，白酒200mL浸泡）；紫草油（紫草30g，芝麻油200mL，文火煎枯去渣存油即成）可外用治疗毛囊炎、脓疱疮、慢性湿疹、皲裂症等；紫草糊剂（紫草细粉20g，氧化锌细粉40g，黄蜡20g，凡士林120g，加热调成）可治疗亚急性皮炎、湿疹等。

药物4——侧柏叶

10%侧柏叶溶液洗发，可治疗脂溢性脱发（早期）；复方侧柏叶酒剂（配方：侧柏叶10g，何首乌10g，丹参10g，党参10g，红参10g，毛姜10g，红辣椒10g，白酒300mL，浸泡）可治疗各种脱发症（如斑秃、脂秃、早秃、产后秃、久病秃等）；上方加入红枣、黄芪、黑芝麻各10g，加白酒500mL浸泡，也可治疗白发症（秃发、新生白发、少年白发、劳累白发）；侧柏叶亚砜（二甲基亚砜100mL，920片（赤霉素片）20mg，侧柏叶2600g，将侧柏叶加60%乙醇1000mL，用渗漉法制成）可治疗脂溢性皮炎。

药物5——红花

红花酒（红花、当归、桂枝、丹参、薄荷各50g，白酒200mL浸泡）外用治疗冻疮（未破型）；红花油（红花20g，花生油200mL，煎枯去渣）可外用治疗结节性红斑等；复方红花液（红花、白芷、白薇、白僵蚕、白鲜皮各10g，加水1000mL，煎煮成300mL药汁）外搽可治疗黄褐斑、色素沉着斑等。

本章第一节已介绍了10种常用药物，其他常用药均应牢记其药理作用等，才能在临证中得心应手，疗效更佳。

第四章 五十五年中药外用总则心悟

中药外用制剂是利用中草药独特的药理作用直接作用于病人体表的皮损局部，以达到防治目的。其在皮肤病治疗中占有相当重要的地位，是治疗皮肤病不可缺少的措施。

晚清吴尚先在总结前人经验的基础上，撰写了一部外治疗法专著《理瀹骈文》，该书所载外用制剂包括敷、洗、熏、浸、擦、坐等，大体上包括了古代的各法。由此可见，在祖国医学中蕴藏着丰富多彩的外用制剂及方法，亟待进一步学习整理和创新提高。

笔者在皮肤科临床上已工作五十五年，认为外用制剂与内用制剂一样，要进行辨证论治，这是总则，具体证治心悟，简述如下。

第一节 辨疾病论药物

皮肤病经过询问病史、体检化验等程序后，首先要辨病。例如生物性皮肤病（真菌、细菌、病毒、虫类等）或非生物性皮肤病（湿疹、皮炎、水疱、色变等）。目前诊断病名统一为西医病名（后附中医病名为佳）。明确病名（诊断）即可选择药物，例如脓疱疮，可选用清热解毒药（黄连、蒲公英、紫花地丁等）；瘙痒症，可选用祛风止痒药（薄荷、地肤子、苦参等）；亚急性期湿疹，可选用燥湿收敛药（龙胆草、五倍子、苍术等）；阴虱病，可选用杀虫止痒药（百部、苦参、蛇床子等）；急性渗出性湿疹，可选用清热利湿药（金银花、连翘、儿茶等）。

第二节　辨皮损论剂型

皮肤病诊断明确后（病名已定），就要分清皮损特点：

1. 原发疹（原发损害）　红斑、瘀斑、丘疹、结节、风团、肿物、水疱、大疱、脓疱等。

2. 继发疹（继发损害）　鳞屑、痂皮、糜烂、溃疡、皲裂、瘢痕、萎缩、革化（苔藓样变）、硬化等。

因此辨皮疹（皮损）就能确定剂型。例如急性湿疹早期为红斑丘疹时可选用散剂或洗剂，如湿疹散、三黄洗剂；而急性期有糜烂渗出时，一定要选用湿敷剂，如皮炎湿敷水等。亚急性湿疹多有痂皮等，可选用油剂、乳膏、糊剂等，如湿疹油膏、止痒去湿霜、锌氧糊剂等；而慢性湿疹多干屑、肥厚等，宜选用酒剂、贴膏等，如皮炎酒、肤疾宁贴膏等。具体见图1。

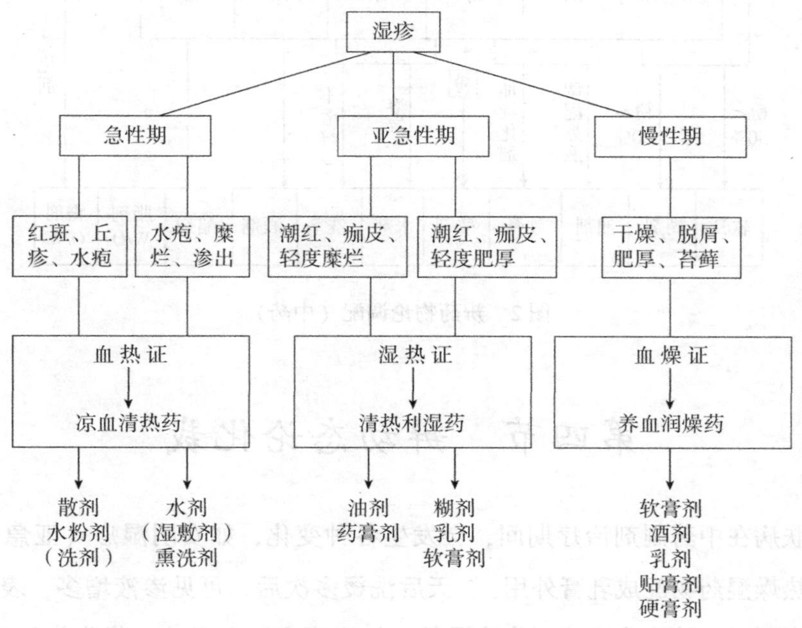

图1　辨皮损论剂型（湿疹）

第三节　辨药物论调配

明确了诊断、药物及剂型后，应考虑药剂的调配方法，这里主要是主药与基质或赋形剂的选择及加工方法（中药制剂要求严格）。目前我国存在三种方式：

1. 边远山区及少数民族地区仍保留着传统的手工工艺，保持了中草药的原汁精华，加工精细，药品质优，但产量不高。

2. 中医院及综合性医院半机械化生产，限于本单位临床应用。

3. 中药厂及化妆品厂一般都是自动化生产。在临床中要求制配的药物疗效佳，质量高。例如油剂中的芝麻油要求极品，醋剂中的食醋要求陈醋，等等，具体见图2。

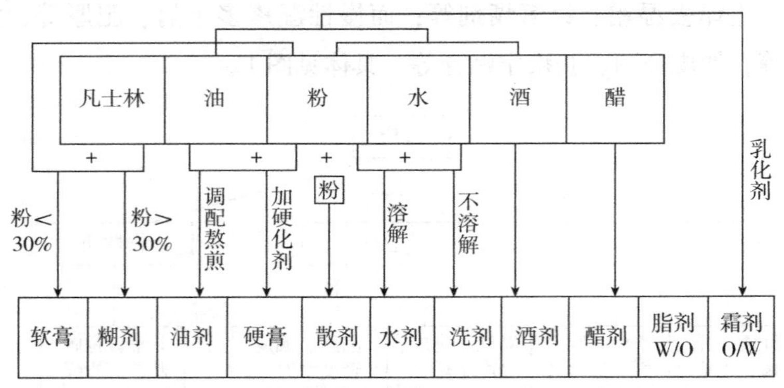

图2　辨药物论调配（中药）

第四节　辨动态论化裁

皮肤病在中药制剂治疗期间，会发生各种变化，如女阴湿疹（亚急性期），采用清热燥湿药物配成乳膏外用，3天后洗烫多次后，可见渗液增多，表面有溃疡，阴痒严重，故改为溶液剂作冷湿敷；如有溃疡加大青叶、蒲公英各15g；如有渗液加黄连、车前草各15g；如有外阴皮肤角化加红花、当归各10g；如有外阴脱屑加石榴皮、地肤子各20g；病久加赤芍、土槿皮各20g等熏洗；又例如小腿外伤引起的红肿溢脓，如不治疗，3 天后可见扩大潮红、糜烂、渗液等，诊断为“传染性湿疹样皮炎”，所以先以清热利湿中药溶液做冷湿敷，2 天后皮肤干燥脱屑，外用紫草油外涂 4 天可痊愈。

第五节　辨部位论引经

由于皮肤病发于皮肤黏膜处，中药外用时常需加入 1~2 味“引经药”。常用引经药为：

1. 头面部

头部——桔梗、藁本、川芎；

头面部——白芷、白芍、升麻、桑叶、桔梗；

颈部以上——白芷、柴胡、川芎；

颜面部——菊花、牛蒡子、桑叶；

眼部——谷精草、决明子。

2. 躯干部

躯干——柴胡；

胸部——厚朴；

胸背部——川楝子；

胸腹部——桂皮、杜仲；

腰部——杜仲。

3. 四肢

上肢——姜黄、桑枝、桂枝、羌活；

下肢——牛膝、木瓜、独活。

4. 阴部

女阴——龙胆草、车前子；

阴囊——龙胆草。

例如带状疱疹，在原方中加入“药引子”（即引经药）：发于头皮者可以加桔梗，发于头面者可加白芷，发于颜面者可加菊花，发于眼部者可加谷精草，发于胸背者可加川楝子，发于上肢者可加姜黄，发于下肢者可加牛膝。又如湿疹皮炎在不同部位，均应加入引经药，这也是中医整体观念的特点之一。因为中药作用的定位与经络密切相关，即称归经。中医经典对“引经药”的定义是“引经诸药，直达病所”，有学者比喻“药引子”是“先遣”，引领药物扫平“病灶”，使中药在病变部位发挥更好的治疗效果。

第六节　辨感觉论加减

皮肤病的自觉症状（主观症状）非常明显，主要表现为以下三个方面：

1. 痒　痒是由于风、湿、热、虫等因素客于肌肤所致，也有因血虚所致者。常见者有风痒（发作急，游走快，变化快，痒无定处）、湿痒（糜烂多，浸淫四窜，缠绵久，痒轻微）、热痒（潮红多，肿胀重，灼热感，痒痛兼）、虫痒（线状红，红斑块，痒乱行，遇热重）、血虚痒（肤干燥，多细屑，肥厚久，病程久）。

2. 疼痛　疼痛有瘀痛、肿痛、酸痛、灼痛、刺痛等。

3. 麻木　多为气血不通，经络瘀阻所致。因此外用药应注意“痒、痛、麻”的感觉。例如痒重者，可加用地肤子、白鲜皮、葎草、苍耳子、冰片、薄荷、樟脑、苦参、蛇床子等；痛重者，可加入丹参、当归、赤芍、三棱、黄连、黄柏、黄芩、连翘、山栀、金银花、蚤休等；麻木者，加入黄芪、红芪、甘草、丹参、红参、胶股蓝等。例如急性荨麻疹者，可加白鲜皮、冰片等；慢性荨麻疹者，可加地肤子、苦参等；又如股外侧皮神经炎，可同时加镇痛祛麻药物丹参、黄芪等，配制成酊剂外用。

第七节　辨整体论浓度

制剂的浓度在临床上必须要重视。例如颜面、股内、女阴、阴囊等处宜先用低浓度，妇女、儿童及老者宜先用低浓度。因此中医整体观点必须要重视，因性别、年龄、气象、部位、感觉、他病等都要考虑周全，一般是女性、儿童、屈侧、阴部、微痒、脏病等，都要使用低浓度为宜，可以减少外用药的毒副作用。

例如股癣使用癣药水容易引起接触性皮炎，而用在足癣处却无此反应，类似病例临床上非常多见。

第八节　辨地域论简治

我国地域广大，笔者曾在巡回医疗中发现在边疆或农村基层并无大中城市里的高精尖药物，因此要因地制宜，其中以单方及复方最为方便而有效。例如藤黄酒（藤黄30g，白酒70mL，治疗单纯疱疹或带状疱疹），麦芽酒（生麦芽40g，白酒80mL，治疗手、足、体、股癣），乌梅酊（乌梅10g，75%酒精90mL，治疗白癜风），甘草油（甘草10g，75%酒精70mL，甘油20mL，治疗皲裂症），半夏粉（生半夏粉50g，贴敷，治疗鸡眼），生发灵酊（鲜侧柏叶10g，何首乌10g，红辣椒10g，生姜10g，75%酒精240mL，治疗脱发症），三黄粉（黄连、黄柏、黄芩各100g，冰片50g，研粉，可外撒，配油膏、软膏、糊剂，治疗脓皮病等）。因此单味方与复方是中医的又一特色，很受病人欢迎。

以上小结具体见图3。

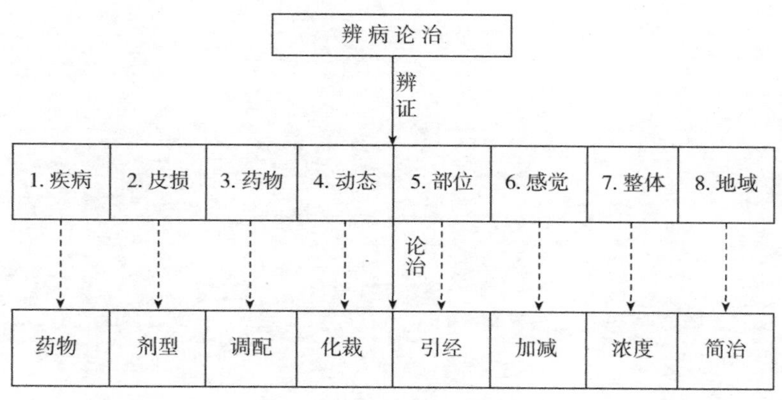

图3　中药外用总则（辨证论治）

第二篇 制 剂 篇

第一章　皮肤病传统外用制剂

第一节　经典外用制剂

1. 一扫光

配方：苦参　黄柏各500g　烟胶500g　枯矾　木鳖肉　大枫子肉　蛇床子　点红椒　樟脑　硫黄　明矾　水银　轻粉各90g　白砒15g

制法：共研细末，熟猪油1120g，化开，入药搅匀，做丸如龙眼大，瓷瓶收贮待用。

功效主治：杀虫止痒。主治头癣、疥疮、头皮部脂溢性皮炎等。

用法：涂擦皮疹局部处，每日1～2次，防止过敏反应。

（《外科正宗》）

2. 八宝丹

配方：珍珠9g　牛黄1.5g　象皮　琥珀　龙骨　轻粉各4.5g　冰片0.9g　炉甘石9g

制法：各研极细末，搅拌均匀后装瓶备用。

功效主治：生肌收口。臁疮腿溃疡面已无渗脂时应用。

用法：撒于溃疡面上，纱布块包扎，每日2～3次。注意溃疡面有无药物过敏反应。

（《疡医大全》）

3. 九一丹

配方：熟石灰90g　升丹10g

制法：各研极细末，混匀，装瓶。

功效主治：提脓去腐。主治下肢慢性溃疡（臁疮）或其他皮肤溃疡，创面仅存少许渗脂者。

用法：撒于疮口表面，或用药线蘸药插入后，外盖消炎药膏（如黄柏软膏等）或消毒纱布块，每日换药1～3次。

（《医宗金鉴》）

4. 三品一条枪

配方：白砒9g　明矾120g　雄黄14.4g　乳香7.2g

制法：先将白砒与明矾二物研成细末，放入小罐内，煅至青烟尽白烟起，片刻后，约见上下通红，住火，放置一宿，取出共研成极细粉，可得净粉60g左右，再加入雄黄与乳香二药，共研成极细药散。厚糊调稠，搓条如线，长约1～2cm，阴干后存放盒中待用。

功效主治：腐蚀作用明显，可使坏死组织与健康组织分离。可酌情治疗寻常狼疮、皮肤癌等。

用法：将药条插入患处，条数视皮损而定，一般先少后多。防止渗血或损伤血管。

（《外科正宗》）

5. 升丹

配方：水银30g　火硝120g　白矾30g　雄黄　朱砂各15g　皂矾18g

制法：混合搅匀成丹，存用。

功效主治：提肉祛腐。可治溃疡疮面脓腐较多者。

用法：以熟石膏按2:8比例混合后，放敷少许后加盖纱布块包扎，每日1～2次，并可应用0.1%黄连水溶液清洗冷敷，应用中防止过敏反应。

（《医宗金鉴》）

6. 生肌玉红膏

配方：当归60g　白芷15g　白蜡60g　轻粉12g　甘草36g　紫草6g　血竭12g　麻油500g

制法：先将当归、白芷、紫草、甘草4味，入麻油内浸3天。大勺内慢火熬微枯，细绢滤清，复入勺内煎滚，入血竭化尽，次入白蜡，微火化开。用茶盅四个，预放水中，将膏分作四处，倾入盅内，候片刻后，下研细轻粉，每盅投入3g，搅拌均匀后备用。

功效主治：活血祛腐，解毒镇痛，润肤生肌。主治肌肤慢性溃疡，此表脓腐不脱，疼痛不止，新生难生者。

用法：将本膏均匀涂于纱布块上，敷贴患处，并依溃疡局部病况，可掺提脓祛腐药物于膏上同用，疗效更佳。

（《外科正宗》）

7. 阳和解凝膏

配方：鲜牛蒡子、根、叶、梗1500g　鲜白凤仙梗120g　川芎120g　川附子　桂枝　大黄　当归　川乌　肉桂　草乌　地龙　僵蚕　赤芍　白芷　白蔹　白及　乳香　没药各60g　续断　防风　荆芥　五灵脂　木香　香橼　陈皮各30g　苏合油120g　麝香30g　菜籽油5000mL

制法：白凤仙梗熬枯去渣，次日除肉桂、乳香、没药、麝香、苏合油外，余药俱入锅煎枯，去渣滤净，称准剂量，用菜籽油5000mL加黄丹（烘透）210g，熬至滴水成珠，不粘指为度，撤下锅来，将肉桂、乳香、没药、麝香、苏合油入膏搅和，半月后可用。

功效主治：温经和阳，祛风散寒，调气活血，化痰通络。主治局限型硬皮病等。

用法：摊于纱布块上贴敷患处，每日1次。

（《外科正宗》）

8. 回阳玉龙膏

配方：草乌（炒）　干姜（煨）各90g　赤芍（炒）　白芷　天南星（煨）各30g　肉桂15g

制法：各研极细末，混匀后装罐存用。

功效主治：温经活血，散寒化痰。主治局限型硬皮病、偏侧面部萎缩症等。

用法：细末加入热酒调糊后敷患处，每日1次。亦可掺入膏药内贴敷局部。

（《外科正宗》）

9. 红油

配方：红砒 3g（打碎成细粒）　芝麻油 30mL

制法：药油同入砂锅内火煎，至砒枯烟绝为度，去砒存油待用。

功效主治：杀虫止痒，去痂润燥。主治手足癣伴慢性湿疹者（干性）。

用法：用药油搽患处，每日 1～2 次。亦可加电吹风机加热微烘。

（《外科全生集》）

10. 苦参汤

配方：苦参 60g　蛇床子 30g　白芷 15g　金银花 30g　菊花 60g　黄柏 15g　地肤子 15g　大菖蒲 9g

制法：水煎法。

功效主治：祛风除湿，杀虫止痒。主治女阴湿疹、女阴瘙痒症等。

用法：水煎去渣后，临用时亦可加入猪胆汁 4～5 滴，一般每日洗敷 2～3 次。

（《疡科心得集》）

11. 金黄散

配方：大黄　黄柏　姜黄　白芷各 250g　天南星　陈皮　苍术　厚朴　甘草各 100g　天花粉 500g

制法：各药烘干，各研极细末，和匀装袋备用。

功效主治：清热除湿，散瘀化痰，止痛消肿。主治疖疮、痈肿、脓疱疮等。

用法：可用葱叶、酒、醋、麻油、蜜、菊花露，丝瓜叶捣汁调敷患处，每日 1 次。

[附] **金黄膏**：金黄散 20g，凡士林 80g，调匀即成 20% 金黄膏，外搽外敷均可，治疗毛囊炎等化脓性皮肤病均可。

（《医宗金鉴》）

12. 柳花散

配方：黄柏 30g　青黛 9g　肉桂 3g　冰片 0.6g

制法：各研极细末，和匀装瓶。

功效主治：清虚热以引火归原。主治口腔慢性溃疡、口腔念珠菌病等。

用法：每日少许细粉，搽掺在口腔内疮面上，每日 3～4 次。

（《医宗金鉴》）

13. 润肌膏

配方：当归 15g 紫草 3g 麻油 120mL 黄蜡 15g

制法：前二味与麻油同熬，药枯滤清，将油再熬，入黄蜡化尽，倾入碗中，待冷备用。

功效主治：润肤，凉血，止痒。可治皲裂症、皮肤干燥症、鱼鳞病、脂溢性皮炎等。

用法：外擦患处，每日 2～3 次。

（《外科正宗》）

14. 桃花散

配方：白石灰 50g 大黄片 45g

制法：先将大黄加水煎汁，白石灰用大黄汁泼成末，再炒，以石灰变成红色为度，待红色药粉烘干后，将石灰药粉过筛，存极细粉装罐密闭待用。

功效主治：止血作用。多用于疮口出血，或皮肤瘀血渗血者。

用法：撒于患处，纱布紧扎。

（《先醒斋医学广笔记》）

15. 清凉乳膏

配方：风化石膏 500g 清水 2000mL

制法：将石灰（陈者佳）与清水搅浑，待片刻澄清后，吹去水面浮衣，取中间清水，后将清水 1 份加芝麻油 1 份，用玻璃棒搅调百遍，即成乳液待用。

功效主治：清热润肤。可治烫伤初期（皮肤潮红者或刚有水疱者）。

用法：以消毒棉球蘸药涂擦伤处，每日多次。

（《医宗金鉴》）

16. 密陀僧散

配方：雄黄 硫黄 蛇床子各 12g 密陀僧 石黄各 6g 轻粉 3g

制法：共研极细末，混匀存储。

功效主治：祛风杀虫。主治白癜风、花斑癣、狐臭等。

用法：米醋调糊外搽，或干扑患处。

[附] 石黄即石门产的雄黄。

（《医宗金鉴》）

17. 黄连膏

配方：黄连　黄柏　姜黄各18g　当归30g　黄蜡240g　芝麻油720mL

制法：上药除黄蜡外，将前四味药物浸入芝麻油内一天后，用文火熬煎至药枯，去渣滤清，再加入黄蜡化尽，文火徐徐收膏，备用。

功效主治：润燥，清热，解毒。主治烫伤焮红作痛者、脓疱疮、足癣感染等。

用法：烫伤者将药膏匀涂纱布上敷贴患处，或直接外搽亦可，每日2～3次。

（《医宗金鉴》）

18. 鹅黄散

配方：石膏（煅）　黄柏（炒）　轻粉各100g

制法：共研为极细末。

功效主治：清热解毒。主治梅毒溃疡成片、脓秽多而疼甚者。

用法：干扑烂处，每日2～3次。

（《外科正宗》）

19. 腊脂膏

配方：大枫子仁18g　木鳖子肉12g　水银18g　枯矾粉3g　樟脑12g

制法：各研细末，和匀后加腊月猪油（或芝麻油）调成糊状后待用。

功效主治：杀虫，解毒，收涩。主治酒渣鼻。

用法：将药膏摊于纱布上，敷贴患处，每日调换1次，或用纱布一层包裹药膏，擦于患处，每日1～2次。

（《外科启玄》）

20. 锡类散

配方：象牙屑9g　珍珠9g　青黛（水飞）3.6g　冰片0.18g　壁钱40个　西牛黄0.3g　人指甲0.3g

制法：各研极细末，混匀装瓶。

功效主治：祛腐生新。主治口腔溃疡、舌炎、咽炎等。

用法：用吹药器喷入患处，每日2～3次。

（《金匮翼》）

21. 雄黄解毒散

配方：雄黄30g　寒水石30g　生白矾12g

制法：各研极细末，混匀储存待用。

功效主治：清热解毒，杀虫止痒。主治慢性湿疹、多发性毛囊炎、脂溢性湿疹、虫咬皮炎等。

用法：可单独撒布，或配成其他剂型，如加芝麻油（油剂），凡士林（软膏），白酒（酊剂），蒸馏水（洗剂）等，浓度约为5%～20%。

（《证治准绳》）

22. 二妙散

配方：苍术500g　黄柏500g

制法：共研极细末，存储待用。

功效主治：清热燥湿，解毒止痒。主治急性湿疹、接触性皮炎、脂溢性湿疹、脓疱疮、丘疹样荨麻疹等。

用法：直接干撒，或植物油调糊后外搽。

（《丹溪心法》）

23. 三妙散

配方：苍术500g　黄柏500g　槟榔500g

制法：共研极细末，存储待用。

功效主治：清热除湿，解毒止痒。主治急性湿疹、接触性皮炎、脂溢性湿疹、脓疱疮等。

用法：直接干撒，或鲜芦荟蘸药末外用，或芝麻油调糊外搽。

（《医宗金鉴》）

24. 京红粉

配方：朱砂15g　雄黄15g　水银30g　火硝12g　白矾30g　皂矾18g

制法：先将二矾研碎，炖化研面，加水银、朱砂、雄黄研细，再入火硝置阳城罐内，泥纸固封，炭火烧炼成丹，研细备用。

功效主治：杀虫止痒，软坚脱皮，化腐提毒，祛瘀生肌。主治银屑病（静止期）、局限性神经性皮炎、手背部扁平疣、胼胝，或痈症溃后腐肉未净者。

用法：外撒，或捻成药捻，或配成软膏外用。

[附] 过敏者禁用。

（《医宗金鉴》）

25. 白降丹

配方：雄黄6g　水银30g　硼砂15g　火硝45g　食盐45g　白矾45g　朱砂6g　皂矾45g

制法：先将朱砂、雄黄、硼砂共研细末，加入食盐、白矾、火硝、皂矾、水银研匀。用阳城罐一个置炭穴中，徐徐将药粉入罐，化尽，用微火焙干，再用阳城罐合上，外加盐泥封固，炭火烧炼，刮下研细即成。

功效主治：腐蚀坚皮，化腐提毒，提拔瘘管。主治鸡眼、寻常疣、疖痈成脓未破者、陈旧性皮肤窦道等。

用法：水调少许涂点脓点，致破溃引流，或加入红升丹内，或单独做成药线外用。

[附] 外用时有刺激性疼痛，故应少用薄涂，剧痛时应即时除去；对过敏者禁用。

（《医宗金鉴》）

26. 银粉散

配方：黑锡36g　水银60g　淀粉60g　朱砂12g　轻粉30g　冰片（每30g药粉中加1.2g）

制法：先将锡熔化后，加入朱砂，搅拌炒至枯，去砂留锡再熔化，投入水银，待匀倾出，加入淀粉共研细末，再另以草纸卷药，点燃一端，使药与灰皆滴入一器皿内，去灰；再于药内加入轻粉、冰片，共研成极细末即可。

功效主治：祛瘀收干，固皮生肌。主治皮肤慢性溃疡（有水肿及增生的肉芽疮面）。

用法：直接外用，或配成膏剂、药线外用。

[附] 阴疮慎用，对有过敏者禁用。

（明·胡公弼方）

27. 柏叶散

配方：侧柏叶15g　蚯蚓粪15g　黄柏15g　赤小豆6g　净轻粉9g　大黄15g

制法：各研极细末，混匀装瓶备用。

功效主治：清热解毒，收敛止痛。主治带状疱疹。

用法：芝麻油或凉开水调糊外用，每日1～2次。

[附] 疖痈疮面禁用，对有过敏者禁用。

（《医宗金鉴》）

28. 颠倒散

配方：大黄500g　硫黄500g

制法：各研极细末后混匀，备用。

功效主治：破瘀活血，清除油垢。主治痤疮、脂溢性皮炎、酒渣鼻等。

用法：用凉开水或鲜萝卜汁、鲜芦荟汁蘸药粉外用，每日2～3次。

[附] 药散切勿入口入眼。

（《医宗金鉴》）

29. 粉霜神丹

配方：白粉霜6g　人参6g　甘草6g　轻粉6g　丹砂6g　槐米6g　煅石膏12g　冰片1.2g

制法：各研极细末，混匀，保藏。

功效主治：收敛解毒，止痒定痛。主治慢性湿疹、结节性痒疹、神经性皮炎、扁平苔藓等。

用法：可配成多种剂型（如软膏、酊剂、洗剂等）外搽。

[附] 对溃疡肉芽面禁用，对有过敏者禁用。

（《疮疡经验全书》）

30. 羊蹄根散

配方：羊蹄根120g　枯矾30g

制法：各研磨成极细粉后，混匀备用。

功效主治：杀虫，收敛，止痒。主治脚癣、体癣、股癣、汗疱疹等。

用法：直接外撒，或用豆油调膏外用。

[附] 羊蹄根即土大黄。

(《医宗金鉴》)

31. 抑阴散

配方：草乌500g　南星500g　狼毒500g　白芷500g　独活500g

制法：烘干后各研极细末，搅匀装罐存用。

功效主治：回阳抑阴，温化寒湿。主治慢性溃疡持久难愈者，即寒性脓肿(阴疽、流注)。

用法：葱白水或蜂蜜调成稀糊状敷贴疮面上，每日1~2次。

[附] 此散切勿入口。

(《外科证治全生集》)

32. 狼毒膏

配方：狼毒9g　川椒9g　五倍子9g　蛇床子9g　大枫子9g　枯矾9g　硫黄9g　凡士林240g

制法：先将前七味药物烘干研成极细粉面，加入凡士林内搅拌均匀，装罐备用。

功效主治：杀虫止痒，收敛脱屑。主治慢性湿疹、扁平苔藓、神经性皮炎等。

用法：涂搽患处，每日1~2次。渗液腐烂者禁用。

(《医宗金鉴》)

33. 凤仙花膏

配方：凤仙花末（白色者最佳）150g　蜂蜜150mL

制法：上两味调匀成糊膏状，现用。

功效主治：杀虫止痒。主治甲癣。

用法：将已现配的糊膏堆敷在病甲上，厚度约3毫米，外用塑料纸覆盖，再用纱布包扎，胶布固定，每日换药1次。只宜外用，切勿入口。

(《外科证治全生集》)

34. 灰米膏（水晶膏）

配方：生石灰 15g　糯米 50 粒　浓碱水适量

制法：石灰浓碱水浸糯米 1～2 日，泡后取出糯米，捣成糊状备用，或用 20%～30%氢氧化钾溶液和糯米适量浸泡在一起，糯米呈透明时取出捣糊。

功效主治：蚀皮去痣。主治黑痣、鸡眼、疣赘、胼胝等。

用法：取糊膏少许点敷皮损处，根据病情适时除膏。本膏勿涂正常皮肤或眼口处。

（《医宗金鉴》）

35. 百部酒

配方：百部 180g　75%酒精 360mL

制法：将百部碾碎置酒精内，浸泡七昼夜后，过滤去渣存汁备用。

功效主治：解毒杀虫，疏风止痒。主治阴虱或荨麻疹、神经性皮炎等瘙痒性皮肤病。

用法：用棉棒或毛刷蘸涂患处，每日 2～3 次。

（《医宗金鉴》）

36. 蛇床子洗方

配方：威灵仙 15g　蛇床子 15g　当归尾 15g　缩砂壳 9g　土大黄 15g　苦参 15g　老葱头 7 个

制法：将上药碾碎装入纱布袋中，煎煮后待用。

功效主治：散风祛湿，杀虫止痒。主治阴囊慢性湿疹、阴囊瘙痒症、女阴溃疡、女阴部念珠菌病等。

用法：坐浴或冷后湿敷外搽。患处抓破渗出津水者禁用。

（《医宗金鉴》）

37. 芫花洗方

配方：芫花 15g　川椒 15g　黄柏 30g

制法：共碾成粗末，放入纱布袋中，加水 3000～5000mL，煮沸 30 分钟后待用。

功效主治：清热解毒，杀虫止痒。主治多发性疖肿。

用法：用软绵毛巾蘸汤溻洗，或溻洗后加热水浸浴，每日1~3次。

［附］芫花有毒，切勿入口触目。

（《医宗金鉴》）

38. 如意金黄散

配方：天花粉48g　黄柏48g　大黄48g　姜黄48g　白芷18g　厚朴18g　陈皮18g　苍术18g　生天南星18g　甘草18g

制法：各研极细末，混匀，包装。

功效主治：清热解毒，消肿止痛。主治疖肿、丹毒、淋巴结炎等。

用法：用清茶或米醋调敷患处。已破者禁用。

（《外科正宗》）

39. 珍珠散

配方：白石脂（煅）120g　龙骨（煅）150g　石膏（煅）60g　石决明（煅）750g

制法：以上烘干各研极细粉兑研：麝香6.5g，冰片30g，珍珠粉6.5g，混匀即成。

功效主治：解毒消肿，生肌长肉。主治慢性皮肤溃疡等。

用法：取粉敷撒患处，每日换药1~3次。

（《外科正宗》）

40. 紫草膏

配方：当归120g　紫草120g　白芷120g　红花60g　黄蜡240g　香油1500mL

制法：药物入油煎枯去渣，滤油加蜡化尽，搅拌成膏。

功效主治：凉血活血，解毒消炎。主治疖肿、脓疱疮等化脓性皮肤病。

用法：直接外涂患处，每日2~3次。

（明·薛己外科方）

41. 大黄汤

配方：大黄15g　桂枝20g　桃仁30g

制法：共研极细粉，纱布包煎。

功效主治：润燥养肤。主治鱼鳞病。

用法：加水1000mL，煎成500mL，温洗患处，每日1～2次。

（《圣济总录》）

42. 万宝代针膏

配方：硼砂　血竭　轻粉各4.5g　全头蜈蚣1个　蟾酥1.5g　雄黄3g　片脑少许　麝香1.5g　槟榔0.3g

制法：共研极细粉，蜜调成糊膏。

功效主治：解毒散结，消肿止痛。主治毛囊炎、疖肿、痈肿、丹毒等。

用法：糊膏涂于纱布块上，贴敷患处。

（《证治准绳》）

43. 五香散

配方：沉香100g　檀香100g　木香100g　零陵香100g　麝香100g

制法：各研极细粉，拌匀存放。

功效主治：杀虫止痒。主治花斑癣、足癣（腐烂型）等。

用法：水调或米醋调糊，外搽患处，每日2～3次。

（《外科正宗》）

44. 马齿苋膏

配方：马齿苋干粉50g　蜂蜡10g　熟猪油40g

制法：先将油蜡共熔，兑入马齿苋干粉，调匀成膏备用。

功效主治：杀虫解毒。主治深部真菌病、病毒疣等。

用法：外涂或外搽，每日2～3次。

（《证治准绳》）

45. 五倍子汤

配方：五倍子　朴硝　桑寄生　莲房　荆芥各30g

制法：水煎成200mL药水。

功效主治：消肿止痛，收敛止血。主治肛门湿疹、肛周瘙痒症、外痔等。

用法：熏洗患处，每日1～2次。

（《疡科选粹》）

46. 丹参膏

配方：丹参　芍药各60g　白芷30g

制法：以上三药以白酒浸渍一夜，再用熟猪油180g，微火熬煎，去渣成膏，待用。

功效主治：活血化瘀。主治结节性红斑、变应性血管炎、乳痈早期等。

用法：敷贴患处，每日1～2次。

(《刘涓子鬼遗方》)

47. 百部酊

配方：百部20g　高粱酒80mL

制法：百部粗粉入酒，浸泡1个月，滤渣存酒，备用。

功效主治：杀虫解毒，疏风止痒。主治虱病、疥疮、结节性痒疹、荨麻疹、神经性皮炎、瘙痒症等。

用法：外搽患处，每日2～3次。

(《医宗金鉴》)

48. 青蛤散

配方：蛤粉30g　煅石膏30g　轻粉6g　黄柏15g　青黛10g

制法：共研细粉，调匀装瓶。

功效主治：清热解毒，燥湿杀虫。主治慢性湿疹或皮炎、脓疱疮等。

用法：可用芝麻油或调和油调糊，外涂患处，每日2～3次。

(《外科大成》)

49. 黄连膏

配方：黄连9g　当归15g　黄柏9g　生地黄30g　姜黄9g　芝麻油360mL　白蜡120g

制法：除白蜡外，其余药物入油内浸泡2日后，煎熬至药枯，滤渣存油，入蜡文火收膏。

功效主治：清热解毒，润燥止痛。主治脓皮病、手脚癣感染、水火烫伤、慢性湿疹等。

用法：外搽或外敷患处，每日1～2次。

(《医宗金鉴》)

50. 鸡苏散

配方：滑石300g　甘草50g　薄荷50g

制法：共研细末，密装待用。

功效主治：清热止痒。主治痱子。

用法：外扑患处，每日多次。

（《河间六书》）

51. 熨风散

配方：羌活　防风　当归　细辛　芫花　白芍　吴茱萸　肉桂各3g

制法：研成细末，存用。

功效主治：温经祛寒，散风止痛。主治结节性红斑、下肢结节病、SLE关节炎、银屑病性关节炎等。

用法：取赤皮葱连须250g，捣烂，同药末和匀，醋炒热，布包，热熨患处。

（《疡科选粹》）

第二节　名家外用制剂

1. 祛湿散

配方：川黄连24g　川黄柏240g　黄芩144g　槟榔96g

制法：焙干各研极细粉，混匀，瓶装。

功效主治：清热解毒，除湿止痒。主治急性湿疹、接触性皮炎、脓疱疮、婴儿湿疹等。

用法：直接撒扑，或调成油膏、软膏外用。

（《赵炳南临床经验集》）

2. 龙骨散

配方：龙骨90g　牡蛎90g　海螵蛸90g　黄柏380g　雄黄9g　滑石粉30g

制法：焙干各研极细粉，混匀，瓶装。

功效主治：解毒收敛。主治湿疹、皮炎、脂溢性皮炎、足癣（糜烂型）等。

用法：直接撒扑，或油调外用。

（《赵炳南临床经验集》）

3. 普连软膏

配方：黄柏面 30g　黄芩面 30g　凡士林 240g

制法：前两味研极细粉，放入加热后的凡士林中搅匀，直至冷却时停止搅动，分装备用。

功效主治：清热除湿，消肿止疼。主治脓疱疮、急性或亚急性湿疹、烫烧伤、单纯疱疹、红皮病型银屑病等。

用法：直接涂于皮损上，或用软膏摊在纱布上，敷于患处，或加入其他药粉作为软膏基质用。

（《赵炳南临床经验集》）

4. 普榆膏

配方：生地榆面 30g　普连膏 270g

制法：药粉放入膏内，调匀即得。

功效主治：解毒止痒，除湿消炎，软化浸润。主治亚急性湿疹或皮炎、神经性皮炎、带状疱疹、阴囊湿疹、Ⅰ度烧烫伤等。

用法：涂敷患处，每日 2 ~ 3 次。

（《赵炳南临床经验集》）

5. 紫色消肿膏

配方：紫草 15g　升麻 30g　贯众 6g　赤芍 30g　紫荆皮 15g　当归 60g　防风 15g　白芷 60g　草红花 15g　羌活 15g　荆芥穗 15g　荆芥 15g　儿茶 15g　神曲 15g

制法：共研细面过重罗，每 120g 药面加血竭面 3g、山柰面 6g、乳香、没药面各 12g、凡士林 120g，调拌均匀成膏，分装备用。

功效主治：活血化瘀，软坚消肿，止痛。主治慢性丹毒、淋巴结（管）炎、结节性红斑、新生儿头皮血肿等。

用法：外敷患处，每日 1 ~ 2 次。

（《赵炳南临床经验集》）

6. 清凉膏

配方：当归30g 紫草6g 大黄面3.5g 芝麻油500mL 黄蜡120g

制法：以芝麻油浸泡当归、紫草三日后，用微火熬至焦黄，离火将油滤净去渣，再入黄蜡加火熔匀，待冷后加大黄面（每500g油膏加大黄面3.5g），搅匀成膏。

功效主治：清热解毒，凉血止痛。主治多形性红斑、银屑病等炎症性干燥脱屑性皮肤病。

用法：外敷患处。

（《赵炳南临床经验集》）

7. 芙蓉膏

配方：黄柏250g 黄芩250g 黄连250g 芙蓉叶250g 泽兰250g 大黄250g

制法：以上共研极细面，过重罗，用凡士林调成20%软膏，分装待用。

功效主治：清热解毒，活血消肿。主治丹毒、蜂窝组织炎、疖痈、脓疱疮等。

用法：外敷患处。

（《赵炳南临床经验集》）

8. 祛湿药油

配方：苦参120g 薄荷90g 白芷90g 防风60g 荆芥穗120g 连翘120g 白鲜皮150g 鹤虱草90g 大黄90g 苍术90g 威灵仙120g 大枫子（碎）300g 五倍子（碎）150g 芝麻油10000mL

制法：将上药放入芝麻油内一昼夜后，文火炸黄焦，过滤，每500g药油加青黛面0.5g，搅拌均匀，分装备用。

功效主治：除湿润肤。主治湿疹皮炎、瘙痒症、鱼鳞病等干性瘙痒性皮肤病。

用法：外搽患处。本品也可作清洁剂，也可调药粉外敷。

（《赵炳南临床经验集》）

9. 伸筋草洗方

配方：伸筋草30g　透骨草15g　祁艾30g　刘寄奴15g　桑枝30g　官桂15g　苏木9g　穿山甲15g　草红花8g

制法：将上药碾碎，装纱布袋内，加水煎煮后待用。

功效主治：活血通络，温经软坚。主治硬皮病（局限型）、下肢静脉曲张、象皮肿、结节性红斑等。

用法：熏蒸后热溻或浸泡，2天1次。

（《赵炳南临床经验集》）

10. 回阳生肌药捻

配方：鹿茸15g　雄精0.5g　乳香3g　琥珀6.5g　京红粉3.5g

制法：制成药捻。

功效主治：回阳生肌，补血定痛。主治窦道、瘘管、脓肿久不收口者。

用法：插入法，2日1换。

（《赵炳南临床经验集》）

11. 皮湿一膏

配方：地榆末620g　煅石膏620g　枯矾30g

制法：上药研和，加凡士林调成50%~60%软膏，可随天气冷热而不同。

主治：收敛，清热，止痒。主治急性、亚急性湿疹。

用法：涂敷皮损上。

（《朱仁康临床经验集》）

12. 皮湿二膏

配方：密陀僧末930g　地榆末460g　凡士林2800g

制法：前二味细末研和，再加凡士林调和成膏。

功效主治：收湿止痒。主治亚急性、慢性湿疹。

用法：涂敷皮损上。

（《朱仁康临床经验集》）

13. 发际散

配方：五倍子末310g　雄黄末30g　枯矾末30g

制法：先将雄黄与枯矾研细，后加五倍子末研和成散。

功效主治：灭菌止痒，收湿化毒。主治毛囊炎、脓疱疮、湿疹感染等。

用法：可用香油或米醋调敷患处。

（《朱仁康临床经验集》）

14. 一号癣药水

配方：羊蹄根（土大黄）180g　土荆皮 180g　制川乌　槟榔　百部　海桐皮　白鲜皮　苦参各 30g　蛇床子　千金子　地肤子　番木鳖　蛇蜕　大枫子各 15g　蜈蚣末 9g　砒石 6g　斑蝥 6g（布包）

制法：以上各药加入高粱酒 2500mL，密封大口瓶内，浸渍半月至一月后，去药渣备用。

功效主治：灭菌止痒。主治体癣、股癣、神经性皮炎。

用法：用毛笔蘸药水外涂。

（《朱仁康临床经验集》）

15. 二号癣药水

配方：土荆皮 1250g　千金子 6g　斑蝥 40 只（布包）

制法：用白酒（或高粱酒）5000mL 加入上药入大口瓶中，密封，浸泡半月至一月，去渣备用。

功效主治：灭菌止痒。主治体癣、花斑癣、单纯糠疹等。

用法：用毛笔外涂患处，每日 1～2 次。

（《朱仁康临床经验集》）

16. 三号癣药水

配方：

一方：土荆皮 180g　蛇床子 125g　百部 125g　斑蝥 3g（布包）

二方：硫黄 125g　樟脑 18g　砒石 18g　轻粉 18g

制法：各药均各研成极细粉。先将一方加入米醋 5000mL 内，浸泡一月后去渣，再加入二方。

功效主治：灭菌止痒。主治神经性皮炎、头癣、脚癣、体癣。

用法：用时振荡，毛笔蘸药水涂患处。

（《朱仁康临床经验集》）

17. 皮癣水

配方：土荆皮 620g　紫荆皮 310g　苦参 310g　苦楝根皮 150g　生地榆 150g　千金子 50 粒　斑蝥 100 只（布包）　蜈蚣 30 条　樟脑 310g

制法：将前五味药打碎成粗粒，装入大口瓶内，加入 75% 酒精 5000mL，并将斑蝥（布包）、千金子、蜈蚣等加入密封浸泡 1～2 周，滤去药渣，再加入樟脑溶化，备用。

功效主治：灭菌止痒。主治银屑病、体癣、手足癣、神经性皮炎等。

用法：用毛笔蘸药液刷涂皮损上。

（《朱仁康临床经验集》）

18. 止痒洗方一号

配方：豨莶草 30g　苦参 30g　地肤子 15g　明矾 9g

制法：水煎剂。

功效主治：燥湿止痒。主治阴囊、肛门、女阴部瘙痒症。

用法：煎水半盆，半温时反复洗熏患处，每次洗 15 分钟。

（《朱仁康临床经验集》）

19. 止痒洗方二号

配方：透骨草 30g　红花 15g　苦参 30g　雄黄 15g　明矾 15g

制法：水煎剂。

功效主治：软坚止痒。主治皮肤淀粉样变、神经性皮炎、扁平苔藓等。

用法：煎水半盆，半温时用小毛巾反复熏洗皮损处，每日 3～4 次，每次 15 分钟。

（《朱仁康临床经验集》）

20. 脂溢洗方

配方：苍耳子 30g　苦参 15g　王不留行 30g　明矾 9g

制法：水煎法。

功效主治：收敛止痒。主治头皮部脂溢性皮炎。

用法：洗前剪短头发，每次用药一剂，煎水半盆，用小毛巾沾水，反复洗头皮，每次洗15分钟，每天用原药水洗头2次，隔3日洗头1次。

（《朱仁康临床经验集》）

21. 癣药水Ⅰ号

配方：土荆皮300g　大枫子肉300g　地肤子300g　蛇床子300g　硫黄150g　白鲜皮300g　枯矾1250g　苦参300g　樟脑150g　50%酒精20000mL

制法：将土荆皮打成粗末，大枫子肉捣碎，硫黄研细，枯矾打松，用50%酒精浸泡，第一次加8000mL，浸泡2天后，倾取清液；第二次再加6000mL浸泡药渣，再浸2天，倾取清液；第三次加6000mL，再浸2天，去渣取液。将三次浸出液混合，再以樟脑用95%酒精少许溶解后，投入药液中，待药液澄清，倾取上层清液备用。

功效主治：杀虫止痒。主治手癣、足癣、体癣等。

用法：外搽患处，每日3~4次。有糜烂渗液者禁用。

（《实用中医皮肤病学》）

22. 癣药水Ⅱ号

配方：米醋10000mL　百部　蛇床子　硫黄各240g　土荆皮300g　白砒6g　斑蝥60g　白国樟36g　轻粉36g

制法：先将白砒、硫黄、轻粉各研细末，再同其余药物和米醋同浸在广口瓶中或缸中，一周后使用。

功效主治：杀虫止痒。主治手癣、足癣、体癣等。

用法：外搽患处，每日1~2次。

（《实用中医皮肤病学》）

23. 三黄洗剂

配方：大黄　黄柏　黄芩　苦参片等分

制法：共研极细末，取上药10~15g，加入蒸馏水100mL，医用石炭酸1mL，大量配制时可分装为100mL一瓶，备用。

功效主治：清热，止痒，收敛。主治急性皮肤病，如急性湿疹皮炎等（无渗脂或糜烂者）。

用法：临用时摇匀，以棉花棒蘸药汁涂擦患处，每日4～5次。如有皮肤瘙痒剧烈者，可加入薄荷脑1g（即配成1%薄荷三黄洗剂）。

（《实用中医皮肤病学》）

24. 千锤膏

配方：蓖麻子肉150g　嫩松香粉300g（在冬令制后研末）　轻粉30g（水飞）　铅丹60g　银朱60g　茶油48g（冬天需改为75g）须在夏季配制

制法：先将蓖麻子肉入石臼中捣烂，再浸入松香末，待打匀后，再浸入轻粉、铅丹、银朱，最后加入茶油，捣数千锤成膏。

功效主治：消肿止痛，提脓祛腐。主治疖、痈等。

用法：隔水炖烊，摊于纸上，盖贴患处，每1～2日换贴一次，至病灶消散。

（《实用中医皮肤病学》）

25. 千金散

配方：制乳香15g　制没药15g　轻粉15g　水飞朱砂15g　煅白砒6g　赤石脂15g　炒五倍子15g　煅雄黄15g　醋制蛇含石15g

制法：将各药分别研极细粉，混匀后装瓶。

功效主治：蚀坚去腐。主治寻常疣、鸡眼等病证。

用法：将药散掺入患处，胶布胶贴保护，3天一换，换药时应湿泡患处，去死皮腐物后再贴敷。

（《实用中医皮肤病学》）

26. 止痒扑粉

配方：绿豆50g　氧化锌5g　滑石粉加至100g

制法：将绿豆、氧化锌、滑石粉研成极细粉后，再加樟脑，研匀即成。

功效主治：清热收敛，收涩止痒。主治夏季皮炎、痱子、虫咬皮炎等。

用法：干扑患处，每日3～5次。

（《实用中医皮肤病学》）

27. 牛皮癣膏药

（1）配方一：雄黄60g　硫黄60g　洋樟60g　枯矾60g　明矾60g　红矾（红砒）30g

制法：各研细粉后调匀，瓶装备用。

功效主治：解毒止痒。主治银屑病（局限型）。

用法：将药粉均匀掺在“配方二”的膏药上应用。

（2）配方二：荆芥　防风　苦参　白芷　大黄　当归　槟榔　鹤虱　夏松　花椒　生地黄　茴香　香木鳖　蛇床子　全蝎　蝉蜕各 60g　蜈蚣 12 条　红矾 30g　土荆皮 60g　巴豆 60g　苍术 60g

制法：以上各药用麻油 5000mL，春浸 5 天、夏浸 3 天、秋浸 7 天、冬浸 10 天，熬煎去渣，滴水成珠，再将熟油称准，每 500g 熟油加炒透广丹 240g（冬天改 180～210g）收膏。

功效主治：杀虫，止痒，润肤。主治银屑病（局限型）。

用法：将药膏摊于纱布上，随患处大小敷贴，贴 7 天为 1 次，3 次为 1 个疗程。在第一次敷贴时，将“配方一”的药粉均匀撒在膏药上，烘干贴上，第二、三次不撒药粉。

［附］在第一次敷贴后，皮肤会高起一小片，作痒；第二次敷贴时好转，第三次敷贴时不痒，皮肤干裂。但若第 1 次敷贴时红肿严重，有过敏反应时应停用。

（《实用中医皮肤病学》）

28. 白屑风酊

配方：蛇床子 40g　苦参片 40g　土荆皮 20g　薄荷脑 10g

制法：将蛇床子、苦参片、土荆皮共研成粗粉，先用 75% 酒精 80mL，将药粉渗透，放置 6 小时后，再加入 75% 酒精 920mL，依照渗漉法分次加入，取得酊剂约 1000mL（如不足可加入 75% 酒精补足），最后加入薄荷脑即成。

功效主治：祛风止痒。主治脂溢性皮炎、头皮瘙痒症等。

用法：外搽患处，每日 3～5 次，有糜烂者禁用。

（《实用中医皮肤病学》）

29. 红灵酒

配方：生当归 60g（切片）　杜红花 30g　花椒 30g　肉桂 60g（薄片）　樟脑 15g　细辛 15g（研细末）　干姜 30g（切碎片）

制法：上药浸入95%酒精1000mL，浸泡7天后备用。

功效主治：活血，消肿，止痛。主治冻疮（未破型）、血栓闭塞性脉管炎等。

用法：每日用棉花蘸药酒在患处揉擦2次，每次擦药10分钟。溃烂处禁用。

（《实用中医皮肤病学》）

30. 疯油膏

配方：轻粉4.5g　东丹（广丹）3g　水飞朱砂3g

制法：上药研细末，先以麻油120mL，加热微滚，入黄蜡30g再煎，以无黄沫为度，取起离火，再将药末渐渐投入，调匀成膏。

功效主治：润燥，杀虫，止痒。主治手足癣、银屑病、皲裂症、慢性湿疹等。

用法：涂擦患处，或患处涂药后用热烘疗法（电吹风机加热）。

（《实用中医皮肤病学》）

31. 脱脂水剂

配方：透骨草30g　皂角30g（打碎）　水2000mL

制法：以上二药加水煮沸20分钟，滤过冷却备用。

功效主治：止痒脱屑，去油护发。主治脂溢性脱发（油性）等。

用法：外洗，2～4天一次。

（《简明中医皮肤病学》）

32. 苍肤水剂

配方：苍耳子15g　地肤子15g　土荆皮15g　蛇床子15g　苦参15g　百部15g　枯矾6g　水3000mL

制法：上药共碾成粗末备用。

功效主治：燥湿润肤，杀虫止痒。主治慢性湿疹、手脚癣、掌跖角化症及其他肥厚性角化性皮肤病等。

用法：取药一包，用布袋装好，加水3000mL，煮沸20分钟后待温浸泡，或湿敷患处。每次20～30分钟，每日敷1～2次。

（《简明中医皮肤病学》）

33. 大枫子油

配方：大枫子油 2000mL　硼酸 100g　冰片 10g　麝香 0.1g

制法：药物入油内搅拌后备用。

功效主治：攻毒杀虫，润肤止痒。主治皮肤瘙痒症、神经性皮炎、扁平苔藓、鱼鳞病等。

用法：直接外搽病处，或与甘草油、蛋黄油混匀外搽。

（《简明中医皮肤病学》）

34. 癣症熏药

配方：苍术　黄柏　苦参　防风各 9g　大枫子　白鲜皮各 30g　松香　鹤虱草各 12g　五倍子 15g

制法：共碾粗末，用较厚的草纸卷成纸卷，或碾成细面做好药香。

功效主治：除湿祛风，杀虫止痒，软化浸润。主治慢性湿疹、神经性皮炎、外阴瘙痒症、皮肤淀粉样变等慢性肥厚性瘙痒性皮肤病。

用法：点燃熏热病处，温度以感舒适为宜，每次 10～20 分钟，每日 1～2 次。

（《简明中医皮肤病学》）

35. 手甲癣浸泡剂

配方：大枫子肉（研碎）　花椒各 9g　明矾 12g　皂荚 15g（切）　烟膏（研碎）　五加皮各 9g　土荆皮 15g　鲜凤仙花 15 朵　米醋 500～1000mL

制法：上药与米醋同放在砂锅内浸泡 1 夜，次日煮沸后将药汁倒入瓷面盆内待温，将手或足浸入药水中浸泡。第 1 天浸泡 8 小时，第 2～4 天浸泡 2 小时。

功效主治：疏通气血，杀虫止痒。主治手足癣、甲癣等。

用法：每 1 贴中药使用 4 天，可应用 8～20 天左右。

（《外科经验选》）

36. 蒸敷药

配方：苍术 30g　防风 30g　黄柏 30g　白鲜皮 30g

制法：各药切成碎块，布袋包装，蒸热（或煮热）后，趁热外用。

功效主治：祛风止痒，活血除湿。主治扁平苔藓、神经性皮炎、慢性湿疹等。

用法：将蒸热药袋放在皮损上，冷却后换用另一热药袋，持续热敷 30～60 分钟，每日 1 次，7 天为 1 个疗程。

（《中西医结合治疗常见皮肤病》）

37. 脱甲膏

配方：

一方：全蝎 5 个　蜈蚣 4 条　斑蝥 3 个　蜂房 9 个　指甲片 10 个　血余炭 1 团

用香油 500mL，煎熬枯去渣，微火炼油成珠，放入樟丹 180g 炼成膏。

二方：乳香 9g　没药 9g　麝香 0.3g　冰片 0.9g　官粉 9g　铜绿 6g

各研细末混匀待用。

制法：趁一方药膏尚未冷却时，将二方药末倒入膏内掺搅均匀，然后收药膏摊在布上，备用。

功效主治：化甲软坚，杀菌除毒。主治甲癣。

用法：临用时煎成指甲大一点的“脱甲膏”，加热后贴在病甲上，3～5 日一换，直到病甲脱落长出新甲为止。

（《中西医结合治疗常见皮肤病》）

38. 鸦胆子仁浸液

配方：鸦胆子仁 10g　95% 酒精 30mL

制法：上药浸泡三天后备用。

功效主治：软坚祛疣。主治尖锐湿疣。

用法：先用蛇床子、苦参根、马齿苋各 30g，加水 500mL 浓煎，待凉后泡洗患处 15 分钟，干燥以后，撒敷青黛散，每日 2 次，直至病灶较小时，再用鸦胆子仁浸液，以针头蘸上药汁点于疣上，待干后重复再点，可反复数次，不久疣自然会萎缩脱落。

（《皮肤病性病名医秘验绝技》）

39. 瘙瘊熏洗液

配方：黄柏　板蓝根　紫草　木贼　香附　薏苡仁　桃仁　红花　当归　川芎　牡蛎各 50g

制法：加水煎煮成煎剂。

功效主治：祛腐除疣。主治尖锐湿疣。

用法：水煎趁热熏蒸，凉后用毛巾蘸药汁轻洗轻擦，每日 2 次，常用 5 ~ 30 天后见效。

（《皮肤病性病名医秘验绝技》）

40. 松皮癣外搽剂

配方：木槿皮 150g　大枫子　乌梢蛇　蛇床子　白鲜皮各 100g　菝葜 160g　苦参 90g　黄柏 50g　樟脑 20g　水杨酸 10g　75% 酒精 2000mL

制法：上药放入酒精内浸泡 20 天，过滤后分装备用。

功效主治：清热去屑。主治银屑病（静止期）。

用法：取药液外擦患处，每日 1 ~ 2 次。

（《皮肤病性病名医秘验绝技》）

41. 干癣外洗液

配方：桂枝　当归各 12g　黑附子 15g　香菜籽 20g　花椒　苦参各 30g　夜交藤 40g

制法：上药 1 包，装入纱布袋中扎口，放在药锅内，加水 2000mL 左右浸泡，半小时后加热煮沸，待用。

功效主治：软化濡润，祛屑解痒。主治银屑病（局限型）。

用法：趁热用毛巾蘸药汁热敷泡洗。

（《皮肤病性病名医秘验绝技》）

42. 扁瘊洗点剂

配方：

一方：生香附　生薏苡仁　大青叶　木贼草　石榴皮各等分

二方：雄黄　轻粉　黄升　枯矾各等分

制法：一方煎液去渣存液；二方为点涂粉，共研细末，加冰片适量存放。

功效主治：清热杀菌，脱皮祛疣。主治扁平疣（手背部）。

用法：用一方洗擦液，趁热熏洗病灶部位，或用棉球蘸药水洗擦，后用二方点涂粉点涂疣体，贴盖胶布，每日 1 次。

（《皮肤病性病名医秘验绝技》）

43. 防虫香袋

配方：蛇床子　丁香　白芷各20g　细辛　苍术　艾叶　香附　雄黄　硫黄各10g

制法：共研细末，过80～100目筛，加入冰片5g，分装为每袋25g（布袋）。

功效主治：杀虫止痒。主治丘疹性荨麻疹。

用法：每年4月、10月前后，1袋装衣袋内，另1袋放在床单下，1月换1次。

（《皮肤病五十年临证笔录》）

44. 硬皮病洗擦剂

配方：

（1）红灵酒：生当归60g　红花30g　花椒30g　肉桂60g　樟脑15g　干姜30g　95%酒精10000mL

（2）硬皮病溻洗剂：透骨草30g　桂枝15g　红花10g　伸筋草15g　川椒6g　加水300mL

制法：红灵酒用浸泡法；硬皮病溻洗剂用水煎法。

功效主治：活血化瘀，温肤散寒。主治局限性硬皮病。

用法：先用硬皮病溻洗剂趁热溻洗后，再外用红灵酒按摩局部皮损处，每日2～3次。

（《皮肤病五十年临证笔录》）

45. 雄激素脱发酊

配方：鲜侧柏叶　闹羊花　骨碎补各10g　75%酒精200mL

制法：浸泡1周后，过滤存酊。

功效主治：去脂生发。主治脂溢性脱发。

用法：外搽，每日2～3次。

（《皮肤病五十年临证笔录》）

46. 消白酊

配方：乌梅6g　补骨脂3g　毛姜1g　75%酒精100mL

制法：浸泡1周后，过滤存酊。

功效主治：活血祛风，调和生黑。主治白癜风。

用法：外搽白斑处，每日 2～3 次。

（《皮肤病五十年临证笔录》）

47. 痤疮洗剂

配方：沉降硫黄 6g　樟脑酯 10g　西黄芪胶 1g　石灰水加至 100mL

制法：混搅法。

功效主治：杀菌祛痘。主治寻常性痤疮。

用法：外用，每日 2～3 次。

（《现代名医证治丛书 · 皮科临证心要》）

48. 夏季皮炎涂搽液

配方：千里光 500g　大黄 300g　70% 酒精 4000mL

制法：浸泡 1 周后，过滤存酊。

功效主治：清热止痒。主治夏季皮炎。

用法：棉签蘸取药汁涂于患处，每日 2～3 次。

（《皮肤性病学外治独特疗法》）

49. 地龙护肤脂

配方：珍珠粉 40g　广地龙粉 200g　煅月石 60g　凡士林 700g

制法：广地龙洗净晒干，低温干燥后研细粉过 120 目筛，密封在容器内，经高压消毒后待用。将煅月石研末，与地龙粉、珍珠粉和匀，配入凡士林，加温至 80℃左右，调匀成膏。

功效主治：润肤愈裂。主治手足皲裂症。

用法：温水清泡手足患处，涂搽药膏，每日 3～4 次，平均疗程约 10 天左右。

（《皮肤性病学外治独特疗法》）

50. 狐气五香散

配方：沉香　檀香　木香　零陵香　麝香各等量

制法：各研极细末，混匀备用。

功效主治：清热除臭。主治狐臭。

用法：散以茶水调匀，或直接扑撒患处，每日1~2次，10天为1个疗程。

（《皮肤性病学外治独特疗法》）

51. 皮肌炎混洗液

配方：透骨草30g　桂枝15g　红花10g

制法：加水500mL，浓煎成200mL药汁。

功效主治：活血化瘀，温经活络。主治皮肌炎。

用法：溻洗，每日1~3次。30天为1个疗程。

（《中医皮肤科临床手册》）

52. 夏季皮炎外洗液

配方：苦参　野菊花　蛇床子　明矾各10g

制法：加水300mL，煎煮滤渣存液。

功效主治：清热利湿，清凉止痒。主治夏季皮炎。

用法：外洗外搽，每日2~4次，7天为1个疗程。

（《中医皮肤科临床手册》）

第二章　新研外用制剂

第一节　粉　　剂

1. 增白粉

配方：僵蚕粉　白芷粉　山药粉各 30g　大黄粉 10g

制法：每味药均研成极细粉末，混匀瓶装。

功效主治：养颜祛斑。主治女性黄褐斑。

用法：每晚茶水调搽，15 天为 1 个疗程，2～3 个疗程后观效。

［中国美容医学，2003，12（5）：470］

2. 剥蚀散

配方：水杨酸 74g　冰片 1g　樟脑 5g　朱砂 2.5g　盐酸普鲁卡因 3g　呋喃西林 0.1g

制法：各药均研极细粉，调匀，装瓶。

功效主治：腐蚀除痰。主治跖疣等。

用法：取散少许加 75% 酒精调成糊状，封包患处固定，3 天 1 换，14 次为 1 个疗程，共用 2 个疗程。

［中国皮肤性病学杂志，2003，17（4）：248］

3. 狼毒散

配方：川椒　白矾　防风　地肤子　蛇床子　土鳖虫　大枫子　荆芥　白鲜皮　雄黄各 10g　狼毒 15g

制法：以上共研粗末，加水 1000mL，水煎药汁存用。

功效用法：杀虫除毒。主治传染性软疣。

用法：外洗外擦，每日2～3次，每日1剂，一般洗擦3～6天。

［新疆中医药，2003，21（6）：封3］

4. 大青散

配方：生石膏90g　朱砂　硼砂各22.5g，冰片0.3g

制法：朱砂研细，水飞晾干，余药分别研细，过100目筛，4味混合均匀，装瓶。

功效主治：祛腐生肌。主治皮肤溃疡。

用法：创面清洁后用少许药粉撒于创面，纱布包扎，每日1次，约20～30天可愈。

［实用中医药杂志，2003，19（8）：433］

5. 溃疡散

配方：人参　三七粉　冰片各30g　琥珀　玄明粉　珍珠粉各20g　麝香1.5g　铅丹6g

制法：各研极细末，混匀装瓶。

功效主治：清热利湿，祛腐生肌。主治糖尿病足（溃疡型）。

用法：将粉均匀地撒在溃疡面上，以盖严溃疡面为度，约2mm，无菌敷料包扎。每周换药1次，治疗1～12个月左右。合并感染者，选青霉素和甲硝唑静脉滴注。

［临床医学，2003，23（9）：59］

6. 蜈蚣散

配方：蜈蚣1条　白矾5g　冰片1g　雄黄3g

制法：共研细末，装瓶。

功效主治：活血散瘀。主治带状疱疹。

用法：用香油调粉成糊，涂敷于患处，每日1次，7天为1个疗程，治疗3个疗程。

［新中医，2004，36（2）：45］

7. 婴儿湿疹粉

配方：黄连 10g　黄柏 5g　炉甘石 3g　苯海拉明 125mg　氯苯那敏 20mg

制法：各研细粉，混匀装瓶。

功效主治：清热敛疹。主治婴儿湿疹。

用法：外用，每日 2～3 次，7 天为 1 个疗程，2 个疗程后判效。

[中医外治杂志，2004，13（1）：52]

8. 肤康宁散

配方：黄连　地肤子各 24g　大黄　黄柏　青黛　苦参　煅石膏　炉甘石各 20g

制法：各研极细粉混匀，瓶装备用。

功效主治：清热燥湿，祛风止痒。主治儿童渗出性皮肤病。

用法：皮损渗出者直接撒敷，或配成 10% 溶液，作冷湿敷后再涂敷药粉，每日 2 次，7 天为 1 个疗程。

[中医外治杂志，2004，13（4）：19]

9. 止痒扑粉

配方：冰片 5g　明矾 10g　密陀僧 15g　如意金黄散 100g　滑石粉 500g

制法：前三味研极细末，与后两味搅匀。

功效主治：清热燥湿。主治尿布皮炎。

用法：外扑。每日 3 次，连用 1 周。

[江西中医药，2005，36（4）：37]

10. 百叶散

配方：侧柏炭　地榆炭　生大黄粉　生黄柏粉　血竭各 30g

制法：共研细末，瓶装备用。

功效主治：清热解毒。主治带状疱疹。

用法：麻油调敷患处，每日 2 次，10 天为 1 个疗程。

[实用中医药杂志，2005，21（8）：387]

11. 南星粉

配方：生南星 4g　生半夏 189g　雄黄　黄连各 12g　白芷 24g　冰片 6g

制法：各研细末混匀装瓶。

功效主治：清热化瘀，活血解毒。主治带状疱疹。

用法：局部红肿有疱未破者，可用白酒将药粉调成稀糊状用鹅毛或鸡毛涂患处；疱破者则用芝麻油调涂，每日3~4次，5天为1个疗程。

［实用中医药杂志，2005，21（10）：627］

12. 新青黛散

配方：生石膏　滑石各40g　黄柏　青黛　明矾各20g

制法：各研细末和匀，瓶装。

功效主治：清热解毒，凉血消斑。主治尿布皮炎。

用法：茶油调粉为糊，涂敷患处，每日3~5次。

［江西中医药，2005，36（8）：28］

13. 活血生肌散

配方：象皮粉50g　珍珠末7g　田七　乳香　没药各10g　云南白药粉2瓶　诺氟沙星粉2g

制法：各研极细末，混匀装瓶。

功效主治：清热活血，祛腐生肌。主治褥疮、皮肤慢性溃疡等。

用法：用过氧化氢（双氧水）、生理盐水清洗，剪除坏死组织，艾灸创面后，将药面撒在创面上，每日1~2次，1个月为1个疗程。

［中医药学刊，2006，24（1）：80］

14. 消痤散

配方：黄芩　黄连　大黄　贯众　硫黄　三棱　莪术各100g

制法：研成极细粉，瓶装。

功效主治：清热除痘。主治面部痤疮。

用法：清水调糊状，外敷，1小时后清水洗净，每日2~3次，1个月为1个疗程。

［云南中医中药杂志，2006，27（2）：11］

15. 红玉散

配方：依沙吖啶2g　生石膏49g　熟石膏49g

制法：共研极细末，瓶装。

功效主治：清热敛疮。主治臁疮。

用法：3%硼酸溶液清洗创面，用本药填塞溃疡面至高出正常皮肤，再用橡皮膏自下而上粘贴溃疡面。7天1次，4周为1个疗程，治疗2～3个疗程。

[中医外治杂志，2006，15（2）：18]

16. 肛湿三黄散

配方：黄柏　黄连　大黄　青黛　白鲜皮　石膏　滑石　生地榆　枯矾　炉甘石　苍术　甘草各50g　冰片5g

制法：各研极细粉，拌匀瓶装。

功效主治：清热燥湿。主治肛周湿疹。

用法：渗出时干粉外扑，肥厚时麻油调敷，每日1～2次，1个月为1个疗程。

[中医药信息，2006，23（3）：47]

17. 青龙散

配方：干地龙　青黛　冰片各50g

制法：共研细末，混匀瓶装。

功效主治：清热解毒。主治带状疱疹。

用法：米醋调糊，涂敷患处，纱布覆盖，胶布固定，每日1次，3天为1个疗程。

[皮肤病与性病，2006，28（1）：32]

18. 冰矾炉甘散

配方：冰片　明矾　炉甘石各50g

制法：共研极细末，混匀瓶装。

功效主治：清热止痛，敛疮收疡。主治糖尿病足部溃疡。

用法：适量外敷患处，盖无菌纱布，绷带包裹，每天换药1～2次，15天为1个疗程，治疗1～2个疗程。

[中医外治杂志，2006，15（2）：38]

19. 青虫散

配方：青黛30g　全蝎6～10g　蜈蚣4条，冰片10g

制法：研成细粉，瓶装备用。

功效主治：杀虫解痛。主治带状疱疹。

用法：药粉加麻油适量，再加温水适量调成糊状，涂于患处，每日2～3次，10天为1个疗程。

［新疆中医药，2006，24（5）：124］

20. 复方青冰散

配方：青黛粉　滑石粉各10g　冰片3g

制法：将冰片研细末，与其他药物混匀备用。

功效主治：清热杀菌。主治小儿脓疱疮。

用法：皮损处先用碘伏清洗，脓疱刺破揩净脓液，流黄水者敷以散剂，不流者用莫匹罗星软膏与散剂调敷，每日2次，5天后观效。

［中国中西医结合皮肤性病学杂志，2007，6（1）：35］

21. 桃珍散

配方：大黄　石膏各500g　陈石灰　珍珠粉各50g

制法：各研极细末，混匀瓶装。

功效主治：清热敛疮。主治烫伤（Ⅰ度、Ⅱ度）。

用法：本散联合增效联磺粉，麻油调敷，14天为1个疗程。

［上海中医药杂志，2008，42（3）：55］

22. 木香生肌散

配方：广木香　煅寒水石　煅龙骨　黄丹　轻粉各30g

制法：将木香粉碎过80目筛，余药研粉，混匀装瓶。

功效主治：消肿止痛，去腐生肌。主治各种疮溃。

用法：清疮敷药包扎，每日1～2次，2周为1个疗程。

［甘肃中医学院学报，2007，24（6）：19］

23. 三黄二白粉

配方：制大黄　白芷　黄芩　黄柏　当归　冰片　白鲜皮各50g

制法：烘干研成细末，备用。

功效主治：清热止痒。主治面部激素依赖性皮炎。

用法：药末加茶水调稀糊外敷，每日 1 ~2 次，3 周为 1 个疗程。

［湖北中医杂志，2008，30（4）：47］

24. 改良颠倒散

配方：生大黄　硫黄　杏仁各 30g　轻粉 6g　甲硝唑片　四环素片　维生素 B_6片各 30 片

制法：上药研细末混合后装入棕色瓶，盖紧瓶盖备用。

功效主治：清热杀虫，化瘀除痘。主治痤疮。

用法：睡前热水敷脸后，取 3 ~10g 药粉调糊敷脸，次日早晨热水洗掉，每晚 1 次，7 天为 1 个疗程，共治疗 2 个疗程。

［甘肃中医学院学报，2008，25（2）：32］

25. 二黄蜈蚣散

配方：雄黄 10g　黄连 6g　蜈蚣 2 条

制法：共研细末，备用。

功效主治：杀虫解毒，燥湿止痛。主治带状疱疹。

用法：白醋调糊外敷，每日 1 次。

［现代中医药，2009，29（2）：29］

26. 四黄消痤散

配方：黄连　黄柏　黄芩　大黄　丹参　皂角刺各 30g　夏枯草　蒲公英　白鲜皮　牡丹皮　山药　栀子各 20g　紫草　百部　当归　白芷　白花蛇舌草各 15g

制法：诸药共研细末，瓶装备用。

功效主治：清热化瘀，散结消痘。主治寻常性痤疮。

用法：清洗面部，用粉刺压榨器压出脓脂，开水调粉成糊，冷却至微温后敷于面部，其上用保鲜膜覆盖，保留 30 ~45 分钟后洗净，每日 1 次，7 天为 1 个疗程。

［云南中医中药杂志，2009，30（5）：24］

27. 生肌愈疡散

配方：煅石膏 赤石脂 乳香各30g 冰片 珍珠粉各10g 血竭6g 儿茶 青黛各15g

制法：上药研为细末，装瓶备用。

功效主治：祛腐生肌。主治褥疮。

用法：外敷伤口，纱布包扎，隔日换药1次，7天为1个疗程。

[中医外治杂志，2011，20（1）：23]

28. 白癜风姜搽剂

配方：生白附 补骨脂各30g 升华硫 明雄黄 密陀僧各6g

制法：共研细粉收储。

功效主治：活血生色。主治白癜风。

用法：用时取鲜生姜数片，切片蘸药粉轻轻涂抹于皮损部，每日2次，每次涂抹4~5遍，15天为1个疗程。

[陕西中医学院学报，2010，33（3）：73]

29. 褥疮外敷散

配方：黄柏60g 紫草 黄芪各30g 皂角刺 红花 茜草 儿茶各15g 明矾5g 冰片2g

制法：共研极细末，瓶装。

功效主治：清热活血，祛腐生肌。主治褥疮第4期。

用法：外敷患处，每日1~2次，20天为1个疗程。

[中医外治杂志，2011，21（2）：33]

30. 三粉擦剂

配方：雄黄 明矾 琥珀各30g

制法：共研细粉存用。

功效主治：杀虫解毒，活血散瘀。主治带状疱疹。

用法：取细粉用凉开水调成细糊状，干棉签蘸糊涂敷，每日1~2次，7天为1个疗程。

[陕西中医，2011，32（6）：710]

31. 密陀僧外扑散

配方：密陀僧　蛇床子　硫黄各 30g　枯矾 20g　石黄 15g　冰片 10g

制法：共研极细粉，混匀装瓶。

功效主治：杀菌除臭。主治腋臭症。

用法：外扑。每日 2 次，7 天为 1 个疗程，可用 2 个疗程。

［中医外治杂志，2011，20（5）：26］

32. 麻风溃疡粉

配方：云南白药 4g　利福平 3g　复方新诺明 4.8g　青霉素 3.8g

制法：共研极细粉，瓶装备用。

功效主治：清热杀菌，活血生肌。主治麻风病溃疡。

用法：首先做皮试，青霉素过敏试验为阴性者方可用药，药粉在清洁溃疡面敷盖，覆上纱布，石膏绷带固定，每 3 周换药 1 次，3 次为 1 个疗程。

［中国麻风皮肤病杂志，2013，29（5）：333］

33. 鹅口疮散

配方：五倍子 60g　儿茶 40g　银朱 3g

制法：共为细末，备用。

功效主治：清热杀菌，收湿敛疮。主治鹅口疮。

用法：外搽，每日 2～3 次，每次涂药前先用 2%碳酸氢钠液清洁口腔。

［中医外治杂志，2013，22（5）：62］

34. 稻田皮炎扑粉

配方：雄黄　大枫子各 30g　冰片 0.6g　熟石膏粉 15g

制法：共研细末，装瓶备用。

功效主治：清热燥湿。主治稻田皮炎、菜农皮炎、农药皮炎等。

用法：外扑。每日 2～3 次。

（《中医皮肤科临床手册》）

35. 五倍散

配方：五倍子 20g　白胡椒 30g　薄荷脑 5g

制法：共研极细末，过100目筛备用。

功效主治：清热散结，收湿敛疣。主治扁平疣。

用法：局部搓热，药粉用米醋或维生素 B_6 霜调搽，或药粉干擦疣面，每日1～2次，7天为1个疗程。

（《中药临床新用》）

36. 抗疣散

配方：五倍子　冰片　川椒　大青叶各50g

制法：各研细末，混匀装瓶。

功效主治：清热祛毒，收湿消瘊。主治传染性软疣。

用法：先将软疣用热毛巾逐个擦洗至潮红，用米醋调散为糊状，涂于软疣上，每日1～2次，7天为1个疗程。

（《中药临床新用》）

37. 柏倍湿疹散

配方：黄柏40g　苦参　五倍子　蛇床子各20g

制法：共研极细末，瓶装备用。

功效主治：清热燥湿。主治婴儿湿疹。

用法：涂抹患处，每日3次，10次为1个疗程。

［中医儿科杂志，2011，7（3）：37］

38. 火激红斑扑粉

配方：寒水石粉　黄柏粉各10g　冰片1g　薄荷脑1g

制法：分别研细末和匀，纱布包扎。

功效主治：清热祛火，护肤止痒。主治火激红斑。

用法：外扑患处，每日3次，14天为1个疗程。

（《中医皮肤科临床手册》）

第二节　溶　液　剂

1. 透骨跖疣液

配方：木贼　香附　川椒　透骨草　金银花　红花　细辛各 30g

制法：加水 2500～3000mL，文火煎 10 分钟，温度达 40℃左右，双足浸泡 30 分钟，每晚 1 次。

功效主治：解毒去疣。主治足部多发性重症跖疣。

用法：浸泡后修去软化的疣体角质层，夏季每剂用 2～3 天，冬季每剂用 4～5 天。

［中国中西医结合皮肤性病学杂志，2003，2（3）：200］

2. 桃红润肤液

配方：桃仁 20g　红花 8g　当归 15g　细辛 10g

制法：加水 1000mL 煎煮成汁，待用。

功效主治：活血润肤。主治进行性掌指角皮症。

用法：患处浸泡半小时后，外用皲裂佳软膏（中成药）。3 周为 1 个疗程。

［中国中西医结合皮肤性病学杂志，2003，2（3）：180］

3. 双黄燥疣灵

配方：黄连　黄柏各 200g　苍术 100g　蜜蜂房 50g

制法：水煎醇沉提取液，备用。

功效主治：清热解毒。主治尖锐湿疣。

用法：以棉签蘸药液擦抹病变部位，每日 3 次，平均为 16 天后观效。

［辽宁中医药，2003，30（7）：542］

4. 解毒克疣汤

配方：木贼草　白花蛇舌草　苦参　百部　黄柏各 30g

制法：加水 200mL 煎煮 3 次，煎成药汁 100mL，备用。

功效主治：清热解毒。主治女性尖锐湿疣。

用法：先服少量（20mL），余药加食盐配成 0.9% 溶液，灌洗阴道并浸泡，或湿敷外阴数分钟后擦干，每日1剂，10天为1个疗程。

［辽宁中医杂志，2003，30（8）：655］

5. 桂红浸泡剂

配方：桂枝20g　红花　生黄芪　车前草各15g　桃仁　当归　木通　丹参各12g　川芎　赤芍各9g　干姜　细辛各10g

制法：加水1000mL煎沸取液，备用。

功效主治：活血通络。主治冻疮。

用法：先熏蒸后浸泡，每日2~3次，每日1剂，连用2~3天。破损疮面可敷黄连纱条。

［实用中医药杂志，2003，19（7）：353］

6. 湿疹洗液

配方：金银花　地榆各300g　白鲜皮　花椒各200g　板蓝根　威灵仙　地肤子各250g　苦参350g　白及　蛇床子　白芷各150g　黄柏100g　蝉蜕50g

制法：加水5000mL煎煮成药汁，存留备用。

功效主治：清热利湿。主治湿疹皮炎类皮肤病。

用法：湿性者做冷湿敷，干性者外用冲洗涂擦，每日3~4次，4天为1个疗程。

［中国麻风皮肤病杂志，2003，19（5）：500］

7. 皮肤洗擦液

配方：荆芥　防风　薄荷　百部　蝉蜕各10g　地榆　甘草　地肤子　蛇床子　蜂房各20g　大黄30g　白鲜皮15g

制法：加水1500mL煎煮为药汁备用。

功效主治：清热解毒，祛风止痒。主治婴幼儿丘疹性荨麻疹。

用法：外洗外擦，每日3次，每剂可用2天。

［实用中医药杂志，2003，14（9）：480］

8. 婴幼儿外用液

配方：苦参　黄柏　蛇床子　鱼腥草　地肤子　苍耳子　金银花各15g　薄荷5g

制法：加水1000mL煎煮药汁备用。

功效主治：清热利湿，祛风止痒。主治婴幼儿皮肤病（湿疹皮炎等）。

用法：煎液冷敷、擦洗、浸泡等。每次5～10分钟，每日2次。

加减法：丘疹性荨麻疹加百部10g；热痱加黄连15g、冰片5g；间擦疹加野菊花10g。特异性皮炎、痒疹、间擦疹、热痱也可配炉甘石洗剂外用。

［中国中西医结合皮肤性病学杂志，2003，2（4）：251］

9. 苦连花水剂

配方：苦参　野菊花各15g　黄连10g　枯矾6g

制法：加水1000mL，煎煮后备用。

功效主治：清热祛湿。主治急性渗出性皮肤病。

用法：冷湿敷，每日4～6次。

［河南中医，2004，24（1）：45］

10. 蓝青三黄液

配方：板蓝根25g　大青叶25g　大黄　黄连　黄芩　枯矾各15g　鸦胆子10g

制法：加水2500mL，煎煮成药汁待用。

功效主治：杀菌解毒。主治尖锐湿疣术后预防复发者。

用法：外洗外敷外擦，每日2次，8天为1个疗程。

［岭南皮肤性病科杂志，2003，10（2）：99］

11. 婴儿湿疹湿敷剂

配方：白鲜皮　土茯苓　黄柏　益母草　赤芍　甘草各10g

制法：加1500mL水，煎成500mL，凉后再用。

功效主治：清热祛湿。主治婴儿湿疹。

用法：冷湿敷，每日3～4次，疗程1～2周。

［新疆中医药，2004，22（1）：60］

12. 丘荨疹外用方

配方：百部30g　白鲜皮　苦参　蛇床子　明矾各20g

制法：加水1000mL，煎成500mL待用。

功效主治：杀虫解毒，祛风止痒。主治丘疹性荨麻疹。

用法：外洗、外擦，每日3~4次。

［中医外治杂志，2003，12（5）：44］

13. 温阳活血复元浸泡液

配方：附子10g　丹参　鸡血藤　青风藤　赤芍各30g　苦参　红花　金银花各20g　白鲜皮15g

制法：加水3000mL，煎至2000~2500mL待用。

功效主治：温阳活血，祛腐生肌。主治糖尿病足。

用法：选用生理盐水加庆大霉素清洗创面，然后用本药温浴，病足可浸泡30分钟，后给予654-2针剂10mL，加胰岛素6~8U湿敷创面，必要时深部溃疡者放置引流条，同时要控制血糖，改善饮食，可获得较好疗效。

［新疆中医药，2004，22（2）：61］

14. 生殖疣防发液

配方：板蓝根　大青叶　紫草根　夏枯草　香附　木贼各20g　灵磁石　芒硝各60g

制法：加水2500mL，煎汁2000mL，备用。

功效主治：清热解毒，化瘀除疣。主治尖锐湿疣术后防复发者。

用法：煎液外洗外敷外搽，每日3~5次，至创口脱痂愈合后停止。

［浙江中医杂志，2004，39（2）：71］

15. 香叶除疣灵

配方：藿香　苏叶　木贼草　制香附各30g　夏枯草　桃仁　红花各15g

制法：兑水3000mL，煎煮成汁，滤后可用。

功效主治：杀虫解毒，化瘀散结。主治跖疣。

用法：温热药汁浸泡患足，每次30分钟，每日2次，15天为1个疗程。

［辽宁中医杂志，2004，31（4）：32］

16. 杀癣方

配方：土荆皮　蛇床子　透骨草　徐长卿　黄芩各30g　土茯苓　苦参各25g　枯矾20g

制法：加水2500mL煎煮，滤渣待用。

功效主治：杀虫祛毒，敛疹止痒。主治手足癣。

用法：煎液温热浸泡患处30分钟，每日2次，每日1剂，连用12天后观效。

［中国中西医结合皮肤性病学杂志，2004，3（1）：42］

17. 手癣泡手液

配方：土茯苓　黄柏　蛇床子　苦参各30g　丹参　地肤子　苍耳子各20g　花椒　苦楝皮　白鲜皮各15g　冰片　明矾各10g

制法：加水2000mL，煎煮后待用。

功效主治：杀菌止痒。主治手癣。

用法：水煎后浸泡患处，每日1次，后外搽治癣软膏，7天为1个疗程，一般治疗3个疗程。

［云南中医中药杂志，2004，25（4）：61］

18. 通脉外洗液

配方：侧柏叶　黄柏　川牛膝　乳香　没药各30g　大黄15g　桂枝20g

制法：加水750mL，煎至500mL。

功效主治：活血通脉。主治血栓性静脉炎。

用法：外洗患处，每日3次，10天为1个疗程。

［新中医，2004，36（8）：13］

19. 除疣温洗液

配方：黄柏　苦参　花椒各20g　木贼　板蓝根各30g　明矾10g

制法：加水2000mL，煎至300mL待用。

功效主治：活血解毒。主治微波后尖锐湿疣防复发者。

用法：温药外洗，每日2次，连用2周。

［实用中医药杂志，2004，20（6）：309］

20. 穗防浸泡液

配方：荆芥穗　防风　百部　苦参　蛇床子　地肤子　白鲜皮　黄柏　徐长卿各30g

制法：加水2000mL，煎煮后待用。

功效主治：清热燥湿，祛风止痒。主治湿疹。

用法：煎液待凉后可浸洗与外搽，每日2～3次，7天为1个疗程，2个疗程后观效。

［新中医，2004，36（10）：47］

21. 泡疣方

配方：香附　木贼各15g　苍耳子　野菊花　地肤子　板蓝根各30g

制法：加水3000mL煎煮后待用。

功效主治：杀虫除疣。主治多发性跖疣。

用法：煎汁后再加研碎的氯丙嗪8片（每片25mg），温汁浸泡病足，每日1次，连用2天，10剂为1个疗程。

［中国中西医结合皮肤性病学杂志，2004，3（2）：128］

22. 祛湿止痒液

配方：苦参　蛇床子　地肤子各20g　黄芩15g　黄柏　金银花　蝉蜕各10g　花椒　枯矾各5g

制法：加水500mL煎汁，头煎、二煎各存350mL，混合为700mL药汁备用。

功效主治：清热润燥，祛风止痒。主治婴儿湿疹。

用法：冷湿敷，每日3次，连用9天。

［中国中西医结合皮肤性病学杂志，2004，3（2）：110］

23. 白鲜皮洗液

配方：白鲜皮50g　苦参　皂荚　透骨草各30g

制法：兑水2000mL浸泡后煎煮，过渣留液待用。

功效主治：清热祛脂，祛风止痒。主治脂溢性皮炎。

用法：药液降至45℃左右时，加入食醋150mL混匀，洗涤或温敷患部，每天1次，15天为1个疗程。

［中医外治杂志，2004，13（4）：48］

24. 黄花洁阴液

配方：黄柏　花椒　生百部　地肤子各15g　苦参　蛇床子　龙胆草各30g

制法：加水2500mL，浓煎40分钟，取汁100mL，放凉至37℃单用，余汁浸泡用。

功效主治：杀虫止痒。主治女子霉菌性、滴虫性阴道炎。

用法：100mL凉汁，用阴道冲洗器冲洗；余汁倒入盆中坐浴浸泡。每天1次，10天为1个疗程。

[中医外治杂志，2004，13（5）：14]

25. 跖疣浸泡液Ⅰ号

配方：板蓝根　苍耳子各30g　野菊花　地肤子各20g　木贼　香附各15g

制法：加水3000mL，煎煮滤渣待用。

功效主治：杀虫去疣。主治多发性跖疣。

用法：浸泡患足，每次半小时，每日2次，20天后判效。

[中国中西医结合皮肤性病学杂志，2004，3（3）：175]

26. 跖疣浸泡液Ⅱ号

配方：木贼　透骨草　板蓝根各50g　香附5g　红花30g

制法：加水3000mL，煎煮滤渣待用。

功效主治：杀虫去疣。主治顽固性多发性跖疣。

用法：浸泡患足，每日2次，1个月为1个疗程。

[中原医刊，2004，31（18）：58]

27. 红桃消疣剂

配方：木贼　马齿苋　大青叶　紫草　红花　桃仁　川芎各15g　苦参20g　蛇床子　苍术各10g　细辛8g

制法：加水1500mL，煎煮去渣待用。

功效主治：杀虫解毒。主治甲周疣。

用法：微波先除疣，再用本剂趁热浸泡病甲部，每日3次，10天为1个疗程，共治疗3个疗程。

[中医药学刊，2005，23（1）：343]

28. 杏梅泡擦液

配方：杏仁　荆芥　防风　蛇床子　独活　干姜　明矾各9g　乌梅　当归各

12g　地肤子　地骨皮各 20g

制法：加水 2000mL 煎煮去渣待用。

功效主治：清热燥湿，润肤止痒。主治掌跖角化性湿疹。

用法：水煎后浸泡患处 30 分钟，每日 2～3 次，14 天后判效。同时外用“澳能”（卤米松乳膏）。

［中国中西医结合皮肤性病学杂志，2004，3（3）：146］

29. 妇科洗剂

配方：大青叶　紫花地丁各 30g　忍冬藤　蒲公英各 50g　黄柏　苦参　栀子各 25g　赤芍　牡丹皮各 20g　冰片 3g

制法：加水 2000mL 煎煮滤渣待用。

功效主治：杀虫止痒。主治妇女各种阴道炎（念珠菌性、滴虫性、杆菌性、老年性）。

用法：水煎阴道冲洗，洗后阴道放置相应药物。每日 2 次，10 天为 1 个疗程。

［实用中医药杂志，2005，21（1）：22］

30. 水灾皮炎灵搽剂

配方：苦参　蛇床子　黄柏　紫草　黄精　土荆皮各 100g　石榴皮　五倍子　明矾　川椒各 50g

制法：加水 10000mL，煎成 8000mL，存用。

功效主治：清热利湿，除毒止痒。主治水灾性皮炎。

用法：每日 3～4 次，外搽患处。

［皮肤病与性病，2005，27（2）：14］

31. 单纯疱疹湿敷剂

配方：马齿苋　板蓝根　紫草　败酱草各 30g

制法：加水 200mL，煎汁待凉备用。

功效主治：清热除毒。主治单纯疱疹。

用法：用纱布 5～6 层蘸药水凉湿敷，每日 2～3 次，7 天为 1 个疗程，治疗 2 个疗程。

［云南中医中药杂志，2005，21（5）：285］

32. 香精足癣浸泡剂

配方：藿香 黄精 苦参 百部 黄柏 半枝莲各30g 枯矾15g 川椒10g 大黄20g

制法：加水2000mL煎汁待用。

功效主治：杀虫止痒。主治足癣。

用法：每日2次，浸泡病足，7天为1个疗程，3个疗程后观效。

［中国中西医结合皮肤性病学杂志，2005，4（1）：45］

33. 脚湿气泡洗液

配方：蛇床子 苍术 黄柏 苦参各30g 白矾 白鲜皮各20g 蒺藜40g 防风15g

制法：加水2000mL煎汁待用。

功效主治：杀虫止痒。主治足癣。

用法：病足泡洗，每次30分钟，每日2次。水疱型、糜烂型另用青黛散外搽；脱屑型另用青黛散调香油外搽。

［实用中医药杂志，2005，21（6）：359］

34. 足癣四黄浸泡液

配方：藿香 黄精 百部 马齿苋各60g 苦参 白鲜皮各40g 黄柏20g 土茯苓 土大黄 土荆皮 大枫子各30g 明矾 雄黄各15g

制法：加水2500mL，煎汁待用。

功效主治：杀虫除湿，祛风止痒。主治脚癣。

用法：每剂应用2天，每剂加水煎后浸泡病足，每日2次，后外搽“必伏”（联苯苄唑凝胶）。7天为1个疗程，可连续用2～3个疗程。

加减法：水疱型加乌梅20g，牡丹皮、赤芍、地骨皮、花椒各15g；鳞屑角化型加当归、丹参各20g，鸡血藤15g；浸渍型加黄芩、黄连、野菊花各15g。

［中医药信息，2005，22（13）：49］

35. 皲裂湿泡液

配方：当归 白芍 丹参 薏苡仁 金银花 白鲜皮 何首乌 苦参 百部各20g 桃仁 红花 赤芍各15g 蒲公英30g

制法：加水1000mL，煎成500mL，待用。

功效主治：润肤生肌。主治手足皲裂症。

用法：每日1~2次，以温热药液浸泡半小时，20天后判效。

［皮肤病与性病，2005，27（1）：30］

36. 藏青液

配方：藏青果　黄柏　生地榆　五倍子　苦参各30g　地肤子　白鲜皮各15g

制法：加水500mL，水煎凉后待用。

功效主治：清热燥湿，敛疹止痒。主治传染性湿疹样皮炎。

用法：凉湿敷，渗液停止后可外搽。每日1剂，每日3~4次，1周为1个疗程。

［现代中医药，2005，（2）：16］

37. 燥湿解毒液

配方：山栀　黄柏　黄芩　白鲜皮　地肤子　苦参　马齿苋各30g

制法：加水600mL煎汁待用。

功效主治：燥湿敛疮，清热解毒。主治掌跖脓疱病。

用法：外敷患处，每日1~2次，同时口服雷公藤多苷片20mg，每日3次，7天为1个疗程，2个疗程后观效。

［实用中医药杂志，2005，21（6）：342］

38. 香蓝草除疣液

配方：香附　板蓝根　败酱草　大青叶　山豆根　白芥子　木贼各30g　露蜂房10g

制法：加水500mL，煎成250mL药汁备用。

功效主治：解毒除疣。主治扁平疣、寻常疣、丝状疣等。

用法：每日早晚外洗外擦2次，10天为1个疗程，连用1~3个疗程。

［中国美容医学，2005，14（4）：489］

39. 花斑癣外洗方

配方：诃子（打碎）　大枫子（打碎）　乌梅　五味子　黄精　甘草各

30～45g

制法：加水500mL，煎汁存用。

功效主治：杀虫除斑。主治花斑癣。

用法：外洗外擦，每天1次，7天为1个疗程，连用4个疗程。

［新中医，2005，37（8）：78］

40. 紫荆花外用液

配方：紫花地丁　马齿苋　蒲公英各30g　荆芥15g　黄柏　地肤子　蛇床子　白鲜皮各20g

制法：加水500mL煎汁250mL留用。

功效主治：清热燥湿，祛风止痒。主治自体敏感性皮炎。

用法：渗液者，冷凉湿敷，每日3～4次；干燥者，外洗外搽，每日3～4次。7天为1个疗程。

［实用中医药杂志，2005，21（9）：545］

41. 木香液

配方：木贼　香附　板蓝根　山豆根各30g

制法：加水250mL，煎煮滤渣存汁。

功效主治：活血祛疣。主治扁平疣。

用法：外擦，每日3次，2周为1个疗程。

［中国麻风皮肤病杂志，2005，21（8）：670］

42. 蓝花泡疣液

配方：板蓝根30g　红花10g　大青叶　三棱　莪术　香附　木贼　薏苡仁各30g　细辛20g

制法：加水2000mL，煎煮去渣。

功效主治：杀虫除疣。主治尖锐湿疣防复发者。

用法：术后泡洗可预防复发；接触者泡洗可防止感染。每日1次，1～3个月为1个疗程。

［湖北中医杂志，2005，27（9）：46］

43. 茯苓草外洗方

配方：土茯苓　龙胆草　白鲜皮　苦参各30g　黄柏20g

制法：加水250mL，煎煮去渣存液。

功效主治：清热解毒，敛疱止汗。主治汗疱疹、手足皲裂症、掌跖角化症、皲裂性湿疹。

用法：药汁温度适中，浸泡外洗，每日2次，15天为1个疗程，连用2~3个疗程。

化裁法：汗疱疹加透骨草；手足皲裂性湿疹加紫草；掌跖角化病加当归、川芎。

［新疆中医药，2006，23（6）：17］

44. 糠秕毛囊炎专用液

配方：黄柏　黄芩　土荆皮　花椒　丁香　苦参　白鲜皮　地榆各30g　黄连　龙胆草　野菊花　蒲公英　败酱草　紫花地丁各15g　地肤子20g

制法：加水2500~5000mL，沸后煎煮滤渣留取药液，待用。

功效主治：杀虫解毒。主治糠秕马拉色菌毛囊炎。

用法：待水温降至15~20℃时，浸泡患处，反复搓洗以微热为度，每日2次，1周为1个疗程，连用2周观察疗效。

［广西中医药，2005，28（6）：17］

45. 湿疹外洗外搽液

配方：龙胆草　土茯苓　马鞭草各30g　蛇床子　地肤子　白鲜皮　苦参　黄柏　三叉苦各20g　防风　鸡血藤　乌梢蛇各15g　五倍子10g

制法：加水2000mL，煎煮去渣存液。

功效主治：清热除湿，养血祛风止痒。主治慢性湿疹等。

用法：外洗外搽患处，每日2~3次，1个月为1个疗程。

［广西中医药，2005，28（6）：24］

46. 皲裂洗液

配方：地骨皮　金银花　牡丹皮　苍术各50g　苦参　白术各30g　芦荟　红花　桃仁各20g

制法：加水 2500mL 煎煮去渣存液。

功效主治：养血生肌。主治手足皲裂症。

用法：病处浸泡，每日 2 次，泡后外涂干芙美软膏。

［中国中西医结合皮肤性病学杂志，2006，5（1）：43］

47. 四季康洗液

配方：生首乌 15g　柿蒂 15g　黄柏 15g　马齿苋 30g　明矾 15g　生地榆 30g

制法：加水 1000mL，煎煮去渣存汁 500mL，冷却待用。

功效主治：清热祛湿，祛风止痒。主治炎症性皮肤病。

用法：用纱布湿敷患处，每日 2 次，5 天为 1 个疗程，共用 2 个疗程。

［中医外治杂志，2006，15（2）：32］

48. 除湿甲液

配方：龙胆草　黄芩　六一散各 10g　苦参　蛇床子　地肤子　车前草　马齿苋　生地黄　板蓝根各 30g　牡丹皮　赤芍各 15g　黄柏 20g

制法：加水 2000mL，煎煮滤渣存汁。

功效主治：清热利湿。主治湿疹。

用法：糜烂渗脂者凉湿敷，红斑干屑者外洗外搽，每天 4～5 次，治疗 2～4 周。

［中医外治杂志，2006，15（1）：12］

49. 除湿乙液

配方：蛇床子　苦参各 30g　黄芩　黄连各 12g

制法：加水 1500mL，煎煮滤渣存汁。

功效主治：清热燥湿。主治湿疹。

用法：渗液者凉敷，干屑者外搽，每日 2～3 次，2 周为 1 个疗程。

［实用中医药杂志，2006，22（6）：365］

50. 湿疹康洗液

配方：金银花　地榆　大黄　紫草　五倍子　儿茶各 15g　黄连 10g　马齿苋 30g

制法：加水 1500mL，煎煮滤渣存液。

功效主治：清热利湿。主治婴儿湿疹。

用法：外用，每日3次，连用1周。

［中医药学刊，2006，24（6）：1168］

51. 润肤止痒洗液

配方：苍术 当归 黄芩 桑白皮 蒲公英 黄柏 地榆 防风各30g

制法：加水3000mL，煎煮滤渣存液。

功效主治：清热利湿，润肤止痒。主治特异性皮炎。

用法：水煎后湿敷患处或浸浴全身，每日1~2次，4周为1个疗程。

［中国中西医结合皮肤性病学杂志，2006，5（2）：113］

52. 手部护肤水

配方：龙胆草 当归 生大黄 红花 牡丹皮 黄芪 生甘草各20g

制法：加水1500mL，煎后去渣存液。

功效主治：养血润肤。主治慢性手部皮炎。

用法：每日泡手2次，洗后外用尿素霜，3周为1个疗程。

［中国中医药信息杂志，2006，13（4）：64］

53. 克癣宁浸泡液

配方：蒲公英 连翘 白花蛇舌草 黄柏 白鲜皮 地肤子 蛇床子 苦楝皮 硫黄粉（待煎好后再放入搅匀） 花椒各20g 苦参 明矾各30~50g

制法：加水3000mL，煎煮滤渣存液。

功效主治：杀虫止痒。主治手足癣。

用法：趁温将患手病足浸泡半小时，每日2次，3天为1个疗程。

［湖南中医杂志，2006，23（4）：52］

54. 手足癣浸洗液

配方：苦参 白鲜皮 金银花 桔梗 黄柏 黄芩 连翘各20g 花椒10g 甘草 冰片各6g

制法：加水1000~1500mL，文火煎煮去渣留汁。

功效主治：杀虫止痒。主治手足癣。

用法：每次浸泡手足30分钟，每天1~2次，疗程2个月。浸泡后外用特比萘芬酊与复方苯甲酸软膏。

[中国中西医结合皮肤性病学杂志，2006，5（2）：112]

55. 海艾汤

配方：海艾　菊花　藁本　蔓荆子　荆芥　防风　薄荷　藿香　甘松各6g

制法：分别加水1500mL及1000mL，水煎2次混合过滤，待药液至常温时应用。

功效主治：清热去脂，除屑止痒。主治头部脂溢性皮炎。

用法：用小毛巾浸洗，揉搓头部，每日或隔日1次，不用清水冲洗，自然晾干。1周为1个疗程，治疗2个疗程。

[江西中医药，2006，37（4）：31]

56. 三妙汤加味

配方：苍术　黄柏　槟榔各6g　苦参　蛇床子　百部　皂矾　雄黄　薏苡仁各10g

制法：加水2500mL，煎煮滤渣存汁。

功效主治：杀虫解毒，化瘀除疣。主治尖锐湿疣。

用法：水煎后外洗坐浴，每次30分钟，每日2~3次，7天为1个疗程。

[实用中医药杂志，2006，22（8）：485]

57. 红香草平疣剂

配方：红花　香附　木贼草　马齿苋　板蓝根　地肤子各20g

制法：加水200mL，煎后去渣，存汁备用。

功效主治：杀虫除疣。主治扁平疣。

用法：水煎外洗外擦，10天为1个疗程，连用3个疗程观效。

[中国中西医结合皮肤性病学杂志，2006，5（3）：157]

58. 灭虱精

配方：花椒　生艾　蛇床子　鹤虱　苦参各10g　白矾　穿心莲各20g　狼毒30g

制法：加水200mL煎后去渣留汁。

功效主治：灭虱止痒。主治阴虱病。

用法：泡洗阴毛部15～20分钟，每日2次，3天为1个疗程。

［皮肤病与性病，2006，28（3）：50］

59. 婴儿湿疹外敷液

配方：甘草80g　大黄　地榆各30g　白矾10g

制法：加水1000～1500mL，浸泡20分钟后用文火煎20分钟去渣待冷。

功效主治：清热利湿。主治婴儿湿疹。

用法：冷湿敷，每隔10分钟换1次，反复湿敷20分钟，每天3～5次，7天为1个疗程。

［中国麻风皮肤病杂志，2006，22（8）：649］

60. 硬皮病外洗方

配方：桂枝　生黄芪各15g　三棱　莪术　红花　威灵仙　山豆根　刘寄奴　麻黄　浮萍各10g

制法：加水1500mL煎煮滤渣存汁备用。

功效主治：养血温经。主治局限型硬皮病。

用法：每日1剂，水煎温热外洗外敷外搽，每日2次，疗程为6个月。

［云南中医中药杂志，2006，27（4）：10］

61. 三七止痛液

配方：黄柏　马齿苋　苦参各30g　三七粉6g

制法：前3味加水300mL煎煮去渣，兑入三七粉搅拌溶入后待用。

功效主治：清热活血，化瘀止痛。主治老年带状疱疹。

用法：外敷外搽，每日3次，7天为1个疗程。

［实用中医药杂志，2006，20（8）：493］

62. 青蓝紫坐浴剂

配方：大青叶　板蓝根　紫草　黄柏　野菊花　蒲公英　马齿苋　苦参　土茯苓各30g

制法：加水3000mL，煎煮去渣存汁。

功效主治：杀虫除疣，解毒防发。主治尖锐湿疣。

用法：坐浴外洗，每日1～2次，10天为1个疗程。

［中国麻风皮肤病杂志，2006，22（8）：699］

63. 紫参坐浴剂

配方：黄柏　白芷　地肤子　苦参　蛇床子各50g　紫草30g

制法：加水2500～4000mL，煎熬60分钟过滤留汁。

功效主治：杀虫解毒。主治幼女支原体感染。

用法：坐浴，每天3次，2周为1个疗程。

［辽宁中医杂志，2005，32（5）：441］

64. 包皮水肿浸洗液

配方：滑石36g（包煎）　甘草6g　艾叶50g

制法：加水500mL，煎煮20分钟，去渣取汁。

功效主治：清热消肿。主治包皮环切术后包皮水肿。

用法：药汁倒入盆内，待温热后将阴茎放入药液中浸洗10分钟，每天3次，治疗3～6天。

［新疆中医药，2006，24（5）：49］

65. 黄香癣洗液

配方：黄柏　黄芩　藿香　紫荆皮　石榴皮　苦参　白鲜皮各30g　花椒　千里光各15g　蛇床子　地肤子　羌活各10g

制法：加水2500mL煎煮滤渣存汁。

功效主治：杀虫除疹。主治糠秕马拉色菌毛囊炎。

用法：外搽，每日2～3次，1周为1个疗程，连续用药2周观效。

［实用中医药杂志，2007，23（2）：112］

66. 湿疹灵外洗液

配方：荆芥穗　防风　苍术　连翘　威灵仙各10g　五倍子　大黄　白芷　白鲜皮各7g

制法：加水1000～2000mL煎至500～1000mL，滤去药渣，药汁冷却至同皮肤表面温度后备用。

功效主治：清热利湿。主治婴幼儿湿疹。

用法：每日1剂，分2次外洗，每次洗20~30分钟，一般最少3剂，最多8剂，平均为6剂。

［浙江中医杂志，2006，41（11）：669］

67. 马槿子雾化液

配方：马鞭草　土槿皮　地肤子　蛇床子　白鲜皮　苍术　黄柏　苦参各10g

制法：加水300mL，留存200mL。

功效主治：杀虫止痒。主治复发性阴道念珠菌病。

用法：采用多功能超声雾化器，连接软管，另一端放在窥阴器口并固定，后开机阴道内雾化，每日1次，每次15分钟，1周为1个疗程。

［实用中医药杂志，2006，22（11）：681］

68. 金花外洗方

配方：金银花　苍术　地榆　黄柏各20g　苦参30g　连翘15g

功效主治：清热利湿，祛风止痒。主治湿疹。

用法：湿性者作凉湿敷，干性者作外搽，每日3~5次，10天为1个疗程。

［中华中医药学刊，2007，25（2）：379］

69. 蓝青草外用液

配方：板蓝根　大青叶　旱莲草　地肤子　黄柏　补骨脂　苦参　五倍子　夏枯草各30g　鸦胆子　枯矾各6g　红花15g

制法：加水300mL，煎煮去渣存汁。

功效主治：清热活血。主治扁平疣。

用法：外擦，每日1~2次，14天为1个疗程，用药3个疗程。

［中国中西医结合皮肤性病学杂志，2007，6（1）：32］

70. 祛癣止痒方

配方：蛇床子　白鲜皮　黄柏　苦参　百部　土荆皮各30g　地肤子20g　皂角刺　藿香　川椒各15g　枯矾　冰片各5g　硫黄10g

制法：加水3000mL，煎煮后去渣存汁。

功效主治：杀虫止痒。主治浅部真菌感染类疾病。

用法：待温浸泡，或外洗外搽，晨用配合联苯苄唑霜，夜用配合特比萘芬霜，共治3周。

［中国中西医结合皮肤性病学杂志，2007，6（2）：76］

71. 婴儿湿疹洗剂

配方：荆芥　防风　蛇床子　威灵仙各30g　冰片10g

制法：上药放容器中浸泡20分钟后加水5000mL，文火煎30分钟，去渣存液冷却后加冰片搅匀备用。

功效主治：清热祛湿。主治婴儿湿疹。

用法：纱布蘸液清洗或湿敷，每日2次，连用7天。面积较大时，可以用五倍温水稀释后再洗涤患处。

［中国医学文摘·皮肤科学，2008，25（2）：72］

72. 跖疣蓝苋洗剂

配方：马齿苋　丹参各20g　大青叶　生薏苡仁　板蓝根　木贼　鬼箭羽各15g　紫草　蜂房　穿山甲各10g　生牡蛎30g

制法：头煎取药液600mL，二煎取药液400mL，混匀待用。

功效主治：杀虫解毒，活血除疣。主治跖疣。

用法：趁热浸泡，温度43～48℃，每次浸泡30分钟，每天1次，30天为1个疗程。

［云南中医中药杂志，2007，28（12）：19］

73. 苦参汤泡洗液

配方：苦参30～100g　生地黄　白鲜皮　黄柏　土茯苓各30g　蛇床子　地肤子各20g　甘草10g

制法：煎液1000～2000mL待用。

功效主治：杀虫止痒。主治手足癣。

用法：煎水浸泡，每日1剂，每天2～3次，泡洗后外搽咪康唑霜。

［广西中医药，2007，30（4）：30］

74. 黄连黄柏浸出液

配方：黄连30g　黄柏15g

制法：加水300mL，煎煮去渣留水，待用。

功效主治：清热敛疮。主治渗漏性静脉炎。

用法：水温40℃时，温敷，每日2次，5天为1个疗程。

［江西中医药，2007，38（7）：47］

75. 臊瘊A方液

配方：丹参　夏枯草各25g　赤芍15g　莪术　穿山甲各10g　大青叶　板蓝根　马齿苋各30g　薏苡仁60g

制法：加水3000mL，煎煮滤渣待用。

功效主治：杀虫解毒。主治尖锐湿疣（术后）。

用法：内服及搽浴同用，每日2~3次，共治疗15天。

［中国中西医结合皮肤性病学杂志，2008，7（1）：33］

76. 臊瘊B方液

配方：土茯苓　马齿苋　生薏苡仁　木贼各20g　白花蛇舌草　苦参各15g

制法：加水2000mL，煎煮滤渣待用。

功效主治：杀虫去毒。主治尖锐湿疣（术后）。

用法：熏洗坐浴外擦，每天1次，共治疗15天。

［实用中医药杂志，2008，24（4）：237］

77. 蓝青草外洗液

配方：板蓝根　大青叶　木贼草　苦参　石榴皮　枯矾各30g

制法：加水2500mL，煎煮去渣待用。

功效主治：清热利湿，扶正解毒。主治生殖器疱疹。

用法：熏洗坐浴或湿敷外搽，每日2次，连用10天。

［中国中西医结合皮肤性病学杂志，2008，7（1）：26］

78. 马黄花专用液

配方：马齿苋　黄柏　金银花　鱼腥草　苦参　野菊花　蒲公英各30g

制法：加水500mL，煎煮滤渣存汁。

功效主治：清热除毒。主治淋病性包皮炎。

用法：清洗湿敷外搽患处，每日2~3次，7天为1个疗程。

［现代中医药，2008，28（2）：29］

79. 甲周疣浸泡液

配方：板蓝根　苦参　大青叶　马齿苋各30g　薏苡仁　紫草各15g　黄芪　当归各10g

制法：加水1000mL，煎成500mL药汁备用。

功效主治：杀虫解毒。主治甲周疣。

用法：浸泡病指，每晚1次，后用钝刀刮除疣体，共用2个月。

［中国皮肤性病学杂志，2008，22（4）：221］

80. 六味洗剂

配方：黄柏　生地榆　苦参　苍术　五倍子　藏青果各20g

制法：加水1000mL，撮泡30分钟，加热煮沸备用。

功效主治：清热利湿，祛腐生肌。主治下肢溃疡。

用法：蒸发罨包，隔2～3小时1次。

［中国皮肤性病学杂志，2008，22（7）：394］

81. 百香外洗液

配方：百部　藿香　黄柏　龙胆草　茵陈　苦参各30g

制法：加水2000mL，煎煮去渣存汁。

功效主治：清热去毒。主治念珠菌性龟头炎。

用法：外洗外敷外搽，每日2次，1周为1个疗程。

［辽宁中医杂志，2007，34（2）：189］

82. 白龙草外洗液

配方：白头翁　龙胆草　仙鹤草　苦参　九里光　黄芩各30g

制法：加水3000mL，煎煮去渣，药汁待凉。

功效主治：清热解毒，凉血消肿。主治下肢丹毒。

用法：冷汁浸泡，冷汁湿敷，每日1～2次，1周为1个疗程，2个疗程后观效。

［云南中医中药杂志，2008，29（10）：24］

83. 黄黄坐浴剂

配方：大黄10g　黄柏　苦参　苍术各20g

制法：加水 3000mL，煎煮去渣存汁。

功效主治：清热杀菌，化腐生肌。主治急性女阴溃疡病。

用法：煎汁冷后坐浴，外擦溃疡膏（乳香粉、青黛粉各 5g，黄连膏 90g 调匀）。每日 1 ~ 3 次，18 天为 1 个疗程。

[湖北中医杂志，2008，30（7）：45]

84. 肛疣 I 号浴剂

配方：苦参 20g　黄芩　当归　土茯苓　泽泻　蛇床子　板蓝根　百部　金钱草　防风各 15g　芒硝　车前子各 10g

制法：加水 3000mL，煎煮去渣。

功效主治：杀虫解毒。主治肛门尖锐湿疣。

用法：坐浴，每日 2 次，10 天为 1 个疗程。

[云南中医中药杂志，2008，29（10）：14]

85. 肛疣Ⅱ号浴剂

配方：黄柏　苦参　牡丹皮　蒲公英　土茯苓　百部　贯众各 15g　地肤子　忍冬藤各 12g

制法：加水 3000mL，煎煮去渣。

功效主治：清热解毒，燥湿止痒。主治肛周尖锐湿疣。

用法：坐浴，每日 2 次，10 天为 1 个疗程。

[湖北中医杂志，2008，30（4）：37]

86. 三黄地榆液

配方：黄柏　生大黄　生地榆　苦参　野菊花各 30g　苍耳子　明矾　黄连各 20g

制法：加水 2500mL，煎煮去渣留汁。

功效主治：清热燥湿。主治急性湿疹。

用法：冷湿敷，每日 2 次，7 天为 1 个疗程。

[现代中医药，2008，28（5）：38]

87. 清霉洗液

配方：苦参　艾叶　黄柏　蛇床子　枳壳　莲房　土茯苓　白鲜皮各 20g

制法：加水2000mL，煎煮滤渣存汁。

功效主治：杀霉杀虫。主治霉菌性或滴虫性阴道炎。

用法：外洗，冲洗阴道（阴道冲洗器），每日2次，7天为1个疗程，共3个疗程。

［云南中医中药杂志，2008，29（12）：40］

88. 金菊洗液

配方：金银花　野菊花　连翘　苦参　白鲜皮　黄柏　黄芩　黄连　地肤子　蛇床子各30g

制法：兑水200mL，煎煮滤渣存汁。

功效主治：清热利湿。主治婴儿湿疹。

用法：将原液稀释为25%后，外涂；如渗出者可冷湿敷，每日3～4次，7天后判效。

［中国中西医结合皮肤性病学杂志，2008，7（4）：222］

89. 泽兰浸泡液

配方：泽兰　丹参　苦参　龙胆草　土茯苓各30g　大黄15g

制法：加水1500mL，煎煮去渣凉后再用。

功效主治：活血化瘀。主治阴茎硬化性淋巴管炎。

用法：将阴茎直接浸泡于药液中10分钟，每日2次，15天为1个疗程，未愈者休息3天后再行第2个疗程。

［实用中医杂志，2009，25（3）：149］

90. 樟黄汤外洗液

配方：苦参　贯众　防风　蛇床子　野菊花各30g　百部　地肤子各50g　大黄　蒲公英　川楝子各20g　樟脑　硫黄各10g

制法：前10味加水3000mL煎煮后去渣，再放入后2味（樟脑、硫黄）搅匀。

功效主治：清热杀虫，祛风止痒。主治丘疹性荨麻疹。

用法：药汁擦洗全身，每日擦洗1～2次，每日1剂，连用4～5天。

［实用中医药杂志，2009，25（7）：472］

91. 荆芥洗搽液

配方：荆芥　白鲜皮　大黄　大枫子　苦参各30g　枯矾20g　薄荷50g

制法：加水500mL，煎煮去渣存汁。

功效主治：清热敛疹，祛风止痒。主治神经性皮炎。

用法：外洗，外搽，每日1～3次，100天为1个疗程。

［现代中医药，2009，29（6）：29］

92. 酒渣样皮炎灵

配方：百部30g　苦参　蛇床子　地榆　黄柏各15g　槟榔　大枫子各10g

制法：加水400mL，煎煮后滤渣存液。

功效主治：清热活血，化瘀通络。主治酒渣样皮炎。

用法：外搽，每日1～3次，60天为1个疗程。

［中医研究，2009，22（9）：37］

93. 牡蛎除疣液

配方：生牡蛎　生龙骨各15g　苦参10g　鸦胆子3g（打碎）

制法：将上药煎取液待用。

功效主治：软坚散结，收敛除疣。主治扁平疣。

用法：外搽患处发红为度，每日1次，10日为1个疗程，用3个疗程。

［北京中医药大学学报（中医临床版），2005，15（3）：13］

94. 灭疥洗液

配方：苦参　生百部　蛇床子　野菊花各30g　花椒　荜拨　黄芩各20g　公丁香100g

制法：每日1剂，将上药煎煮成药汁待用。

功效主治：杀虫灭疥，敛疹消痒。主治疥疮。

用法：煎汁温洗患处，每次20分钟，每日1次，5日为1个疗程。

［中国乡村医药，2003，10（10）：31］

95. 除疥外洗液

配方：花椒　大枫子　生杏仁　荆芥　硫黄　白矾各10g　生百部15g　大

黄 18g

制法：加水 8000mL 煎煮滤渣留汁。

功效主治：灭疥止痒。主治疥疮。

用法：每天数次外洗患处。同时配合内服方：全蝎、苍术、蚕沙、蝉蜕各 10g，地肤子、牡丹皮各 12g，蒲公英、生薏苡仁各 30g，甘草 6g，每日 1 剂。以上 5 日为 1 个疗程。

［陕西中医学院学报，2008，31（5）：55］

96. 治疥温洗剂

配方：硫黄　土荆皮　苍耳子各 20g　苦参　蛇床子　黄柏　白鲜皮　地肤子　土茯苓　白蒺藜各 30g

制法：加水 8000mL，煎煮去渣存汁。

功效主治：杀虫灭疥，除疹止痒。主治疥疮。

用法：每日 1 剂，温洗全身，每日 2 次，3～4 日为 1 个疗程。清洁衣被。若有感染者加金银花、蒲公英各 30g，野菊花 20g。

［中国民间疗法，2009，17（7）：21］

97. 清化收敛汤

配方：茜草根　王不留行　金银花　生地黄各 30g　知母　黄柏各 20g　明矾 10g

制法：加水 1000mL，煎煮滤渣存汁。

功效主治：清化收敛。主治汗疱疹。

用法：水煎后分 2 次浸泡患处，连用 7 天。

［广西中医药，2009，32（1）：42］

98. 护手润肤汤

配方：百部　地骨皮　赤芍各 30g　艾叶　羌活　白及　苏木各 15g　白鲜皮　地肤子　明矾　甘草各 10g

制法：加水 3000mL，煎沸后去渣存汁。

功效主治：养血利湿，润肤止痒。主治复发性灶状掌部脱屑症。

用法：水煎待温浸泡，每日 2 次，每次 20 分钟，后外涂复方鱼肝油氧化锌软膏，3 周为 1 个疗程。

［实用中医药杂志，2009，25（6）：391］

99. 红蓝紫液

配方：红花　紫草　木贼草　香附各 30g　板蓝根　薏苡仁各 60g　甘草　威灵仙各 10g　黄柏 20g　浙贝母 15g

制法：加水 500mL，煎煮去渣存汁。

功效主治：杀虫解毒。主治扁平疣。

用法：外洗外擦患处，每日 2 次，3 天为 1 个疗程。

［实用中医药杂志，2009，25（9）：613］

100. 肛门白斑外洗液

配方：苦参 60g　大黄　荆芥　地肤子　大蒜各 30g

制法：加水 2000mL，煎煮滤渣留汁。

功效主治：养血化瘀，活血祛白。主治肛门白斑。

用法：熏洗、外敷、外搽，每日 2～3 次，30 天为 1 个疗程。

［实用中医药杂志，2010，26（2）：97］

101. 土槿皮洗液

配方：土槿皮（土荆皮）60g　生百部　苦参　川楝子各 30g　苍术　白矾各 20g

制法：加水 2500mL，煎煮去渣存汁。

功效主治：杀虫防染，护发生发。主治小儿头癣。

用法：每日外洗头皮，每日 2 次，10 天为 1 个疗程。

［陕西中医，2010，31（7）：832］

102. 辨证外敷液

配方：

甲方（湿热证）：石膏　金银花　牡丹皮各 30g　生地黄 20g　白蒺藜　车前草　滑石各 15g　黄芩　知母　苦参各 10g　蝉蜕 6g

乙方（脾虚湿盛证）：金银花　白术　茯苓各 15g　炒薏苡仁 30g　蛇床子 20g　白鲜皮 12g　厚朴　苍术　黄芩　陈皮　滑石各 10g

丙方（血虚风燥证）：菟丝子　当归　知母各15g　胡麻仁　茯苓　生地黄　玄参各12g　何首乌20g　川芎　甘草各6g　麦冬　玉竹　桃仁各10g

制法：每方可加水600mL，煎汁500mL凉用。

功效主治：清热利湿，健脾化湿，养血祛风。主治湿疹三证型。

用法：用5~6层折叠的纱布蘸配药液外敷，每日3~4次，用药5天为1个疗程。

［浙江中医杂志，2010，45（12）：896］

103. 掌跖脓疱病Ⅰ号

配方：苍术　茵陈　蛇床子各15g　苦参　白鲜皮　黄柏　土茯苓　蒲公英　车前草　金钱草　石见穿各30g　生甘草3g

制法：加水3000mL，煎煮过滤存汁。

功效主治：清热解毒，利湿祛屑。主治掌跖脓疱病。

用法：浸泡病手病足，每日2次，10天为1个疗程，共治疗2~3个疗程。

［中国中西医结合皮肤性病学杂志，2011，10（1）：42］

104. 掌跖脓疱病Ⅱ号

配方：黄柏　地榆　五倍子　诃子　连翘　苦参各30g

制法：加水3000mL，煎煮过滤存汁。

功效主治：清热排脓，活血除屑。主治掌跖脓疱病。

用法：浸泡病手病足，每日2次，10天为1个疗程，共治疗2~3个疗程。

［甘肃中医学院学报，2010，27（4）：42］

105. 柠檬石榴各一方

配方：

1方（柠檬液）：柠檬1.5g　虎杖　大青叶　苦参　黄芩各6g　当归　甘草　冰片各3g

2方（石榴液）：石榴皮　苦参　黄连　黄芩　野菊花　七叶一枝花各6g

制法：每方均可加水2000mL，煎煮滤渣存汁。

功效主治：清热解毒，燥湿止痒。主治重度特异性皮炎。

用法：鳞屑肥厚者（干性）外用1方；糜烂渗脂者（湿性）外用2方。1方外涂，2方湿敷，每日2~5次，可治疗9个月后判效。

［中国中西结合皮肤性病学杂志，2011，10（4）：222］

106. 苏木溶液

配方：苏木　红花　石橡皮　地肤子　白蒺藜各30g　黄柏　芒硝各20g　艾叶60g

制法：将上药加水2000mL，煮沸后待用。

功效主治：清热利湿，活血散瘀。主治郁积性皮炎。

用法：干性者温洗温敷，湿性者冷敷冷搽，每日2~3次，20天为1个疗程。

［中医外治杂志，2011，21（3）：29］

107. 甲癣泡洗液

配方：蒲公英　地花　紫花地丁　苦参　连翘　黄柏　大黄　丁香各20g

制法：以上诸药纳纱布包中，加水2000mL，文火煎煮20分钟，滤汁。

功效主治：清热解毒利湿。主治甲癣。

用法：患病甲处湿泡，每次20分钟，再用1%萘替芬溶液外搽，每日2次，连用4个月。

［浙江中医杂志，2011，46（8）：587］

108. 槐米冷敷液

配方：槐米10g　丹参　水牛角各3g　生地黄12g　蝉蜕6g　茜草　知母　荆芥各10g　牡丹皮　地骨草　蒺藜　紫草各12g　赤芍15g　生甘草6g

制法：加水2500mL，煎煮滤渣存汁。

功效主治：清热祛湿，润肤止痒。主治面部激素依赖性皮炎。

用法：冷湿敷，每日2次，每次1小时，2个月为1个疗程。

［中国麻风皮肤病杂志，2012，28（12）：904］

109. 汽油防护液

配方：淀粉15g　明胶2g　滑石粉20g　甘油15mL　植物油10mL　硼酸3g　蒸馏水加至100mL

制法：搅拌混匀，待用。

功效主治：对煤、油、汽车、松节油接触皮肤有防护作用。

用法：外搽，遇汽油等后即可使用。

（《中医皮肤科临床手册》）

110. 皮肌炎溻洗液

配方：透骨草 30g　桂枝 15g　红花 10g

制法：加水 300mL，煎煮滤渣存汁。

功效主治：活血活络，温肌通脉。主治皮肌炎。

用法：溻洗，每日 2～3 次，1 个月为 1 个疗程。

（《中医皮肤科临床手册》）

111. 湿疹外敷液

配方：野菊花　大黄　黄柏　生地榆　蛇床子各 30g　苦参　苍耳子各 15g

制法：加水 400mL，煎煮滤渣存汁。

功效主治：清热燥湿，祛风解痒。主治湿疹。

用法：渗液者作凉湿敷，干屑者作凉敷搽，每日 2～3 次，4 周为 1 个疗程。

［实用中医药杂志，2010，26（4）：23］

112. 苦甘方

配方：苦参 10g　甘草 30g

制法：加水 500mL，煎汁备用。

功效主治：清热燥湿，祛风解痒。主治儿童湿疹。

用法：外搽，每日 3 次，疗程 15 天。

［上海中医药杂志，2010，44（5）：66］

113. 复方姜黄溶液

配方：姜黄 50g　苦参 40g　白芷　黄柏　黄连　公丁香各 20g

制法：加水煎成 1000mL 溶液待用。

功效主治：杀虫止痒。主治股癣。

用法：外搽，或趁热浸泡热敷亦可，每日 2 次，连用 2 周。

［江西中医药，2010，41（4）：42］

114. 筋草洗浴方

配方：伸筋草　蛇床子　苦参各 15g　甘草 10g　鸡血藤　当归　何首乌

桃仁　生地黄各20g

制法：加水1000mL，煎煮去渣存汁。

功效主治：清热燥湿，活血止痒。主治手部慢性湿疹。

用法：煎液洗浴患部，每日2～3次，2周为1个疗程，2个疗程后观效。

加减法：干燥者加玉竹、白及各30g；疱疹者加黄柏15g；痒剧者加蝉蜕6g。

［陕西中医，2010，31（4）：442］

第三节　熏　洗　剂

1. 硬皮病熏洗方

配方：透骨草　艾叶各15g　川乌　草乌各10g　伸筋草　徐长卿各30g

制法：加水1500mL煎汁。

功效主治：活血解肌。主治局限性硬皮肤病。

用法：熏洗患处15～20分钟，每日1～2次。

［中医药学报，2003，31（3）：17］

2. 硝黄熏洗剂

配方：芒硝　黄柏各20g　蛇床子10g　百部　苦参　防风各15g

制法：加水1500mL，煎汁待用。

功效主治：清热燥湿，祛风止痒。主治肛门瘙痒症。

用法：水煎后熏洗坐浴约20分钟，每天1次，10次为1个疗程。

［辽宁中医杂志，2003，30（8）：679］

3. 苦参熏洗剂

配方：苦参　鸡血藤　黄柏各10g　鲜侧柏叶30g　何首乌　三棱　白术各5g

制法：加水1500mL，煎20分钟后待用。

功效主治：养血生发。主治斑秃。

用法：熏洗患处20分钟，隔日1次，连用3个月以上。

［哈尔滨医药，2003，23（5）：41］

4. 蓝青熏洗液

配方：板蓝根　大青叶　苦参各30g　木贼　苍术　制香附　红花各20g

制法：加水1500mL，煎汁待用。

功效主治：清热化疣。主治肛门尖锐湿疣。

用法：水煎熏洗，每日1次，连用1个月，对术后有防复发作用。

［中医外治杂志，2003，12（4）：33］

5. 青叶洗清液

配方：大青叶　板蓝根各40g　桃仁　红花各20g　香附　山豆根　木贼　夏枯草　薏苡仁　生牡蛎各30g

制法：加水2000mL，煎煮成药汁待用。

功效主治：清热除疣。主治顽固性扁平疣。

用法：煎好后先趁热熏蒸病损处15分钟，再用纱布蘸湿热药液，稍用力反复涂擦皮损处，每日2次，每剂使用2天，连续应用10天。

［四川中医，2003，21（10）：68］

6. 七味除疣熏洗液

配方：板蓝根　马齿苋　薏苡仁　牡蛎各30g　山豆根　木贼　香附各10g

制法：兑水1500mL，煎煮成汁待用。

功效主治：清热解毒。主治扁平疣。

用法：早晚熏洗，每次20分钟，3周为1个疗程。

［广西中医药，2003，26（4）：30］

7. 莶草熏洗液

配方：苦参20g　黄柏　蛇床子　地肤子　白鲜皮　百部　黄芩　豨莶草　花椒　青黛各10g　生白矾6g　苍术15g　黄连5g

制法：加水2000mL，煎煮成药汁待用。

功效主治：清热除湿，祛风止痒。主治外阴瘙痒症。

用法：药水倾入盆内先熏后洗，每日1剂用药3次。30天为1个疗程。

［实用中医药杂志，2003，19（10）：524］

8. 鹤虱熏洗剂

配方：蛇床子　土茯苓　白鲜皮　鹤虱各40g　黄柏　明矾各20g　荆芥　防风　苦参　龙胆草　紫苏叶各15g　花椒10g　雄黄8g

制法：上药加水2000mL浸泡后煮沸待用。

功效主治：祛风止痒。主治女阴瘙痒症。

用法：熏洗坐浴，每日1次，10天为1个疗程。

加减法：皮肤角化粗糙者加红花10g，当归15g；表皮溃疡者加大青叶、蒲公英各15g；阴道干枯者加淫羊藿、补骨脂各10g，治疗期间行期停用，夫妻同治。

［湖北中医杂志，2003，25（10）：45］

9. 蛇草熏洗剂

配方：苦参　百部各30g　蛇床子　地肤子　白花蛇舌草各25g　冰片1.5g

制法：上药加水4000～5000mL，煮沸过滤后放入干净盆中。

功效主治：杀虫止痒。主治女阴瘙痒症。

用法：先熏蒸再坐浴，每日2次。外阴肿痛者加土茯苓30g、黄柏25g。禁性生活。

［湖北中医杂志，2003，25（9）：43］

10. 倍子熏洗剂

配方：地肤子　蛇床子　蝉蜕各20g　五倍子　黄柏　百部　苦参　白鲜皮各25g　冰片10g

制法：加水2500mL，煎至2000mL。

功效主治：清热解毒，燥湿收敛，疏风止痒。主治肛门瘙痒症。

用法：先熏后浴，每日2次。2周为1个疗程。

［广西中医药，2003，26（3）：35］

11. 菊花熏洗剂

配方：野菊花15g　防风　苦参　白鲜皮　当归各30g　百部　生地黄　丹参各20g

制法：加水2000mL，煎煮成药汁待用。

功效主治：清热燥湿，祛风止痒。主治肛门瘙痒症。

用法：水煎后先熏洗后坐浴，每次15分钟，每天1次。10天为1个疗程。

［辽宁中医杂志，2003，30（11）：912］

12. 蜂房除疣熏洗剂

配方：蜂房　甘草各10g　马齿苋45g　板蓝根30g　白芷　桃仁各10g　木贼15g　细辛12g

制法：加水2000mL，煎煮后待用。

功效主治：清热解毒，杀菌祛疣。主治尖锐湿疣。

用法：趁热先熏患处，温度适宜时擦洗患处，每日1次，2周为1个疗程。

［中医药信息，2003，20（3）：45］

13. 槐花熏洗液

配方：槐花20g　苦参　黄柏　百部　夏枯草　白蒺藜各15g　大黄　蝉蜕各10g　川椒6g

制法：加水1500mL，水煎3次，共取汁1000mL待用。

功效主治：祛风止痒，杀虫消疹。主治丘疹性荨麻疹。

用法：趁热熏洗或浸泡溻洗患处，每次15分钟，每天2次，7天为1个疗程。

［美中皮肤科杂志，2003，1（1）：48］

14. 蛇床子散熏洗剂

配方：蛇床子　苦参　土茯苓　白头翁各30g　花椒　百部　明矾15g

制法：上药加水3000mL，煎沸10分钟后取煎液。

功效主治：健脾祛湿，益肝泻火。主治阴痒症。

用法：取煎液先熏后洗，每日2次，9天为1个疗程。

化裁法：溃破者去花椒加黄柏10g；痒甚者加苍耳子20g；湿疹者加石榴皮、地肤子各20g；白斑者加白鲜皮30g，地骨皮20g。

［河南中医，2003，23（8）：45］

15. 阴囊湿疹熏洗剂

配方：苦参25g　苍术　黄柏　防风　大枫子　白鲜皮　五倍子各15g　枯

矾 5g

制法：加水 2500mL，煎煮后待用。

功效主治：清热祛湿，祛风止痒。主治阴囊湿疹。

用法：熏洗后外用复方泼尼松软膏。

［中医外治杂志，2003，12（6）：45］

16. 头屑熏洗液

配方：苦参　蛇床子　白鲜皮　白花蛇舌草各 30g　王不留行　石榴皮各 25g　黄连　黄柏　大黄各 15g　明矾 10g

制法：加水 3000mL，水煎 2 次后混匀待用。

功效主治：清热去屑，祛风止痒。主治头皮脂溢性皮炎、头皮糠疹等。

用法：先熏后洗，每次 20 分钟，后以毛巾浸透药液包裹头部，外罩浴帽，待凉后取下，重复 2～3 次，然后用清水冲洗，每日 1 次，每剂药用 2 天，4 周后观效。

［江西中医药，2004，35（3）：33］

17. 冬藤熏洗灵

配方：忍冬藤　黄柏　芒硝各 30g　苍术 10g

制法：加水 2000mL，煎煮待用。

功效主治：养血护肤，活血散瘀。主治手足冻疮。

用法：熏洗，每日 1～2 次，10 天为 1 个疗程。

［实用中医药杂志，2004，20（8）：504］

18. 金菊熏蒸剂

配方：金银花　菊花　白芍　附片各 30g　鸡血藤　路路通　羌活　独活各 20g　细辛 15g　桂枝 12g

制法：加水 2500mL，煎煮后待用。

功效主治：活血化瘀。主治痤疮。

用法：热汁倒入面盆中，熏蒸颜面，每次 20 分钟，每日 1～2 次，2 周为 1 个疗程。

［实用中医药杂志，2004，20（7）：364］

19. 蓝香熏洗液

配方：板蓝根　苦参　蛇床子各30g　香附15g　木贼　百部各20g　三棱　莪术各10g

制法：加水150mL，文火煎煮去渣待用。

功效主治：杀虫解毒，活血去疣。主治外阴尖锐湿疣。

用法：药汁倒入盆中趁热熏洗擦洗患疣，每日1剂，每日早晚各洗1次，连用2周为1个疗程。疣体过大者可加用微波清除疣体。

［云南中医中药杂志，2004，25（6）：57］

20. 蛤粉洁阴熏洗剂

配方：蛤粉10g　苦参　土茯苓各20g　黄柏　地肤子　蛇床子各15g　雄黄　青黛各6g

制法：加水2000mL，煮沸后去渣待用。

功效主治：杀虫止痒。主治念珠菌性外阴阴道炎。

用法：趁热熏洗，待温时坐浴，引药入阴道口，将分泌物洗去，每日2次，7天为1个疗程，2个疗程后观效。

［中医外治杂志，2004，13（5）：19］

21. 扁疣熏洗剂

配方：板蓝根20g　山豆根　木贼　香附各30g　夏枯草40g

制法：加水1500mL，煮沸去渣存液。

功效主治：杀虫消疣。主治扁平疣。

用法：趁热先熏后洗疣处，温热时外擦疣体，每日3次，每剂用2日，共用10剂。

［华西医学，2004，19（4）：650］

22. 龙蛇苦参汤

配方：龙胆草　蛇床子　苦参　地肤子　百部各30g　土茯苓　白鲜皮各20g　黄柏　紫花地丁各15g　天花粉　明矾各10g

制法：加水3000mL，煎煮2次，各次备用。

功效主治：清热祛湿，祛风止痒。主治外阴瘙痒症。

用法：头煎液冲洗阴道（冲洗器），二煎液熏洗后坐浴，每日早晚各1次，7天为1个疗程，用药1~3个疗程。

［皮肤病与性病，2004，26（4）：10］

23. 肛痒熏洗液

配方：黄柏　百部　地榆　白鲜皮各20g　苦参50g　防风　白芷各30g　当归　川椒各15g

制法：加水3000mL，煎煮去渣留液。

功效主治：清热燥湿。主治肛门瘙痒症。

用法：熏洗，每日1~3次，治疗3~4周后观效。

［上海中医药杂志，2008，42（11）：57］

24. 海藻熏洗剂

配方：海藻　昆布　红花　菊花　苦参　蛇床子　川芎各12g　黄柏　黄芩各15g

制法：加水2000mL，煎汁待用。

功效主治：清热杀虫，除湿止痒。主治阴痒症。

用法：水煎药汁后，趁热熏洗坐浴，并用阴道冲洗器反复冲洗阴道，每日2次，7天为1个疗程，连续治疗2个疗程。

［实用中医药杂志，2005，21（6）：340］

25. 湿疣汤

配方：苦参　地肤子　五倍子　乌梅　金银花各15g　黄柏　明矾　花椒　赤芍各10g

制法：加水2000mL，煎煮后待用。

功效主治：清热解毒。主治尖锐湿疣防复发者。

用法：电离机除疣后，熏洗患处，每天2次，连用1周。

［中国皮肤性病学杂志，2005，19（4）：230］

26. 两黄熏洗液

配方：大黄　黄柏　花椒各10g　白鲜皮　地肤子　蛇床子各15g

制法：加水2500mL，煎汁待用。

功效主治：杀虫止痒。主治脚癣。

用法：熏洗，每日 2 次，2 周为 1 个疗程。

［实用中医药杂志，2005，21（9）：552］

27. 消斑方

配方：生黄芪　生山楂各 30g　生地黄　玄参　麦冬　桑白皮各 12g　炙麻黄 10g　黄芩 9g

制法：加水 200mL，头煎、二煎各有所用。

功效主治：益气养阴，清肺胃郁热。主治雀斑。

用法：头煎口服，二煎熏洗，疗程 3 个月。

［上海中医药杂志，2005，39（8）：47］

28. 苦金花熏洗液

配方：苦参　金银花各 30g　黄柏　防风　白芷　地肤子　五倍子各 15g　白鲜皮　艾叶　荆芥　蛇床子各 20g

制法：加水 2500mL，煎煮去渣待用。

功效主治：清热除湿。主治肛门湿疹。

用法：先熏蒸肛门患处，水温时坐浴，10 天为 1 个疗程。熏蒸后可用微波仪照射治疗。

［中医药信息，2005，22（4）：55］

29. 元明粉熏洗剂

配方：元明粉　花椒　荆芥　蛇床子　金银花　苦参　苍术　甘草各 9g

制法：加水 3000mL，煎煮去渣待用。

功效主治：清热利湿，祛风止痒。主治肛周湿疹。

用法：先熏洗后坐浴，后搽去炎松尿素软膏及氧化锌软膏，每日 2 次，7 天为 1 个疗程，连用 2 个疗程。

［中国麻风皮肤病杂志，2005，21（9）：706］

30. 三子紫花液

配方：地肤子　蛇床子　五倍子　紫花地丁各 15g　蒲公英　苦参　野菊花　鱼腥草　马齿苋各 30g　黄柏 10g

制法：加水2500mL，煎煮后去渣待用。

功效主治：清热燥湿。主治肛门湿疹。

用法：趁热先熏蒸后坐浴，后外敷青黛散，每日2次，15天为1个疗程。

［实用中医药杂志，2006，22（2）74］

31. 祛疣熏洗Ⅰ号

配方：黄柏　大黄　金银花　板蓝根　红花　丹参　白蒺藜各30g　苍术20g　蛇床子　白矾各15g　川椒9g

制法：加水2500mL，煎煮滤渣待用。

功效主治：清热化瘀。主治尖锐湿疣。

用法：微波后熏洗，每日2次，疗程为10天。

［中国中西医结合皮肤性病学杂志，2006，5（1）：30］

32. 祛疣熏洗Ⅱ号

配方：板蓝根　大青叶　马齿苋　薏苡仁各30g　紫草根15g　赤芍　香附　穿山甲　红花　木贼各10g

制法：加水200mL，煎汁后待用。

功效主治：清热除疣。主治尖锐湿疣。

用法：激光除疣后，头煎口服，二煎熏洗外敷，每日2次，疗程为15天。

［中国中西医结合皮肤性病学杂志，2006，5（1）：31］

33. 祛疣熏洗Ⅲ号

配方：虎杖　贯众各30g　败酱草　鱼腥草　龙胆草　黄柏各20g

制法：加水2000mL，煎煮后去渣存汁。

功效主治：活血化瘀。主治尖锐湿疣。

用法：电离子灼疣后，熏洗外敷，每日2次，连用6周。

［中国中西医结合皮肤性病学杂志，2006，5（1）：29］

34. 祛疣熏洗Ⅳ号

配方：马齿苋　薏苡仁各60g　大青叶　板蓝根各30g　白花蛇舌草　黄柏　苦参　蛇床子　虎杖　枯矾　黄芩各20g

制法：加水3000mL，煎煮后去渣存汁。

功效主治：杀虫化瘀，散结化痰。主治肛周尖锐湿疣。

用法：熏蒸坐浴，每日 1 次，连用 10 天。

［医药导报，2006，25（6）：522］

35. 祛疣熏洗Ⅴ号

配方：苦参　大黄各 50g　明矾　白鲜皮　蛇床子　苍耳子　川椒　苍术各 30g　马齿苋　芒硝各 20g

制法：加水 2000mL，煎煮滤渣存汁。

功效主治：活血化瘀，散结除疣。主治尖锐湿疣。

用法：熏洗、药浴、湿敷，每日 2～3 次，2 周为 1 个疗程。

［新疆中医药，2006，24（2）：18］

36. 肛湿熏洗甲液

配方：苍术 15g　鲜蕲艾 60g　苦参根 30g　苦参　黄柏　蛇床子各 20g

制法：加水 2500mL，煎煮去渣留液。

功效主治：清热祛湿。主治肛周湿疹。

用法：熏洗坐浴，每日 1～2 次，2 周为 1 个疗程。

［实用中医药杂志，2006，22（5）：289］

37. 肛湿熏洗乙液

配方：苦参　黄柏　五倍子　蛇床子　蒲公英各 30g　百部　地肤子　枯矾各 20g　生甘草 10g

制法：加水 2500mL，煎煮去渣留液。

功效主治：清热燥湿。主治肛周湿疹。

用法：熏洗坐浴，每日 1～2 次，浴后外擦青黛散，7 天为 1 个疗程。

［中医外治杂志，2006，15（1）：17］

38. 鸦胆子熏洗方

配方：鸦胆子　苦参　黄柏　蒲公英各 15g　马齿苋 15g　板蓝根　白花蛇舌草各 20g

制法：加水 3000mL，煎煮滤渣存液。

功效主治：清热祛疣。主治肛门尖锐湿疣。

用法：熏洗坐浴，每日2~3次，7天为1个疗程。

［中医药学刊，2006，24（5）：973］

39. 清疣熏洗液

配方：板蓝根　五倍子　重楼　薏苡仁　夏枯草　大黄各30g　木贼　赤芍　白矾各20g　莪术15g　冰片5g　红花10g

制法：加水3000mL，煎煮滤渣存液。

功效主治：清热解毒，防疣再起。可控制尖锐湿疣复发。

用法：熏洗、外搽，每日2~3次，共用30天。

［实用中医药杂志，2006，22（5）：278］

40. 痤疮熏洗液

配方：白花蛇舌草30g　丹参　山楂各20g

制法：加水500mL，煎煮去渣存汁。

功效主治：清热降脂，活血消痘。主治痤疮。

用法：先熏后洗，每日2次，1周为1个疗程，连用4周。

［中医外治杂志，2006，15（2）：34］

41. 燥疣熏洗液

配方：板蓝根　大青叶各30g　细辛12g　桃仁　贯众各10g　木贼　金银花　黄柏各15g　白及5g

制法：加水2500mL，煎煮去渣留液。

功效主治：清热解毒。主治尖锐湿疣。

用法：熏洗外擦，每日2~3次，10天为1个疗程。

［皮肤病与性病，2006，28（1）：50］

42. 双黄熏洗液

配方：黄柏20g　黄连　枯矾各10g　川椒6g　蒲公英　苦参　蛇床子各30g

制法：加水2500mL，煎煮去渣留液。

功效主治：杀虫止痒。主治霉菌性阴道炎。

用法：水煎熏洗外阴并坐浴，每日1次，共治疗3个月。

［实用中医药杂志，2007，23（2）：84］

43. 除湿止痒熏洗方

配方：苦参　蛇床子　黄柏　大黄　白鲜皮各 30g　明矾 15g

制法：加水 3000mL，煎煮去渣存汁。

功效主治：清热燥湿，祛风止痒。主治肛周湿疹。

用法：熏洗肛门，每天 2～3 次，15 天为 1 个疗程，2 个疗程后观效。

［中华中医药学刊，2007，25（4）：856］

44. 三子花熏洗剂

配方：苍耳子　地肤子　蛇床子　苦参　白鲜皮　威灵仙各 30g　花椒 10g　生大黄　明矾　白及　芒硝各 20g

制法：加水 3000mL，煎煮去渣存汁。

功效主治：消风活血。主治小儿丘疹性荨麻疹。

用法：先熏后洗，每日 2 次，连用 5～10 天判效。

［皮肤病与性病，2007，29（1）：24］

45. 朴硝熏洗剂

配方：朴硝 30g　地榆 20g　苦参　苍术　蒲公英　五倍子各 15g　赤芍　生侧柏叶　防风　黄柏　甘草各 12g　川椒 6g

制法：布包煎取 4000mL 药液待用。

功效主治：清热排毒。尖锐湿疣术后防复者。

用法：先熏患处，药温时坐浴，每日 2 次，7 天 1 个疗程。

［福建中医药，2006，37（6）：45］

46. 冰花外洗液

配方：冰片　花椒各 6g　苦参 30g　白鲜皮　地肤子　蛇床子苍术　黄柏　防风　枯矾各 15g

制法：每剂水煎取汁 200mL，连煎 5 次，药汁混合过滤置容器中备用。

功效主治：清热利湿，祛风止痒。主治肛周皮肤病。

用法：取汁 100mL，加温水 300mL，熏洗坐浴肛门，每日 2～3 次，7 天为 1 个疗程，共治疗 2 个疗程。

［云南中医中药杂志，2007，29（9）：13］

47. 消炎收敛熏洗液

配方：蛇床子　地肤子　苦参　白鲜皮各25g　黄柏20g　薄荷15g　枯矾甘草各10g

制法：加水煎煮取汁300mL备用。

功效主治：清热除湿。主治肛周瘙痒症。

用法：先熏后洗，每日2次，7天为1个疗程。可外用冰黄肤乐软膏。

［上海中医药杂志，2007，41（增刊）：179］

48. 虎菊草熏洗剂

配方：虎杖20g　野菊花　白花蛇舌草　蛇床子各15g　地肤子　白鲜皮土茯苓各20g　黄柏　紫草各12g　重楼6g

制法：加水3000mL，煎煮过滤待用。

功效主治：杀虫解毒。主治妊娠中晚期非淋菌性泌尿生殖道炎。

用法：每晚睡前熏洗，7天为1个疗程，连续治疗3个疗程。

［实用中医药杂志，2007，23（7）：426］

49. 苦黄汤熏洗剂

配方：苦参　大黄　栀子　黄芩　土荆皮各30g　金银花20g

制法：每剂加水1000mL，煮沸20分钟，倒入米醋200mL待用。

功效主治：清热活血，散瘀消肿。主治甲沟炎。

用法：先熏后泡洗，每剂药可用2天，每天2～3次，6天为1个疗程。

［湖北中医杂志，2007，29（5）：23］

50. 急性肛湿熏洗剂

配方：苦参60g　黄柏　地肤子　荆芥　苍术　川椒各15g　蛇床子30g　防风10g

制法：加水2000mL，水煎2遍混匀待用。

功效主治：清热燥湿，祛风止痒。主治急性肛门湿疹。

用法：取汁先熏后坐浴，干后外用派瑞松软膏，每日2次，1周为1个疗程。

［江西中医药，2007，38（9）：40］

51. 蓝银草洗液

配方：板蓝根　蒲公英各30g　金银花　重楼　白鲜皮　苦参　黄柏各15g　莪术　白花蛇舌草　土茯苓各20g

制法：加水2500mL，水煎去渣待用。

功效主治：杀虫解毒，化瘀除疣。主治女性下生殖道尖锐湿疣。

用法：趁热先熏后洗，待温坐浴，每日1次，15天为1个疗程。

［湖北中医杂志，2007，29（7）：45］

52. 白蛇洗液

配方：白鲜皮　制首乌各30g　蛇床子　苦参　荆芥　防风　威灵仙　补骨脂　淫羊藿（仙灵脾）　鸡血藤　黄柏　蒲公英各15g　明矾　土茯苓各10g

功效主治：祛风止痒，清热消疹。主治妇女阴道炎、外阴炎等。

制法：加水3000mL，煎煮去渣存汁。

用法：热熏温洗，每日1～3次，10天为1个疗程。

［现代中医药，2008，28（3）：45］

53. 阴道炎甲方

配方：百部　白鲜皮　蛇床子　苦参　蒲公英各30g　冰片3g

制法：加水3000mL，煎煮去渣待用。

功效主治：杀菌解毒。主治非淋菌性尿道炎。

用法：熏洗外阴部，每日1次，4周为1个疗程。

［云南中医中药杂志，2008，29（6）：75］

54. 阴道炎乙方

配方：千里光　野菊花　蒲公英　紫花地丁　蛇床子　地肤子黄柏各15g　苦参　百部各30g　冰片6g（后下）

制法：加水3000mL，煎煮去渣待用。

功效主治：杀菌止痒。主治念珠菌性阴道炎。

用法：会阴部坐浴，阴道冲洗，每日1次，7天为1个疗程。

［云南中医中药杂志，2008，29（6）：15］

55. 金梅熏洗液

配方：苦参　地肤子　五倍子　乌梅　金银花各15g　黄柏　明矾　花椒　赤芍各10g

制法：加水3000mL，煎煮去渣。

功效主治：清热解毒，散结除疣。主治尖锐湿疣。

用法：熏洗患部，每日2次，连用1周。

［湖北中医杂志，2008，30（6）：39］

56. 香香熏洗液

配方：藿香　香薷　苦参　黄柏　透骨草　白鲜皮　地骨皮　蛇床子　川芎　牡丹皮各10g

制法：加水1500～2000mL，煎煮过滤取汁。

功效主治：清热燥湿。主治肛周湿疹。

用法：趁热先熏，待药温降至40～50℃时坐浴，每日2次，10天为1个疗程。

［云南中医中药杂志，2009，30（4）：33］

57. 地黄熏洗剂

配方：熟地黄　蛇床子　白术　苦参　黄柏　土茯苓　蒲公英　野菊花各30g　何首乌　地肤子　徐长卿各15g　淫羊藿（仙灵脾）　蝉蜕　荆芥　薄荷　白芷　丹参各10g

制法：加水3000mL，煎煮去渣待用。

功效主治：活血化瘀，散毒减白。主治外阴色素减退性疾病。

用法：外阴熏洗后，外涂复方维生素B_6软膏，微波照射。每日1～2次，30天为1个疗程。

［上海中医药杂志，2009，43（4）：143］

58. 青蓝双白熏洗剂

配方：大青叶　板蓝根　白鲜皮　白矾各30g

制法：诸药加水1500mL浸泡20分钟，文火煎沸15分钟。

功效主治：清热除疣。主治扁平疣。

用法：趁热熏洗，冷后再清洗，每日早晚各1次，连用20天为1个疗程。

［中国医学文摘·皮肤科学，2010，27（1）：6］

59. 苓子熏洗剂

配方：土茯苓　蛇床子　苍术　苦参　白鲜皮各15g　荆芥　苦参各12g

制法：兑水3000mL，煎煮滤渣存汁。

功效主治：清热燥湿，祛风止痒。主治外阴病，如外阴瘙痒症、外阴炎、阴道炎、老年性阴道炎、前庭大腺炎、前庭大腺囊肿、女阴溃疡、女阴白斑等。

用法：水煎取汁熏洗坐浴外阴，每天2次，10次1个疗程。同时紫连膏外敷外阴。

［云南中医中药杂志，2009，30（5）：1］

60. 黄菊坐浴剂

配方：黄柏　野菊花　苦参　枯矾　芒硝　威灵仙各20g　白鲜皮　地肤子　蛇床子　土茯苓各30g　冰片4g

制法：上药加清水200mL，文火煎沸至1500mL待用。

功效主治：清热利湿。主治肛周湿疹。

用法：坐浴，每日2次，7天为1个疗程。可配合针刺疗法（选长强、会阴、阴廉等穴）。

［云南中医中药杂志，2009，30（10）：43］

61. 芒硝熏洗液

配方：芒硝　生大黄　木贼草　制香附　板蓝根　马齿苋各30g　艾叶　鸦胆子各10g

制法：加水2500mL，煎煮去渣存汁。

功效主治：杀虫解毒，散结除疣。主治肛门尖锐湿疣。

用法：趁热熏洗，后坐浴，外敷、外擦，每日1~3次，20天为1个疗程。

［辽宁中医杂志，2009，96（5）：760］

62. 百川熏洗液

配方：百部30g　川椒10g　土茯苓30g　苦参20g　蛇床子20g　蝉蜕10g　黄柏20g　苍术10g　野菊花30g　五倍子10g　防风10g

制法：加水2500mL，煮沸后滤液待凉。

功效主治：清热祛湿，消风止痒。主治术后伴有阴囊湿疹者。

用法：用纱布6层加棉垫浸泡药液，以不滴水为度，紧贴患处，并以丁字带固定，每2小时更换敷料1次，以保持棉垫湿度。无渗液后再外用派瑞松软膏。10天为1个疗程。

［中国医学文摘·皮肤科学，2010，27（2）：73］

63. 燥湿解毒液

配方：黄芩　黄柏　苦参　白鲜皮　苍术各30g　地肤子　蛇床子各15g　百部20g

制法：煎取药液3000mL。

功效主治：清热燥湿，解毒止痒。主治急性湿疹。

用法：外洗凉敷，每日2次，14天为1个疗程。

［湖北中医杂志，2009，31（3）：39］

64. 复方苦参洗剂

配方：苦参　黄柏　白鲜皮　百部　生地黄　白及　生甘草各20g　防风　地肤子各15g　当归10g

制法：加水2000mL，煎煮滤渣存汁。

功效主治：清热利湿。主治肛周湿疹。

用法：兑入等量温开水，再加入白醋50mL，先熏蒸肛周，后外洗肛周，再外用扶严宁软膏，每日2次，2周为1个疗程。

［广西中医药，2009，32（2）：26］

65. 黄花子熏洗液

配方：黄柏20g　花椒15g　蛇床子　地肤子　土茯苓各30g　苦参25g

制法：加水约2000mL，煎至1000mL。

功效主治：杀虫去痒。主治复发性外阴阴道念珠菌病。

用法：患处熏洗，坐浴，外洗，每日1~2次，10天为1个疗程。

［云南中医中药杂志，2009，30（7）：14］

66. 龙草熏洗液

配方：龙胆草 紫草各15g 苦参 黄柏 白鲜皮各30g 地肤子20g 冰片5g

制法：水煎取汁2000mL。

功效主治：清热燥湿，养血祛风。主治阴囊湿疹。

用法：分早晚熏洗，每次30分钟，每日1～2次，15天为1个疗程。

［云南中医中药杂志，2009，30（12）31］

67. 苏梗灭菌熏洗液

配方：防风 贯众 川楝子 黄柏 紫苏梗 蛇床子 苦参 茵陈 花椒各30g 龙胆草20g 透骨草30g 明矾 雄黄各30g（分4包）

制法：加水3000mL煎煮去渣存汁。注意明矾及雄黄只在外用时方投入，不得煎服。

功效主治：杀菌解毒。主治外阴阴道假丝酵母菌病。

用法：可内服，如外用再加入明矾及雄黄，熏洗，坐浴，外搽。每日1～2次，15天为1个疗程。

［云南中医中药杂志，2010，31（1）：32］

68. 牡丹灵水

配方：牡丹皮 大枫子 皂角刺 白鲜皮 蛇床子 苦参 牛蒡子 防风 赤芍各10g

制法：加水500m，煎煮去渣存汁。

功效主治：祛风止痒。主治神经性皮炎。

用法：水煎熏蒸患处，每日2～3次，20天为1个疗程。

［实用中医药杂志，2010，26（1）：23］

69. 枯矾去疣熏洗液

配方：枯矾 黄柏 苦参 板蓝根各20g 刺蒺藜 木贼草 香附 花椒各30g 五倍子20g

制法：加清水1000mL，煎沸30分钟，用纱布滤汁盆中，放入枯矾溶解后待用。

功效主治：清热杀虫，化瘀散疣。主治会阴部尖锐湿疣。

用法：先熏洗会阴部，待温度适宜再热敷或坐浴，每日2~3次，1周为1个疗程。配合微波治疗最佳。

[云南中医中药杂志，2010，31（6）：94]

70. 椒矾熏洗液

配方：川椒　枯矾各12g　冰片6g　苦参　地肤子　蛇床子　白鲜皮各15g　黄柏30g

制法：加水300mL煮沸后取汁200mL待用。

功效主治：清热燥湿，祛风解痒。主治肛门湿疹。

用法：另加清水200mL，使水温皮肤能适应，肛门局部熏洗和坐浴，每日1~2次，1~2周为1个疗程。

[云南中医中药杂志，2010，31（10）：9]

71. 三黄汤熏洗液

配方：黄柏　黄芩　苦参各30g　黄连24g　栀子20g　白鲜皮　蛇床子　地肤子各15g

制法：上药加水1500mL，用武火煮沸后改文火煎药液为500mL，再加入冰片1g即可。

功效主治：清热燥湿，杀虫止痒。主治肛癣（肛门真菌病）。

用法：临用前加入沸水1000mL，令其坐盆上，趁热熏洗肛门，温度适宜时浸泡，早晚各1次，2日1剂，连用3周后休息2周，3周为1个疗程，共治疗3个疗程。

[云南中医中药杂志，2010，31（11）：42]

72. 花仙子熏洗液

配方：花椒20g　仙鹤草20g　蛇床子　地肤子　防风　白鲜皮　半枝莲各20g　苦参50g　蝉蜕12g　白花蛇舌草15g　冰片10g（另包）　明矾10g（另包）

制法：上药加水2000mL，文火煎取1000mL，置盆中加入冰片、明矾细粉后即成。

功效主治：清热燥湿。主治肛门瘙痒症。

用法：趁热熏洗患处，待温度适宜时坐浴，后外涂血竭膏（血竭、乌贼骨、川黄连各 10g，共研细粉混匀后，香油调膏），早晚各 1 次，30 天为 1 个疗程。

[云南中医中药杂志，2010，31（8）：32]

73. 菊叶坐浴剂

配方：野菊花　大青叶　白蒺藜各 30g　苦参　蛇床子　黄柏　苍术　地肤子　五倍子　芒硝各 15g　百部 12g　白矾　花椒　木贼各 10g

制法：加水 3000mL，煎煮去渣存汁。

功效主治：清热杀虫，散结化瘀。主治老年人肛周尖锐湿疣。

用法：熏洗、外敷、外擦，每日 2～3 次，15 天为 1 个疗程。可配合激光治疗。

[湖北中医杂志，2010，32（3）：61]

74. 梅花熏洗液

配方：乌梅　花椒　黄连　百部　明矾　白及各 20g　苦参　黄柏　白鲜皮　蒲公英各 30g　血竭 15g　青黛 10g

制法：加水 1200mL，煎液滤渣留 1000mL 药液。

功效主治：清热燥湿，祛风解痒。主治双手湿疹。

用法：先熏后洗，洗泡湿敷，每日 1～2 次，7 天为 1 个疗程。

[云南中医中药杂志，2010，31（12）：85]

75. 止痒消斑熏洗剂

配方：威灵仙 20g　当归　赤芍　牡丹皮　鸡血藤　白僵蚕　白鲜皮　黄柏　皂角刺　防风　白花蛇舌草各 15g　蝉蜕 10g

制法：加水 3000mL，煎煮后去渣存汁。

功效主治：活血化瘀，养血祛风，清热除湿，消斑止痒。主治女阴白色病变。

用法：先熏后洗，每日 2～3 次，15 天为 1 个疗程。

[陕西中医，2010，31（3）：272]

76. 苦黄熏洗剂

配方：苦参　黄柏　地肤子　土茯苓各30g　蜀羊泉　明矾　艾叶各10g　白鲜皮15g

制法：加水3000mL，煎煮去渣存汁。

功效主治：清热解毒，祛湿消肿。主治阴疮。

用法：先热熏患处，待药液变温后再浸洗患处晾干。①疖肿样、脓肿样阴疮，将如意金黄散撒于患处，盖上纱布，每日1次；②湿疹样阴疮，将如意金黄散摊于纱布上外敷患处，每日1次。7天为1个疗程，共治2个疗程。

［云南中医中药杂志，2010，31（12）：42］

77. 双皮熏洗液

配方：地骨皮　丹皮　苦参　黄柏　白鲜皮　蛇床子　川芎各20g

制法：加水1500～2000mL浸泡后，用大火煎沸，再用小火煎10分钟，过滤取汁。

功效主治：清热燥湿。主治肛周湿疹。

用法：趁热熏蒸，当药液降至40～50℃时坐浴，每日2次，10天为1个疗程。

［云南中医中药杂志，2011，32（3）：23］

78. 祛风燥湿洗液

配方：苦参　马齿苋　白鲜皮各30g　芫花　川椒各10g　蛇床子　防风各20g

制法：加水3000mL，煎取2000mL药汁。

功效主治：祛风燥湿。主治肛周湿疹。

用法：药汁倒入盆中，趁热熏洗肛门，待药液温度适宜时，臀部在盆中坐浴30分钟，每日2次，下次用前药复温，每日1剂，7天为1个疗程。

［中医外治杂志，2011，21（2）：34］

79. 肛裂熏洗灵

配方：苦参　荆芥　防风　川椒　五倍子　明矾各20g　冰片10g（研细另包）

制法：将上药除冰片外浸泡于6000mL水中20分钟，再用文火煎20～30分钟，去渣取汁，加入冰片待用。

功效主治：祛风润肤，生肌愈裂。主治肛裂症。

用法：先熏后洗，坐浴后涂红霉素软膏，每日 1 次，7 天为 1 个疗程。

加减法：伴出血者加槐花和地榆各 15g；伴肛痒者加蛇床子和白鲜皮各 15g；如有便秘者用番泻叶 10g 泡水口服。

[云南中医中药杂志，2011，32（4）：89]

80. 阴疮重症熏洗液

配方：蛇床子　白鲜皮　苦参　黄柏各 15g　明矾　川椒各 10g　百部　地肤子各 30g

制法：加水 3000mL，煎煮去渣存汁。

功效主治：清热燥湿，解毒生肌。主治女阴溃疡症。

用法：煎煮后 40℃左右熏洗坐浴，每天 1 ~ 3 次，2 周为 1 个疗程。

[中医外治杂志，2011，21（3）：31]

81. 清疣洗剂

配方：桃仁　土贝母　紫草　败酱草　木贼　鸦胆子各 15g　红花 6g　板蓝根　马齿苋　薏苡仁各 30g　露蜂房 10g

制法：加水 3000mL，煎煮去渣存汁 2000mL。

功效主治：清热解毒，散结除疣。主治尖锐湿疣。

用法：熏蒸外洗后外用 5% 咪喹莫特乳膏，每日 1 ~ 3 次，8 周后判效。

[中国中西医结合皮肤性病学杂志，2011，10（4）：233]

82. 湿痒熏洗剂

配方：苦参　蛇床子　地肤子各 30g　蒲公英　土茯苓　百部　白鲜皮　五味子各 20g　黄柏　明矾　紫草各 15g　花椒　炙甘草各 12g　艾叶 9g

制法：上药（除明矾外）置于炒锅内，加水 2000mL，武火煎煮取出药汁，再加入 2000mL 冷水煎药取汁，两次煎汁混合，溶化明矾待用。

功效主治：清热燥湿，祛风止痒。主治肛门湿疹。

用法：趁热熏洗，每日 1 ~ 3 次，15 天为 1 个疗程。

[陕西中医，2011，32（2）：1633]

83. 龙葵熏洗液

配方：龙葵 川椒 薄荷 马齿苋各20g 苦参50g 龙胆草 黄柏 百部 车前子 白鲜皮各30g

制法：上述中药加水3000mL，浸泡、煎沸、滤汁去渣。

功效主治：清热燥湿，祛风止痒。主治女阴瘙痒症。

用法：熏洗患部，每日2次，熏洗后外涂扶严宁软膏，15天为1个疗程。

［中医外治杂志，2013，22（5）：53］

84. 脾灵熏洗液

配方：白鲜皮20g 苦参 明矾 土茯苓 川椒 鸡血藤各10g 荆芥 防风 艾叶 淫羊藿（仙灵脾） 黄柏 野菊花各15g

制法：加水3000mL，煎汁去渣待用。

功效主治：活血解毒。主治外阴白色病变。

用法：趁热熏洗，坐浴，每日2次，10天为1个疗程，可治疗2～10个疗程。

［陕西中医杂志，2007，27（5）：39］

85. 羊泉熏洗剂

配方：威灵仙60g 蜀羊泉40g 石菖蒲30g 艾叶 独活 羌活 千年健各20g 红花15g 食醋500mL

制法：加水2500～3000mL，煮沸，将药液倒入盆内待用。

功效主治：活血化瘀，温经通络。主治局限性硬皮病。

用法：熏洗局部，药温不烫手时擦洗患部，每日1～2次，每次可用6～8次。

（《中华临床中药学》）

第四节 水 粉 剂

1. 复方炉甘石洗剂

配方：炉甘石150g 氧化锌50g 碳酸氢钠50g 泼尼松200mg 林可霉素

18g　甘油 50mL　蒸馏水 1000mL

制法：纯水与药粉相混，搅匀即成，分装每瓶 100mL。

功效主治：杀虫护肤，祛风止痒。主治隐翅虫皮炎等。

用法：外用前摇匀，每日 3～5 次，5 天为 1 个疗程。

［皮肤病与性病，2005，27（4）：29］

2. 颠倒散洗剂

配方：硫黄　生大黄各 7.5g　石灰水 100mL

制法：搅动均匀后备用。

功效主治：活血化瘀。主治痤疮。

用法：外搽，每日 2～3 次，7 天为 1 个疗程，用药 3 个疗程。

［广西中医药，2009，32（2）：49］

3. 复方青黛洗剂

配方：青黛 150g　炉甘石 150g　滑石 150g　冰片 20g　黄柏 100g

制法：共研细末，加水 1000mL，搅匀后分装，100mL 一瓶。

功效主治：清热散热，祛风止痒。主治湿疹及皮炎（无渗出）。

用法：外搽，每日多次。

（《现代名医证治丛书·皮科临证心要》）

4. 复方三黄洗剂

配方：大黄　黄柏　黄芩　苦参各 50g

制法：共研细粉，加水 1000mL，再加入石炭酸 10mL，薄荷脑、冰片各 10g，搅匀即得，分装 100mL 一瓶。

功效主治：清热利湿，祛风止痒。主治过敏性皮炎（无渗液者）。

用法：外搽，每日多次。

（《现代名医证治丛书·皮科临证心要》）

第五节　醋　　剂

1. 柳苦散醋

配方：苦参　百部　黄柏各50g　水杨酸45g　樟脑10g

制法：共为细末，以上分装40g为1包剂量。

功效主治：杀菌消疹，祛毒止痒。主治手足癣或伴有甲癣者。

用法：取1包药散兑入400mL食醋，浸泡1～2小时，每日1～2次，连续浸泡5～6次。

[中医外治杂志，2003，12（2）：45]

2. 斑秃醋灵液

配方：制附子20g　骨碎补15g　侧柏叶25g　食醋60mL

制法：上药密封浸泡10天后启用。

功效主治：活血生发。主治斑秃等。

用法：外搽，每日2～3次，1个月为1个疗程。

[中医外治杂志，2004，13（1）：45]

3. 复方土槿皮醋汁

配方：土槿皮（土荆皮）　苦参　黄柏　大黄　小牙皂　蛇床子　土茯苓　枯矾各30g　红花　花椒　牛膝各10g

制法：将上药浸泡于醋水混合物中（醋与水各1000mL）并放入器皿中煎至1500mL。

功效主治：杀菌退疹，去屑止痒。主治手足癣。

用法：滤出药液，将病手病足放入盆中浸泡40分钟，每日2次，日煎1剂，浸泡后外用扶严宁乳膏。

[江西中医药，2010，41（7）：22]

4. 足癣醋泡剂

配方：蛇床子　百部　大枫子　木鳖子　苦参　皂角　枯矾各15g　川椒　黄柏各10g

制法：诸药加水 2500mL，凉水浸泡，以武火煮开后改用文火再煮，滤除药渣，加陈醋 30～50mL 待用。

功效主治：养血杀菌，祛风燥湿。主治足癣。

用法：趁热熏蒸患足，待凉后浸泡，每日 2 次，4 天为 1 个疗程。

［中医外治杂志，2011，20（5）：39］

5. 枫子醋泡液

配方：大枫子　地肤子　蛇床子　五倍子各 25g　黄柏　花椒　苦参　土荆皮各 20g　米醋 1500mL

制法：浸泡 7 天，压榨滤渣存醋。

功效主治：杀虫解毒，燥湿止痒。主治手脚癣。

用法：外搽。每日 2～3 次，20 天为 1 个疗程。

（经验方）

6. 杀真菌醋汁

配方：土荆皮　黄精　黄连各 30g　冰醋酸 100mL

制法：上药加水 2000mL，搅匀分装备用。

功效主治：抗杀真菌，去疹止痒。主治皮肤表浅真菌病，如手足癣、体癣、甲癣等。

用法：外搽，每日 3 次，半月为 1 个疗程。

（经验方）

7. 牛黄醋汁

配方：牛黄 2g　青蒿　松叶　薄荷　乌梅各 500g　冰片 50g

制法：米醋 10000mL 浸泡 2 周，滤渣存醋汁，分装成 100mL 一瓶备用。

功效主治：清热燥湿，祛风止痒。主治神经性皮炎、慢性湿疹、扁平苔藓等。

用法：涂搽，每日 2～3 次，10 天为 1 个疗程。

（《皮肤美容化妆品制剂手册》）

8. 手足癣醋液

配方：荆芥　防风　土荆皮　透骨草　黄精各 10g　米醋　白酒各 100mL

制法：浸泡7天后滤过存汁。

功效主治：杀菌敛疹，去屑解痒。主治手足癣（水疱鳞屑证、干燥皲裂证）。

用法：病手病足浸泡醋汁中，每日1次，15天为1个疗程。

（《皮肤病五十年临证笔录》）

9. 醋蛋

配方：鸡蛋2~3个　醋精500mL

制法：将鸡蛋完整浸泡于醋精中，盖好，浸泡6~7日，待蛋壳全被腐蚀掉，蛋清及蛋黄已凝固，将蛋取出，贮存备用。

功效主治：养血生肌。主治手足皲裂症。

用法：手足洗净，涂擦本品，每日2~3次，治愈后采取维持疗法，每隔3~5日涂擦1次，防止复发。

（《当代中医外治妙方》）

10. 银屑病醋搽剂

配方：丹参　天花粉各30g　白鲜皮10g　穿山龙　山豆根　土茯苓各20g　雄黄0.2g　米醋500mL

制法：浸渍2个月，后滤渣存醋汁。

功效主治：活血化瘀，去屑止痒。主治银屑病。

用法：外搽，每日1~2次，7天为1个疗程。

（《中医皮肤科临床手册》）

第六节　酊　　剂

1. 白脂菟丝酊

配方：白芷10g　补骨脂　菟丝子各30g　75%酒精100mL

制法：浸泡1周，滤渣存酊。

功效主治：活血生色。主治白癜风。

用法：每日1~3次，外搽白斑处，3个月为1个疗程。

［河南中医，2003，23（7）：57］

2. 苦黄止痒酊

配方：苦参 100g 黄柏 冰片各 30g 75% 酒精 1000mL

制法：浸泡 7 天，过滤取液备用。

功效主治：清热燥湿，杀虫止痒。主治虫咬皮炎等。

用法：外搽，每日 3～5 次，3 天为 1 个疗程。

［江西中医药，2003，34（12）：24］

3. 冰黄酒

配方：冰片 黄连各 10g 75% 酒精 100mL

制法：浸泡 7 天，过滤存药酒。

功效主治：清热解毒，泻火消疹。主治痱子。

用法：外搽，每天 3～4 次。受暑热较甚者，可用金银花 30g、绿豆 50g，煎水代茶饮之。

［实用中医药杂志，2004，20（1）：32］

4. 两桑生发酊

配方：桑叶 桑白皮 侧柏叶 何首乌 枸杞子 红花 菊花 川椒 旱莲草 补骨脂 生姜各 30g

制法：上药共研粗末，加入 95% 酒精 2000mL 浸泡 1 周，取汁分装。

功效主治：活血生发，乌发美发。主治脱发症。

用法：梅花针叩击后擦药，脱发区扎围针，颈部点按推拿，每日 1 次，10 次为 1 个疗程。

［湖北中医杂志，2003，25（11）：43］

5. 补肾活血生发精

配方：开河参 丹参 补骨脂各 100g 当归 川芎 干姜 桃仁各 60g 红花 50g 黄芪 200g 高粱酒 2000mL

制法：浸泡 2 周后与 1% 米诺地尔溶液按 50∶1 混合即成，分装。

功效主治：补肾养血，生发护发。主治斑秃等。

用法：外用，每日 2～3 次，3 个月为 1 个疗程，2 个疗程后判效。

［岭南皮肤性病科杂志，2003，10（2）：85］

6. 润肤止痒酊

配方：薄荷脑 20g　麝香草酚 10g　甘油 20mL　75% 酒精 1000mL

制法：浸泡 7 天后过滤留酊。

功效主治：清热止痒。主治老年性皮肤瘙痒症。

用法：外搽，每日 2 ~ 3 次，可用 4 ~ 8 周。

[江西中医药，2003，34（12）：20]

7. 血竭紫黄茛菪酊

配方：血竭 8g　大黄 40g　紫草　当归各 30g　儿茶　冰片　炙草乌　炙川乌　干姜各 10g　肉桂 15g　花椒 15g

制法：药物粉碎过筛，加入 75% 酒精 200mL，过滤去渣后加入 654 - 2 注射液 20mL、甘油 30mL。

功效主治：活血化瘀，通络消疹。主治冻疮（未破型）。

用法：每日 3 次外搽，连用 2 周。

[云南中医中药杂志，2004，25（2）：58]

8. 祛银酊

配方：白鲜皮　苦参　雷公藤　土大黄各 30g　黄芩 20g　75% 酒精 1000mL

制法：浸泡 2 周，取汁。

功效主治：清热除屑。主治银屑病。

用法：外涂，每日 2 次，18 天为 1 个疗程。

[辽宁中医杂志，2004，31（5）：394]

9. 莲草生发酊

配方：旱莲草　制首乌各 15g　75% 酒精 1000mL

制法：浸泡 7 天后滤渣存酊。

功效主治：养血生发。主治斑秃等。

用法：外用，每日 2 ~ 3 次，3 个月为 1 个疗程。

[中国中西医结合皮肤性病学杂志，2004，3（1）：39]

10. 红花斑秃酊

配方：红花　旱莲草　当归　桂枝　干椒各 30g　骨碎补　侧柏叶各 100g

75%乙醇1000mL

制法：浸泡7天后滤渣存酊。

功效主治：活血生发。主治斑秃等。

用法：每日2~3次外搽，2个月为1个疗程。

[中华皮肤科杂志，2004，37（2）：113]

11. 金沙治银酊

配方：海金沙15g　土荆皮　全蝎各10g　蜈蚣5条　斑蝥（米炒）3g

制法：上药加入75%酒精1000mL浸泡7天，滤渣留酊。

功效主治：活血解毒。主治寻常型银屑病。

用法：先将数块海螵蛸浸泡于75%乙醇中备用。先用海螵蛸轻搽痂屑，洗净后用本酊外搽，每日2次，1个月为1个疗程。

[河南中医，2004，24（6）：45]

12. 肤子止痒酊

配方：地肤子　白鲜皮　苦参　生地黄　蛇床子各15g　黄柏20g　荆芥防风　硫代硫酸钠各10g

制法：加入75%乙醇600mL浸泡7天后，取其上清液备用。

功效主治：祛风止痒。主治皮肤瘙痒症、慢性湿疹皮炎等（无渗脂者）。

用法：外用，每日2~3次。

[云南中医中药杂志，2004，25（6）：56]

13. 多形红斑外用酒

配方：冰片2~3g　樟脑10g　薄荷脑2g　水杨酸3~4g　冰醋酸4~6mL

制法：上药加75%酒精40mL全溶后，加炉甘石15g，再加46度白酒60mL，拌匀即得。

功效主治：活血化瘀。主治多形性红斑。

用法：外涂，每天3~4次，15天为1个疗程。

[中医外治杂志，2004，13（4）：50]

14. 羌活酊

配方：羌活　白芷　川芎各10g　细辛　红花各5g

制法：浸入75%酒精200mL中，浸泡1周，过滤备用。

功效主治：活血增色。主治白癜风。

用法：外搽白斑区，每日2～3次，1个月为1个疗程，共用3个疗程。

[上海中医药杂志，2005，39（5）：25]

15. 红归酊

配方：红花10g　当归30g

制法：加入75%酒精1000mL，浸泡7天后再过滤存酊。

功效主治：活血化瘀。防治强迫体位合并一期褥疮。

用法：按摩受压部位，每次3～5分钟，每2～3小时翻身一次。

[新中医，2005，37（7）：76]

16. 消疣白酒

配方：白鲜皮　生薏苡仁　木贼草　地肤子　生香附　狗脊各30g

制法：用38°～42°白酒500mL浸泡7天后备用。

功效主治：活血除疣。主治扁平疣。

用法：以无菌干棉签蘸药液涂搽患处，连用7～15天。

[实用中医药杂志，2005，21（9）：55]

17. 复方芩柏酊

配方：黄芩　苦参　升麻　绿茶　栀子　土茯苓　白鲜皮各40g　黄柏40g　75%酒精2000mL

制法：浸泡2周，滤液后加入氯霉素针剂100mL，甲硝唑20g，混匀备用。

功效主治：清热祛脂，消痘美颜。主治寻常性痤疮。

用法：外用，每日2～3次，10天为1个疗程，可用2～3个疗程。

[实用中医药杂志，2006，22（2）：105]

18. 儿童斑秃酊

配方：丹参注射液20mL　阿托品注射液5mg　地塞米松20mg　维生素B_{12}注射液100μg

制法：以上药物投至75%酒精200mL中，搅匀备用。

功效主治：养血生发。主治儿童斑秃。

用法：外搽，每日3次，治疗3个月。

［皮肤病与性病，2005，27（4）：22］

19. 皮炎露

配方：薄荷0.5g　甘油5mL　水杨酸1g　氯霉素1g　倍氯米松0.03g　50%酒精100mL

制法：浸泡7天后存用。

功效主治：清热止痒。主治老年性皮肤瘙痒症。

用法：外搽，每日2次，15天为1个疗程。

［中医药学刊，2006，24（10）：1962］

20. 去疣酊

配方：重楼　板蓝根各30g　五味子　连翘　牡丹皮各15g　生山楂20g

制法：加75%酒精200mL浸泡7天后过滤存酊。

功效主治：清热去疣。主治扁平疣。

用法：外搽，每日3~5次，2周为1个疗程，8周后判效。

［云南中医中药杂志，2006，27（5）：11］

21. 木香酮

配方：木贼　香附各10g　75%乙醇100mL

制法：浸泡15天后始用。

功效主治：杀虫除疣。主治扁平疣。

用法：外擦，每日2~3次，10天为1个疗程，共治疗3个疗程。

［中国中西医结合皮肤性病学杂志，2007，6（3）：180］

22. 红花冻疮酊

配方：红花　当归　桂枝各100g　干姜　艾叶　细辛各60g　花椒　樟脑各50g

制法：放入玻璃瓶后，加入75%乙醇3000mL中浸泡7天。

功效主治：活血化瘀，温经定痛。主治冻疮（未破型）。

用法：涂搽，每日3次，1周为1个疗程，可配合红外线照射。

［天津中医药，2007，24（5）：431］

23. 复方补骨脂酊

配方：补骨脂　白芷各250g　地塞米松针剂50mg　月桂氮䓬酮3mL　75%酒精1000mL

制法：浸泡7天后过滤存酊。

功效主治：消风祛斑，辛散温通。主治白癜风。

用法：外搽，每日2次，治疗6个月后判效。

［中国中西医结合皮肤性病学杂志，2007，6（4）：249］

24. 净疣宁酊剂

配方：金银花　苦参　地肤子　明矾各50g　75%酒精500mL

制法：浸泡1周制成酊剂。

功效主治：清热解毒。主治扁平疣。

用法：外搽，每日2次，疗程为8周。

［中国医学文摘·皮肤科学，2009，26（2）：80］

25. 两药治白酊

配方：

Ⅰ方：补骨脂30g　75%酒精100mL

Ⅱ方：白芷30g　75%酒精100mL

制法：各浸泡1周后去渣即可应用。

功效主治：活血增色。主治白癜风。

用法：Ⅰ方外涂皮损，每日2次，后晒太阳30分钟；同时交替外用Ⅱ方，1个月后判效。

［皮肤病与性病，2008，30（3）：39］

26. 扁平疣擦剂

配方：木贼　香附各30g　山豆根　马齿苋各20g　板蓝根　土茯苓各10g　夏枯草　甘草各5g

制法：兑入高粱酒250mL浸泡7天后滤渣存酒。

功效主治：杀虫解毒。主治顽固慢性扁平疣。

用法：每日 1～3 次，15 天为 1 个疗程。

（经验方）

27. 红紫酊

配方：红花 15g　补骨脂 60g　紫草　丹参各 30g

制法：兑入 75% 酒精 1000mL，浸泡 1 周后滤渣存酊备用。

功效主治：活血增色。主治白癜风。

用法：外搽，每日 1～3 次，3 个月为 1 个疗程。

[云南中医中药杂志，2009，30（12）：30]

28. 补骨脂水杨酸酊

配方：补骨脂 60g　水杨酸粉 10g　75% 酒精 200mL

制法：浸泡 24 小时后即可备用。

功效主治：调和气血，清热解毒，活血通络，软坚散结。主治多发性跖疣。

用法：热水泡足修足后外搽，每天 3 次，每周连用 5 天，休息 2 天，1 个月为 1 个疗程，3 个疗程后观效。

[中国医学文摘 · 皮肤科学，2011，28（2）：71]

29. 三棱生发酾

配方：黄芪　白芷　三棱各 20g　侧柏叶 100g　60% 酒精 1000mL

制法：浸泡 1 周后滤渣留酾备用。

功效主治：养血生发。主治斑秃。

用法：外搽，轻微按摩，至皮肤发红为度，每日 2 次，疗程为 3 个月。

[中国医学文摘 · 皮肤科学，2011，28（4）：200]

30. 疥灵酊

配方：黄连　黄柏　黄芩　苦参　花椒　滑石　冰片各 20g　百部　地肤子　蛇床子　樟脑各 10g　硫黄 50g　雄黄 30g

制法：诸药研细，用 75% 酒精或 55% 以上白酒浸泡配成酊剂。

功效主治：杀虫消疥。主治疥疮。

用法：外涂皮损，治疗 10 天后判效。

[实用中医药杂志，2011，27（2）：112]

31. 双黄酊

配方：黄连30g　雄黄　冰片各20g　75%酒精500mL

制法：浸泡24小时后备用。

功效主治：清热燥湿，祛风止痒。主治荨麻疹。

用法：外擦患处，每日1～3次，7天为1个疗程。

[实用中医药杂志，2011，27（2）：112]

32. 白驳酊

配方：补骨脂20g　菟丝子15g　细辛5g

制法：加75%酒精200mL浸泡7天后滤渣存酊。

功效主治：活血增色。主治白癜风。

用法：外搽，每日1～2次，涂药后晒太阳或长波紫外线照射。3周为1个疗程。

[陕西中医学院学报，2010，33（3）：44]

33. 蚤休祛疣酊

配方：蚤休（重楼）　黄芪　穿山甲　乌梅　鸦胆子各10g

制法：75%酒精500mL浸泡7天后去渣留酊。

功效主治：活血化瘀，散结除疣。主治手背部扁平疣。

用法：外搽，每日2～3次，30天为1个疗程。

[湖北中医杂志，2010，32（5）：41]

34. 椒红酊

配方：辣椒　当归　红花　花椒各20g　细辛10g　生姜30g　75%酒精1000mL

制法：浸泡7天后留存药液。

功效主治：温经活血。主治冻疮。

用法：外搽，每日2～3次，10天为1个疗程。

[中医外治杂志，2011，21（3）：26]

35. 白灵透皮酊

配方：补骨脂　刺蒺藜　土鳖虫各15g　斑蝥3g　生铁落　自然铜各5g

75%酒精100mL　月桂氮酮　丙二醇各20mL

制法：前6味中药共研粗末，放入500mL输液空瓶中，余药均兑入，摇匀后放置7天后才使用。

功效主治：消风祛斑，活血生色。主治白癜风。

用法：采用穿山甲片刮法，配合日光照射，后外搽本酊，每日3次，可连治45天。

［中医外治杂志，2013，22（1）：63］

36. 老年止痒酊

配方：苦参　地肤子　当归　何首乌　肉苁蓉　川芎各25g　蛇床子　乌梢蛇各15g　冰片　薄荷各10g

制法：共研粗粉加75%酒精1000mL，密封浸泡1周，1周后加入纯化水1000mL再浸泡1周，压榨过滤存酊。

功效主治：滋补肝肾，润肤止痒。主治老年性瘙痒症。

用法：涂搽，每日2～3次，15天为1个疗程。

（经验方）

37. 痤疮酊

配方：乌桕叶　黄芩　黄柏各150g　氮酮20mL　75%酒精1000mL

制法：诸药均为粗粉，加酒精浸泡2次，压榨过滤。

功效主治：消炎杀菌，祛脂止痒。主治寻常性痤疮、脂溢性皮炎、酒渣鼻、毛囊炎。

用法：涂搽，每日2次。

（《皮肤美容化妆品制剂手册》）

38. 红白去斑酊

配方：红花　白芷　丹参　菟丝子　红参各10g　75%酒精200mL

制法：浸泡7天后，过滤存酊。

功效主治：温通气血，调合营卫。主治白癜风、白斑、脱发症等。

用法：涂搽，每日2～3次，2周为1个疗程。

（经验方）

39. 银屑病酊剂

配方：肉桂　高良姜　细辛　丁香各15g　土茯苓　蛇床子　板蓝根各30g　75%酒精1000mL

制法：浸渍7天后滤渣存液。

功效主治：清热活血，去屑止痒。主治银屑病。

用法：外擦，每日2~3次，15天为1个疗程。

（《皮肤病五十年临证笔录》）

40. 甘薄酒

配方：甘草　薄荷各50g　白酒1000mL

制法：浸泡7天，滤渣存酊，分装100mL一瓶。

功效主治：养血止痒。主治月经疹、夏季皮炎、虫咬皮炎。

用法：外搽，每日3~4次，1周为1个疗程。

（《皮肤病五十年临证笔录》）

41. 紫蓝红酊

配方：紫草　赤芍　丹参　板蓝根　三棱　莪术　香附　夏枯草　红花各15g

制法：将上药加入75%酒精密封浸泡10日，取上清液待用。

功效主治：清热化瘀，散结消疣。主治扁平疣、寻常疣。

用法：用牙签蘸药液点涂患处，每日2次，20天为1个疗程。

［陕西中医学院学报，2005，28（1）：39］

42. 蓝香除疣酊

配方：板蓝根　香附　生薏苡仁　贯众　当归各30g

制法：共研粉碎成粗末，兑75%乙醇500mL，密封浸泡7日后取滤液启用。

功效主治：清热解毒，杀虫除疣。主治传染性软疣。

用法：点涂，每日3次，7天为1个疗程。

［河南中医药学刊，1998，13（6）：31］

43. 当归细辛搽剂

配方：当归10g　细辛　肉桂　樟脑各3g　花椒　路路通各6g　红花5g　干

姜 4g　75% 乙醇 500mL

制法：密封浸泡 3 个月后备用。

功效主治：活血化瘀，祛寒温经。主治冻疮。

用法：外搽，轻擦，每日 3 ~ 4 次，2 ~ 3 周为 1 个疗程，1 ~ 2 个疗程后观效。

［四川中医，2010，28（8）：103］

44. 消疹止痒酊

配方：苦参　薄荷　白鲜皮　蛇床子　地肤子　百部各 30g　60% 乙醇 1200mL

制法：浸泡 1 周，取滤液装入瓶内备用。

功效主治：杀虫止痒。主治丘疹性荨麻疹。

用法：外搽，每日 3 ~ 4 次。

［中国民间疗法，2007，15（1）：17］

45. 湿疮酊

配方：老白花树皮　多依老槐树　马蹄叶　羊蹄甲各 10g　冰片　75% 乙醇 500mL

制法：浸泡 1 周，滤汁存酊。

功效主治：清热祛风，除湿止痒。主治慢性湿疹。

用法：外涂，每日 3 次，3 周为 1 个疗程。

［中国民族民间医药杂志，2006，15（2）：92］

46. 养血生发剂

配方：何首乌　侧柏叶各 200g　补骨脂　骨碎补　蛇床子　白鲜皮各 100g　红花　川芎各 30g

制法：共研粗粉，加 75% 乙醇 2000mL，浸泡 15 日，取滤液存用。

功效主治：养血生发。主治斑秃等。

用法：外用，每日 2 ~ 3 次，30 天为 1 个疗程。

［江苏中医药，2005，26（12）：8］

47. 斑秃擦剂

配方：侧柏叶　白鲜皮　生姜各30g　生地黄　赤芍　当归　桂枝各15g　红花60g　黄芪25g　75%乙醇200mL

制法：浸泡2周，滤液取上清液。

功效主治：活血生发。主治斑秃等。

用法：外用，每日4~6次，30天为1个疗程。

［湖北中医杂志，2010，32（9）：60］

第七节　糖　　剂

1. 蛇丹止痛蜜

配方：青黛50g　生大黄20g　飞滑石　煅石膏各60g　生黄柏40g

制法：各研极细粉，过120目筛后，兑入蜂蜜250mL调匀，瓶装备用。

功效主治：清热祛毒，敛疮止痛。主治带状疱疹。

用法：外敷患处，每次20~50g，专用于水疱未破者。若水疱破溃或伴感染者用黄连素软膏外敷。每日2~3次，2周为1个疗程。

［实用中医药杂志，2004，20（4）：192］

2. 白糖撒敷剂

配方：纯白糖粉500g

制法：瓶装备用。

功效主治：化腐生肌。主治褥疮（Ⅰ~Ⅲ期）。

用法：先用利福平滴眼液冲洗疮面，盐水棉球擦干，剪去坏死组织，0.5%碘伏消毒疮周皮肤，疮面上再滴眼液10余滴，以疮面湿润为宜，再将白糖均匀地撒敷在疮面上，填充的厚度与周围皮肤相平即可，覆盖纱布，胶布固定，2天换药1次。Ⅲ期常在换药3~4次后愈合，疗效尚佳。

［护理研究，2004，18（8）：1369］

3. 青敷膏

配方：大黄　黄柏　姜黄　白芷　白及　青黛　天花粉　甘草各20g

制法：各研细末混匀，取药粉160g，加饴糖160g调制而成。

功效主治：清热活血。主治下肢丹毒。

用法：外敷患处，每日1～2次，7天为1个疗程。

［福建中医药，2008，39（1）：41］

4. 三七蜜糊

配方：三七粉20g　蜂蜜30mL

制法：共调糊状待用。

功效主治：活血化瘀。主治口腔扁平苔藓。

用法：敷于患处含化，每日2～3次，4周为1个疗程。

［湖北中医杂志，2009，31（6）：45］

5. 金黄蜜

配方：金黄散50g　蜂蜜50mL

制法：调匀成糊状待用。

功效主治：清热去毒。主治糖尿病并发下肢丹毒。

用法：外敷，每日更换2次，10天为1个疗程。

［福建中医药，2009，40（1）：37］

6. 盐糖跖疣液

配方：食盐5g　红糖20g　冷水2000mL

制法：加热至80℃时待用。

功效主治：杀虫活络。主治多发性跖疣。

用法：浸泡病足，每次30～60分钟，水温保持在45～50℃左右，连用2～3周。

（经验方）

7. 珍珠蜜

配方：珍珠粉　白及　白芷各50g

制法：均为极细末，过120目筛后，搅匀瓶装。

功效主治：养血祛色。主治黄褐斑。

用法：取药散30g，加蜂蜜适量调敷面部，每次20分钟，清水洗去，每周1次，10日为1个疗程，3个疗程后观效。可同时内服桃红四物汤、维生素C、维生素E。

［浙江中医杂志，2008，43（9）：523］

第八节　袋　剂

1. 桃红疣袋

配方：木贼　大青叶　马齿苋各30g　桃仁　红花各20g

制法：共为粗末装纱布袋，以上为1袋量。

功效主治：活血除疣。主治寻常疣。

用法：以沸水2000mL冲泡药袋1只，浸泡患处30分钟，每日2次，连用7天。

［实用中医药杂志，2003，19（7）：364］

2. 防疣复发包

配方：生马齿苋60g　大青叶　板蓝根　明矾各30g　白花蛇舌草　黄柏　黄芩　虎杖　苦参　蛇床子各20g

制法：共研粗末，用纱布袋装药粉，以上为1包量。

功效主治：清热解毒，杀虫除疣。用于术后防尖锐湿疣复发者。

用法：药物1包，加入沸水2000mL（冲泡后，先熏后坐浴，或外洗外擦，每日1次，1个月为1个疗程。

［中国麻风皮肤病杂志，2003，19（4）：399］

3. 复方足癣粉

配方：硼酸　苯甲酸　水杨酸　鞣酸　呋喃西林各0.5g

制法：各研细粉过120目细筛，混匀装袋，每袋16g。

功效主治：杀灭霉菌，退疹止痒。主治足癣、手癣。

用法：取1袋药粉加沸水适量使充分溶解，45℃时，将双脚或双手浸入药液中泡30~60分钟，10天1次，3次后判效。

［中国麻风病皮肤病杂志，2004，20（1）：78］

4. 基三味外洗包

配方：生甘草100g　桂枝　透骨草各30g

制法：共研成粗末，装入纱布袋内，以上为1包量。

功效主治：养血护肤。主治慢性干燥性皮肤病，如手足皲裂症、脱屑型足癣、老年性瘙痒症、干性脂溢性皮炎、鱼鳞病、外阴干枯症、神经性皮炎、玫瑰糠疹等。

用法：取1包加水3000~4000mL，文火煎煮待温后浸泡或湿敷患处，每日2次，每包可用2~3天。

［中国中医药信息杂志，2004，11（9）：828］

5. 桂叶三黄袋

配方：肉桂30g　艾叶　黄芪　黄柏　黄芩　干姜　麦芽各15g　炙甘草9g　樟脑5g

制法：混成后研成细分，分成10袋，备用。

功效主治：养血活络，活血温经。主治冻疮。

用法：每次1袋用开水适量冲泡，当水温降至45℃左右时浸泡患处，而面部及耳郭可用毛巾沾药液热敷；或将1袋药粉加开水调成热糊，待温度适宜时敷患处，外用塑料毛巾保暖。每日2次，15天为1个疗程。

［人民军医，2004，47（11）：678］

6. 癣病浸洗袋

配方：苦参50g　白鲜皮60g　黄柏　黄芩　千里光　石榴皮　紫荆皮各30g　地肤子　蛇床子各40g　花椒　藿香　羌活各20g

制法：共研细末，分装成200g一包，备用。

功效主治：杀虫止痒。主治皮肤浅部真菌病。

用法：每取1袋，开水冲泡搅匀，浸泡（手足）、外洗（体股）或外搽也可。

［中国中西医结合皮肤性病学杂志，2005，4（1）：44］

7. 燥疣湿敷袋

配方：板蓝根　山豆根　五倍子　薏苡仁　香附　木贼草各30g

制法：共研粗末，布袋装药粉，以上为1袋量。

功效主治：杀虫解毒，化瘀祛疣。主治妊娠期尖锐湿疣。

用法：取1袋放入盆中，加开水3000mL冲泡（或加水煎煮），先熏洗后用敷料蘸取药液覆盖所有病灶，每日2次，2周为1个疗程。

［中医药信息，2006，23（1）：34］

8. 硬皮病热敷袋

配方：白附子　黄丹　羌活　独活　蛇床子　轻粉　天花粉　栀子　枯矾　白矾　川乌　草乌　木通　甘草各6g　白鲜皮8g　狼毒　红花　地骨皮　透骨草　生半夏　木贼　艾叶各9g　硫黄　花椒各15g　大皂角（火煨）60g　料姜石（火煅）120g

制法：用布袋装入上药，放入水煎或笼蒸后待用。

功效主治：清热活血，化瘀化痰。主治局限型硬皮病。

用法：趁热外敷局部，每日2次，热敷后硬结出现发痒如虫行，是有效之征，1个月为1个疗程。

［云南中医中药杂志，2006，27（4）：10］

9. 鞭草硼砂袋

配方：马鞭草　硼砂　地肤子　黄柏　百部　白芷各10g　蝉蜕6g　野菊花　土茯苓各15g　苦参30g

制法：上药共研成粗末，放入纱布袋中扎牢，备用。

功效主治：杀虫止痒。主治复发性念珠菌性阴道炎。

用法：1袋药物加水3000mL，文火久煎存液，趁热熏洗外阴后，待药汁温热时坐浴，每天2次，连用10天为1个疗程。

［江西中医药，2006，37（12）：48］

10. 皲裂浸泡袋

配方：白及　白鲜皮　黄柏　苦参　大枫子各20g　王不留行30g　荆芥　甘草各10g

制法：加水500mL，煎煮去渣待用。

功效主治：养血润肤，生肌愈裂。主治手足皲裂症。

用法：趁热熏洗浸泡30分钟，后外搽混合药膏（扶严宁和尿素乳膏各半），连用20天。

［皮肤病与性病，2007，29（4）：19］

11. 消炎润肤止痒散

配方：香薷　茵陈　藿香　透骨草　蒲公英　大黄各30g

制法：共研粗末，装入布袋内，以上为1袋量。

功效主治：清热消炎，润肤止痒。主治浅部真菌病。

用法：每日1袋，水煎2次，每次500～1000mL，浸泡、湿敷、外搽。体癣治疗3周，手足癣治疗4周。

［云南中医中药杂志，2009，30（4）：37］

12. 痤疮热敷袋

配方：黄连　茵陈　黄柏　苦参　黄芩　野菊花各80g　甘草　百部各30g

制法：温水浸泡20分钟，加水1500mL，煎好后分装每袋100mL（塑料袋封口）备用。

功效主治：清热散结。主治颜面炎性痤疮。

用法：清洁、消毒、针挑后将制备好的药袋加热到37～40℃，以灭菌医用脱脂棉制成面罩，浸药汁热敷于面部，30分钟后揭去用清水清洗。1～3天治疗1次，10次为1个疗程，共用2个疗程。

［中国美容医学，2009，18（1）：100］

13. 青蒿外洗袋

配方：青蒿　萹蓄　地肤子　紫草　徐长卿　苦参各3袋　防风　芒硝　细辛　牡丹皮各2袋

制法：以上为免煎型中药颗粒，临用时用开水500mL冲化待用。

功效主治：养血祛风，润肤止痒。主治老年性皮肤瘙痒症。

用法：待药水不烫时外洗患处，每日1次，用药4周。

［湖北中医杂志，2010，32（5）：60］

14. 癣病浸泡袋

配方：土荆皮　樟脑　黄精　花椒　苦参　黄柏　百部各 20g　水杨酸粉 60g

制法：各研细末混匀，分装 10g 一袋（塑料袋）。

功效主治：杀菌解毒，去疹止痒。主治手足癣（水疱型、角化型）。

用法：药粉 1 袋，加米醋 250mL，浸泡病手病足，约 20 分钟，后搽士槿皮酊剂，每日 1 次，10 次为 1 个疗程。

（经验方）

第九节　油　　剂

1. 紫草冰片油

配方：紫草 50g　冰片 25g　芝麻油 250mL

制法：将芝麻油置锅内热沸，放入紫草，文火炸焦黄去药渣，油温稍降后放入冰片，搅拌澄清为度。

功效主治：清热祛湿，生肌润肤。主治接触性皮炎、尿布皮炎、药疹、带状疱疹、水痘、虫咬皮炎、Ⅰ度烧伤、放射性损伤等。

用法：消毒棉签蘸上药油，滴于患处，每日 3～6 次，7 天为 1 个疗程。

［辽宁中医杂志，2003，20（8）：678］

2. 紫草香油

配方：紫草　红花　当归各 10g　白芷　冰片各 0.5g　维生素 E（100mg）2 粒　香油 200mL

制法：前 4 味入油浸泡 12～24 小时后，加热至沸，入冰片，过滤、冷却放入维生素 E 粒，搅匀。

功效主治：清热活血，化瘀止痛。主治静脉穿刺后的皮肤瘀斑、脓皮病等。

用法：外用，每日 3～6 次。

［中医外治杂志，2003，12（2）：17］

3. 儿茶油

配方：儿茶 10g　青黛　乌梢蛇　龙胆草各 30g　雄黄　白矾　冰片各 20g

制法：各药研成细粉，加入香油 200mL，调成油剂，备用。

功效主治：清热解毒，敛疮止痛。主治带状疱疹等。

用法：每日 2～3 次，10 天为 1 个疗程。

［中医外治杂志，2003，12（2）：16］

4. 黄连油膏

配方：黄连　黄柏　生地黄各 10g　当归　赤芍　白芷各 5g

制法：放入麻油 200mL 内煎炸滤渣，存油入黄蜡 10g 熔化成油膏。

功效主治：清热燥湿。主治肛周湿疹等。

用法：涂抹肛周病灶处，再撒上冰石散（冰片 27.5g，煅石膏粉 2.5g，共研细末混匀），每日 1 次，7 天为 1 个疗程。

［辽宁中医杂志，2003，30（11）：942］

5. 黄矾芝麻油

配方：黄柏　枯矾　炉甘石各 20g　大枫子 10g　冰片 3g　芝麻油 2000mL

制法：各药共研细末，加芝麻油搅匀放 1 周后备用。

功效主治：清热利湿，祛风止痒。主治慢性湿疹等。

用法：药油外搽，每日 3 次。若有渗液时可用黄苦液（黄柏、苦参、土荆皮、野菊花各 12g，椒目 15g，明矾 10g，加水 1000mL 煎汁）冷湿敷。

［浙江中医杂志，2003，38（10）：433］

6. 黄虎油

配方：黄连　虎杖　当归　地榆各 50g　乳香　没药各 25g

制法：加食用油煎枯去渣存油，再投入冰片、黄蜡少许，搅拌均匀，装瓶。

功效主治：清热护肤，润肤生肌。主治皮肤皲裂型冻疮。

用法：换药包扎，每日 1 次，一般 2～4 天后创口愈合。

［湖北中医杂志，2006，28（11）：28］

7. 雄黄油

配方：雄黄 5 ~ 8g　柿油 100mL

制法：油煮沸后放入雄黄粉调匀即成。

功效主治：解毒杀虫，燥湿止痛。主治带状疱疹。

用法：以鹅毛或软刷将药油涂在疱疹处。第 1 天涂擦 5 ~ 10 次，次日涂搽次数减少，一般 4 ~ 7 天可愈。

［辽宁中医杂志，2006，33（6）：720］

8. 苦黄油

配方：苦参　黄柏　连翘　白鲜皮　僵蚕　雄黄各 20g

制法：粉碎后过筛存极细末，再加入色拉油 300mL 调匀即可。

功效主治：清热润肤，祛风止痒。主治湿疹。

用法：每日涂擦 2 次，1 周为 1 个疗程。

［湖北中医杂志，2007，29（10）：51］

9. 湿疹油剂

配方：大黄　黄柏各 30g　白芷 15g　蛇床子 20g　枯矾　天花粉各 10g

制法：共研细末，香油 500mL 加热后入黄精粉 90g 共同调和即可。

功效主治：清热燥湿。主治湿疹等。

用法：外抹，每日 2 次，7 天为 1 个疗程。

［实用中医药杂志，2008，24（2）：112］

10. 血竭油剂

配方：朱砂　冰片各 50g　滑石 250g　甘石　乳香　没药各 150g　血竭 120g

制法：各药均研极细末，加麻油 250mL 调匀成油剂，瓶装备用。

功效主治：祛腐生肌，活血收口。主治臁疮。

用法：每日换药 1 次，1 个月为 1 个疗程。

［辽宁中医杂志，2007，34（2）：190］

11. 三黄油

配方：雄黄 50g　黄连　黄柏　乌贼骨各 15g　大青叶 30g　冰片 6g

制法：共研细末，蓖麻油250mL调糊。

功效主治：清热解毒，燥湿敛疮。主治带状疱疹。

用法：外敷，每日1次，1周为1个疗程。

[辽宁中医杂志，2007，34（6）：764]

12. 黄连素甘油剂

配方：黄连素粉2g　氯己定100mg　达克罗宁150mg　泼尼松50mg　甘油加至100mL

制法：调匀成油剂，装瓶。

功效主治：清热苦舌，阻断恶习。主治舌舔皮炎。

用法：外搽，每日2～3次，1周为1个疗程。

[临床皮肤科杂志，2009，38（3）：147]

13. 止痒油膏

配方：红花　白鲜皮　地肤子　蛇床子各20g　羊毛脂120g

制法：共研极细末，入羊毛脂调膏备用。

功效主治：清热燥湿，活血止痒。主治老年性皮肤瘙痒症。

用法：均匀外涂于全身，蒸箱内熏蒸20分钟，每日1次，治疗1个月。

[中医研究，2010，23（6）：28]

14. 生肌散油膏

配方：紫草30g　当归　轻粉各20g　乳香　白芷　没药各18g　血竭　儿茶各10g　冰片　甘草各6g（以上为颗粒剂）

制法：将上述颗粒装入玻璃瓶中用香油搅调成糊状备用。

功效主治：清热除湿，化腐生肌。主治皮肤慢性溃疡、创口久不愈合者。

用法：用棉签将药糊涂于创面处，厚度均匀，纱布覆盖，每日1换，10天为1个疗程。

[中医外治杂志，2011，20（5）：32]

15. 润肌油脂膏

配方：当归　紫草　白及　红花　苦参　乳香　没药各25g　蜂蜡100g　猪脂20g　香油500mL

制法：先将前7味中药投入香油中煎枯去渣，再入蜂蜡与猪脂调匀成油膏，备用。

功效主治：养血护肤。主治剥脱性角层松解症。

用法：外搽，每日2~3次，2周为1个疗程。

［中医外治杂志，2011，20（5）：29］

16. 紫草基质油

配方：紫草　金银花　白芷　当归　黄芩各20g　芝麻油1000mL

制法：文火炸焦，滤渣即成。

功效主治：清热解毒，凉血敛疮。主治药疹、湿疹、溃疡、皲裂症等。

用法：涂搽，每日2~3次，或作基质配入另药也佳。

（经验方）

17. 拔毒愈痛灵油膏

配方：象皮60g　松花粉　紫草各100g　黄柏　乳香　没药各20g　血竭10g　麝香0.5g　白矾30g　冰片5g　50%甘油250mL　香油500mL

制法：以上草药用香油煎枯滤后，再加入麝香、冰片、甘油搅拌均匀存用。

功效主治：活血化瘀，去腐生肌。主治慢性顽固性皮肤溃疡。

用法：清创、外敷、包扎，每日2~3次，4周为1个疗程，应用2个疗程。

［河北中医，2008，30（8）：810］

18. 葛竭膏

配方：苍术50g　川芎　黄连各30g　三七　当归各20g　紫草10g　大黄15g

制法：浸入麻油500mL中，文火熬枯，取滤油、煎沸，加血竭30g、白蜡15g后离火，加轻粉15g，搅匀，冷却成膏。

功效主治：清热解毒，祛腐生肌。主治糖尿病足部溃疡。

用法：外敷包扎，每日1次，7日为1个疗程。

［湖南中医药导报，2004，10（5）：28］

19. 疱疹油

配方：炉甘石　氧化锌　滑石粉各100g　冰片适量

制法：共研细末，过100~120目筛，混匀后瓶装备用。

功效主治：护肤止痛。主治带状疱疹后遗神经痛。

用法：临用时，取粉加入蓖麻油适量调成糊状，外擦阿是穴（疼痛最明显处）。按揉15～20分钟，每日2～3次。同时可配合口服中药煎剂。

［国医论坛，2003，18（3）：26］

20. 疱疹灵橄榄乳

配方：雄黄粉　青黛粉　煅石膏粉　枯矾粉各20g　生大黄粉50g　黄柏粉30g　樟脑　冰片各5g

制法：火焙蜈蚣10g，加入上药药粉，用橄榄油调成乳状。

功效主治：清热解毒，化瘀止痛。主治带状疱疹。

用法：涂敷患处，每日3次，1周为1个疗程。

［甘肃中医药，2007，20（7）：8］

第十节　软　膏　剂

1. 喜树碱软膏

配方：喜树碱提取浸膏

制法：加凡士林调膏，配成0.03%软膏剂。

功效主治：清热化湿，祛风止痒。主治慢性湿疹、神经性皮炎等。

用法：外用，每日1次，4周为1个疗程。

［中国皮肤性病学杂志，2004，18（3）：147］

2. 褥疮软膏

配方：黄连素片0.5g　珍珠粉3g　甲硝唑片0.4g　地塞米松片5mg　红霉素软膏9g

制法：前4味混合研细粉，入红霉素软膏调膏。

功效主治：清热杀菌，祛腐生肌。主治褥疮。

用法：生理盐水清洁创面，用0.5%碘伏消毒后，外涂本膏，再用红外线灯照射，每天2次，7天为1个疗程。

［新疆中医药，2004，22（1）：44］

3. 黄丹生肌膏

配方：硼酸粉　冰片各110g　氧化锌粉1500g　薄荷粉200g　纯碳酸250mL　黄丹600g　凡士林9000g

制法：共研细粉，加入凡士林调匀成膏。

功效主治：清热解毒，祛腐生肌。主治下肢静脉曲张性溃疡。

用法：先用外洗方（白芷、川芎各50g，桑螵蛸15g）煎水外洗，后用生肌膏外敷，每日1次，1个月为1个疗程。

［新疆中医药，2004，22（5）：26］

4. 金黄膏

配方：大黄　黄柏　姜黄　白芷各250g　制南星　陈皮　苍术　厚朴　甘草各50g　天花粉500g

制法：诸药粉碎过80目筛，取250g药粉与750g凡士林调匀成膏，分装待用。

功效主治：清热燥湿，祛风止痒。主治特异性皮炎。

用法：单用，或与丁酸氢化可的松乳膏各半混合外用，每日2次，14天为1个疗程。

［中国皮肤性病学杂志，2007，21（3）：601］

5. 手足皲裂软膏

配方：羌活　防风　荆芥　白鲜皮　山柰各150g　白芷90g　细辛15g　威灵仙30g　生首乌120g　当归180g　生甘草60g　肉桂20g

制法：各研极细粉，混匀存用。取药粉300g，加凡士林700g烊化调和均匀，分装每盒30g，备用。

功效主治：养血活血，润肤生肌。主治手足皲裂症。

用法：先用温水浸泡患处30分钟，擦干后涂软膏于患处，每日1~3次，10天为1个疗程。

［湖北中医杂志，2010，32（6）：53］

6. 乳香软膏

配方：制乳香　制没药　冰片　芒硝　五倍子　青黛各10g　生大黄　黄柏

黄连各 20g

制法：上药碾细过 120 目筛后加入凡士林调成 20% 软膏。

功效主治：清热解毒，活血化瘀。主治带状疱疹。

用法：将软膏摊于纱布上约 3mm 厚，外敷皮损，每日 1 次，7 天为 1 个疗程，共治疗 2 个疗程。

［实用中医药杂志，2011，27（3）：158］

7. 黄连软膏

配方：黄连　黄柏　姜黄　归尾　生地黄各 20g

制法：加水 800mL，久煮浓煎成流浸膏，按 20% 浓度加入凡士林调成软膏备用。

功效主治：清热解毒。主治甲沟炎。

用法：清洁患指（趾），酒精消毒，用软膏涂敷患甲，外包固定，2 天 1 次，6 天为 1 个疗程。

［湖北中医杂志，2011，33（3）：43］

8. 椒连软膏

配方：川椒　黄连各 30g　凡士林 500g

制法：共研极细粉，兑入温热凡士林调匀成膏。

功效主治：养血清热，润肤止痒。主治鱼鳞病。

用法：外搽，每日 2 ~ 3 次，冬季应用特佳。

（《皮肤病五十年临证笔录》）

第十一节　药　膏　剂

1. 六白药膏

配方：白蔹　白芷　白术　白茯苓　白扁豆　白附子　细辛各 30g　荆芥　防风　当归　川芎各 15g

制法：各研细粉混匀，放入蜂蜜 100mL 中调匀，瓶装。

功效主治：养血除斑，活血美容。主治黄褐斑。

用法：在患处用药膏外搽按摩，治疗4～8周为限，可结合背俞穴拔罐。

［浙江中医杂志，2003，38（10）：435］

2. 消痤药膏

配方：大黄　硫黄　丹参　冰片各50g

制法：各研极细末混匀，加入大豆粉50g拌匀，装瓶备用。

功效主治：清热化瘀。主治寻常性痤疮。

用法：临用时取少许药粉，加蜂蜜调成糊状，外用患处，每日1～2次，1周后观效。

［湖北中医杂志，2004，26（10）：44］

3. 二黄药膏

配方：硫黄30g　雄黄24g　松香60g　白矾12g　白芷15g

制法：共为细末，用新鲜猪板油适量，调搓成糊状后待用。

功效主治：清热燥湿。主治婴儿湿疹。

用法：温水洗净患处后涂药，每天1次。

［辽宁中医杂志，2005，32（2）：144］

4. 瘢痕软膏

配方：紫草30g　芦荟　川芎各20g　大黄　乳香　没药各10g

制法：加水500mL，先武火后文火，久煎成200mL，后过滤去渣，浓缩成膏。

功效主治：凉血散瘀，祛腐生肌。主治皮肤外伤烧灼伤、手术后等残留瘢痕症。

用法：外敷，每日1次，1个月为1个疗程。

［中国麻风皮肤病杂志，2004，20（5）：465］

5. 六白白疕膏

配方：白鲜皮30g　白芷10g　白蒺藜10g　白矾10g　白蔹15g　白茯苓10g　煅牡蛎30g　紫草20g　血竭3g　木鳖子10g　防风10g　胡黄连10g　大枫子10g　苦参15g　侧柏叶10g　生甘草30g

制法：制成药膏剂。

功效主治：清热祛风，凉血除屑。主治寻常型银屑病。

用法：外搽，每日 2 次，8 周为 1 个疗程。

[中医外治杂志，2006，15（2）：26]

6. 赤小豆药膏

配方：赤小豆　枯矾各 100g

制法：共研成极细末，过 80 目筛后用黑醋调和成糊膏状，用罐或瓶密闭收藏。

功效主治：杀虫止痒。主治脚癣。

用法：药膏敷脚部患处，范围宜大，干后再敷，次数不限，用纱布包裹以防药物脱落。20 天为 1 个疗程，连用 2 个疗程。

[中医外治杂志，2006，15（2）：9]

7. 苍术药膏

配方：苍术 200g　黄柏 150g　硫黄 50g

制法：共研成细末混匀，加入冷开水将其调成糊状待用。

功效主治：健脾燥湿，杀虫止痒。主治带状疱疹。

用法：外涂患处，每日 1 ~2 次，15 次为 1 个疗程。

[实用中医药杂志，2006，22（9）：554]

8. 参七蛋黄乳膏

配方：丹参酮 2.5g　生三七粉（超细）4g　黄芩苷粉 0.5g　25% 尿素霜 30g　复方蛋黄乳膏加至 100g

制法：取丹参酮粉、生三七粉及黄芩苷粉混匀，以 75% 乙醇少许润湿后，加入尿素霜中研和均匀，最后加入复方蛋黄乳膏调匀至总量为 100g 即成。

功效主治：清热活血，散瘀除疹。主治复发性口疮、口腔扁平苔藓。

用法：外涂皮损处，每日 2 ~3 次，20 天为 1 个疗程。

[新疆医学，2009，39（3）：134]

9. 加味黄连解毒膏

配方：黄连　栀子　忍冬藤各 9g　土茯苓　黄柏　黄芩　知母　连翘各 6g　大黄　当归各 12g

制法：按常规煎制后再浓缩至 300%，以聚乙二醇为基质加入 5% 氮酮及蒸馏水 100mL 制成膏剂。

功效主治：清热解毒，凉血散血，调和营卫。主治寻常性痤疮、口唇疱疹、脓疱疮、丹毒、带状疱疹、顽固性湿疹与皮炎、早期梅毒等。

用法：外搽患处，每日 2 次，连续用药 4 周。同时口服罗红霉素 150mg，每日 2 次。

［中国医学文摘·皮肤科学，2011，28（2）：67］

10. 复方慢皮膏

配方：蜂房 50g　徐长卿　苦参各 200g　大枫子　黄药子　五倍子　丹参　黄芩　雷公藤　防风　狼毒各 100g

制法：以上中药煎 3 次浓缩成糊状约 100g，加西药制成药膏。

功效主治：清热燥湿，祛风止痒。主治肥厚性皮肤病，如慢性湿疹、神经性皮炎、银屑病等。

用法：外搽，每日 2～3 次，15 天为 1 个疗程，可治疗 1～6 个疗程。

［中医外治杂志，2011，20（1）：30］

11. 当归麻油膏

配方：当归　甘草　紫草　白及各 10g　黄蜡 20g　芝麻油 200mL

制法：煎炸至枯焦为度，滤渣存油，入黄蜡化尽，搅拌至冷却，即得。

功效主治：活血凉血，润燥生肌。主治手足癣伴湿疹、慢性皲裂性湿疹、掌跖角皮症等。

用法：外搽，每日 2～3 次，1 个月为 1 个疗程。

（经验方）

12. 润肤愈裂膏

配方：紫草 30g　轻粉 5g　白蜡 30g　猪脂 200g　冰片 1g　甘草 30g　白及 10g　香油 500mL

制法：共研粗末，煎熬去渣存膏。

功效主治：养血润肤，活血生肌。主治掌跖角化症。

用法：外搽，每日 3 次，10 天为 1 个疗程。

（《皮肤病五十年临证笔录》）

13. 紫菊油纱条

配方：野菊花30g　紫草　鹅不食草各50g

制法：上药加麻油煎黄至枯脆后，滤清取油质。加药物（龙骨25g、冰片5g、银朱8g，共研细末），再加入适量麻油，浸润灭菌纱布备用。

功效主治：清热祛腐，生肌收口。主治皮肤溃疡。

用法：用油纱条外敷患处，每日1～2次，2周为1个疗程。

［中国中医骨伤科杂志，2008，16（3）：56］

14. 黄芦药膏

配方：生大黄　金银花　黄柏　生黄芪各20g　丹参　当归各10g

制法：各研极细末，混匀瓶装备用。

功效主治：清热活血，化瘀生肌。主治糖尿病足溃疡。

用法：临用时用鲜芦荟汁调成糊状，涂敷创面，再用凡士林油纱布覆盖包扎，每日1次。

［中医外治杂志，2003，12（3）：7］

15. 癣膏塑封剂

配方：

1方：土荆皮　生大黄各200g　甘遂　甘草各100g

2方：芙蓉叶　紫背浮萍各200g　紫草200g

制法：1方、2方分别加菜油1500mL，浸泡1周后，用武火煮沸后再用文火熬，搅拌成深褐色，内部焦黄；分别过滤存液混合，再热沸后加药粉（轻粉、月桂氮䓬酮、薄荷脑各50g，广丹45g，儿茶100g，均研末），再加黄蜡300g，搅拌至黄蜡熔化即成。

功效主治：清热杀菌，祛疹止痒。主治体癣。

用法：先用75%乙醇擦洗患处，外敷本品，塑料薄膜及纱布加压包扎，2日1次。

［成都中医药大学学报，1995，18（3）：49］

16. 仙人药膏

配方：黄连　黄柏　青黛各30g

制法：取去刺仙人掌、新鲜马齿苋各30g，捣成泥汁，加药粉调成糊状，以不流汁为度。

功效主治：清热解毒。主治带状疱疹。

用法：皮损处消毒，火针点刺排净疱液，闪火拔罐拔出血汁，后用药膏外敷，绷带包扎，每日1次，7日为1个疗程。

［中医外治杂志，2010，19（1）：20］

第十二节　糊　剂

1. 硝黄糊膏

配方：生大黄　黄柏各200g　五倍子　芒硝各100g

制法：各研极细末后混匀，加入凡士林配成30%糊膏，分装成20g一盒。

功效主治：清热化瘀，活血止痛。主治带状疱疹。

用法：按皮损大小将糊膏平摊于纱布或医用纸垫上，厚0.2cm，贴敷患处，每日1次，9天为1个疗程。

［中国皮肤性病学杂志，2003，17（4）：278］

2. 呋粒糊

配方：氧化锌　淀粉各120g　呋喃西林2.5g　水杨酸10g　凡士林747.5g

制法：制成糊剂1000g，分装成20g一盒，备用。

功效主治：清热敛疮。主治婴儿湿疹。

用法：外涂，轻轻揉搓局部，每日2次，连用5天。

［中国皮肤性病学杂志，2005，19（2）：101］

3. 复方青黛糊膏

配方：青黛　滑石各30g　黄柏15g

制法：各研极细粉，加入凡士林200g调匀。

功效主治：清热解毒，凉血消斑。主治寻常型银屑病。

用法：外用，4周为1个疗程，2个疗程后观效。

［甘肃中医学院学报，2010，27（6）：45］

4. 孩儿糊膏

配方：儿茶　防风　石膏（火煅）　木芙蓉叶　白芷各 10g　冰片 3g

制法：共研极细粉，混匀备用。

功效主治：清热祛风，杀虫消疹。主治痤疮、酒渣鼻等。

用法：取鸡蛋清调糊，外搽，每日 2～3 次，15 天为 1 个疗程。

（经验方）

5. 慢湿糊膏

配方：白及 30g　煅石膏 60g　密陀僧 21g　枯矾 9g　红粉 9g

制法：各研极细粉，混匀，放入刚熔化的凡士林 500g，调匀备用。

功效主治：祛风燥湿，润肤止痒。主治慢性湿疹。

用法：外搽，每日 1～3 次，10 天为 1 个疗程。

（《中医皮肤科临床手册》）

6. 止痒糊剂

配方：黄柏　大黄　明矾各 10g　松馏油 10mL

制法：前三味各研极细粉混匀，与松馏油一道，放入 60g 凡士林中调匀成糊剂。

功效主治：清热利湿，祛风止痒。主治慢性湿疹类皮肤病，如肛门湿疹、手足部湿疹等。

用法：外搽，每日 3 次，14 天为 1 个疗程。

（《中医皮肤科临床手册》）

7. 复方消疣膏

配方：鸦胆子 15g　板蓝根　柴胡各 10g　苦参　白矾　紫草　川椒各 9g　土茯苓　蛇床子各 12g

制法：共研细粉，加香油 50mL，调膏。

功效主治：清热祛疣。主治扁平疣。

用法：外搽，每日 2～3 次，10 天为 1 个疗程。

［甘肃中医学院学报，2002，19（1）：27］

8. 白玉糊膏

配方：熟石膏粉 90g　炉甘石粉 10g

制法：共研极细末混匀，兑入凡士林，制成 30% 糊膏。

功效主治：清热泻火，收湿敛疣。主治放射性皮炎。

用法：糊膏涂于纱布上，敷于放射区域皮肤发红处，包扎固定，每日 1 次，3 天为 1 个疗程。

［中医外治杂志，2009，18（1）：9］

9. 狼毒糊膏

配方：狼毒 100g　白及 50g

制法：共为极细末，过 120 目筛后，加凡士林调成 30% 糊膏备用。

功效主治：破积杀虫，消肿生肌。主治皮肤结核病。

用法：将糊膏涂于纱布上，贴敷患处，2 日 1 次，2 个月为 1 个疗程。

（《中药临床新用》）

10. 芒硝糊膏

配方：大黄　黄柏各 200g　五倍子　芒硝各 100g

制法：各研极细粉，混匀后加入凡士林，配成 30% 糊膏，分装备用。

功效主治：清热解毒。主治带状疱疹。

用法：糊膏平摊于纱布上，贴敷患处，隔日 1 次，至症状消失为止。

（《中药临床新用》）

第十三节　乳　膏　剂

1. 楮叶乳膏

配方：楮叶 500g　硬脂醇 200g　凡士林 250g　聚山梨酯－80 30g　甘油 100mL　尼泊金乙酯 2g　氮酮 12g　蒸馏水 50mL

制法：乳膏剂。

功效主治：清热杀虫，燥湿止痒。主治浅部真菌病，如手足癣、体股癣、糠秕孢子菌性毛囊炎等。

用法：外用，每日3次。

[中医外治杂志，2003，12（3）：19]

2. 玫芦消痤乳膏

配方：鲜芦荟汁　玫瑰花　苦参　杠板归　冰片　薄荷素油　硬脂酸　十八醇　甘油　单甘酯　聚山梨酯－80

制法：乳膏剂（中成药）。

功效主治：清热燥湿，杀虫止痒。主治痤疮、瘙痒症、湿疹、日晒疮等。

用法：涂抹，每日3～4次。

[中国美容医学，2004，13（2）：157]

3. 克痤隐酮露

配方：丹参酮提取液　霜剂基质

制法：霜剂（中成药）。

功效主治：杀菌消炎，清热消痘。主治寻常性痤疮、酒渣鼻、毛囊炎、脓皮病等。

用法：外用，每日3次。

[临床皮肤科杂志，2004，20（1）：31]

4. 洁癣霜

配方：苦参　蛇床子　百部各30g　黄柏35g　苍术　丁香各25g

制法：久煎浓缩成流浸膏，按霜剂操作配成外用霜剂。

功效主治：杀虫止痒。主治皮肤浅部真菌病，如手足癣、体股癣等。

用法：外搽，每日2～3次，疗程2周。

[中国中西医结合皮肤性病学杂志，2006，5（2）：86]

5. 甘草霜

配方：甘草浸膏300g　十八醇90g　凡士林90g　液状石蜡60mL　月桂醇10g　亚硫酸钠0.25g　甘油55mL　三乙醇胺2mL　羟苯乙酯1g　香精3mL

制法：上药再加入纯化水适量，制成30%甘草霜1000g。

功效主治：润肤生肌，养血止痒。主治手足皲裂症、老年性皮肤瘙痒症、鱼鳞病、慢性湿疹等。

用法：外搽，每日2～3次。

（经验方）

6. 多塞平乳膏

配方：盐酸多塞平250mg　尿素乳膏40g

制法：多塞平片碾成极细粉，尿素乳膏调匀备用。

功效主治：润肤止痒。主治老年性冬季瘙痒症。

用法：外涂，每日3次，治疗1～4周。

［四川医学，2007，28（8）：897］

7. 山莨菪碱霜

配方：654－2（山莨菪碱）注射液20mg　普通大众霜50g

制法：调匀待用。

功效主治：活血温经。主治冻疮。

用法：外搽，每日4～5次，1周为1个疗程。如溃疡，霜中可加入庆大霉素8万～16万U。

［皮肤病与性病，2007，29（4）：34］

8. 复方芦荟乳膏

配方：芦荟汁850mL　维生素E 10g　硬脂酸140g　单甘酯30g　液状石蜡180g　甘油100g　尼泊金乙酯0.5g　三乙醇胺15g　蒸馏水150g

制法：取三乙醇胺、甘油、芦荟汁、尼泊金乙酯、蒸馏水加至60～70℃；另取单甘酯、硬脂酸、液状石蜡，置水浴上加热至60～70℃，搅拌至全溶。缓慢将油相细流加入水相中，在真空乳化机内进行均质乳化，冷却至40℃时加入维生素E搅匀即得1000g左右乳膏。

功效主治：抗衰老祛色斑，养颜护肤。主治老年性色斑、老年性白斑、老年性瘙痒症等。

用法：外搽，每日2～3次。

［新疆中医药，2008，26（2）：54］

第十四节 凝 胶 剂

1. 复方止痒凝胶

配方：黄芩 黄柏各10g 白鲜皮 蛇床子 百部 薄荷各6g 冰片1g 达克罗宁粉1g 卡波姆1g 甘油10g 丙二醇10g 三乙醇胺1g 氮酮1g 乙醇适量 蒸馏水加至100mL

制法：制成凝胶剂。

功效主治：清热止痒。主治瘙痒性皮肤病。

用法：外涂，每日2~3次，7天为1个疗程。

[江西中医药，2005，36（7）：38]

2. 归芪二白凝胶

配方：当归 黄芪 白芷 白附子各50g

制法：加水2000mL慢火煎煮，提取过滤、浓缩，与卡波姆、三乙醇胺、甘油等按凝胶制备工艺制备。

功效主治：养血增白。主治黄褐斑。

用法：于每晚清洁面部后，将凝胶均匀敷于色斑处，1小时后清洗，每晚1次，2个月为1个疗程。

[新中医，2006，38（5）：24]

3. 复方黄芩凝胶剂

配方：黄芩100g 合欢皮100g 冰片5g

制法：取黄芩、合欢皮加水2000mL，浸泡3小时，煎煮45分钟过滤，收集滤液，残渣加水按1∶5比例再煎煮30分钟，两次滤液混合，用少量酒精将冰片溶化后兑入滤液内。将1%卡波姆溶浸泡胀后，加入甘油、三乙醇胺、尼泊金搅拌成凝胶基质。取中药提取液86.17%与凝胶基质13.83%混匀即成。

功效主治：清热利湿，润肤止痒。主治慢性皮炎，如慢性湿疹、神经性皮炎、扁平苔藓等。

用法：外搽，每日2~3次，2周为1个疗程。

［中国中西医结合皮肤性病学杂志，2004，3（2）：106］

4. 肤痒停涂膜

配方：荆芥　防风　连翘　桑叶　蝉蜕　刺蒺藜　白鲜皮各200g　土茯苓400g　地肤子　蛇床子各300g　甘草100g

制法：取荆芥、桑叶、刺蒺藜、地肤子、蛇床子蒸馏收集芳香水适量备用，药渣及其余药材一起加水煮提2次，合并滤液，浓缩成稠膏状，加食用乙醇适量，静置，取上清液，加入芳香水调整总量至500mL，并使含醇量达65%~70%，备用。将成膜材料PVA05－88适量加入上述提取液中，使其溶解，再加入甘油、薄荷脑搅拌均匀，使纯化水稀释至一定浓度的酒精调至1000mL，混匀过滤即得。

功效主治：祛风止痒，润肤保湿。主治瘙痒性皮肤病。

用法：外搽，每日2~3次，7天为1个疗程。

［云南中医中药杂志，2010，31（8）：69］

第十五节　面　膜　剂

1. 痘痘面膜粉

配方：大黄　大青叶　金银花　黄芩　生石膏各100g

制法：各研极细粉，过120目筛，混匀瓶装，备用。

功效主治：清热杀菌，化瘀散痰。主治痤疮。

用法：每次取20~40g，水调后敷面膜，每周1次，1个月为1个疗程。

［辽宁中医杂志，2004，31（3）：226］

2. 银花面膜粉

配方：贝母　白芷　升华硫黄各10g　金银花　丹参各30g　生薏苡仁50g

制法：各研极细粉，混匀装瓶。

功效主治：养血散疮，活血美容。主治颜面痤疮。

用法：面膜粉兑水调糊状涂于面部，离子喷雾10分钟，挑挤出粉刺、脓液，然后倒入冷倒膜粉调糊倒膜，30分钟后去掉倒膜。每周1次，4次为1个疗程。

［中国中医药信息杂志，2004，11（3）：623］

3. 三白面膜粉

配方：白芷　白蔹　白及　当归　川芎　桃仁　细辛各100g

制法：共研细末，过80目筛后备用。

功效主治：养血增白。主治黄褐斑。

用法：先行除脂、除脓、粉水调糊外敷，半小时后再行倒膜术，每周2次，2个疗程后观效。

［中国美容医学2005，14（1）：101］

4. 菊花草倒膜粉

配方：野菊花　夏枯草　黄芩　黄连　蒲公英　连翘　丹参　白花蛇舌草各100g

制法：均为免煎颗粒剂，共研极细粉，混匀装瓶备用。

功效主治：清热祛脂，消痘美颜。主治寻常性痤疮。

用法：取药粉20g，生石膏200g，加清水调成糊状敷于面部，每周1次，4周为1个疗程。

［中医药学刊，2005，23（8）：1513］

5. 女性祛斑面膜散

配方：党参　白及　白僵蚕　大黄各100g

制法：共研极细末，瓶装备用。

功效主治：养血祛斑。主治女性黄褐斑。

用法：取细粉50g，加蒸馏水调糊，敷于面部30分钟后去除，每周3次，30天为1个疗程，连用3个疗程。

［中国美容医学，2005，14（6）：757］

6. 双花贴面膜

配方：双花（金银花）30g　黄芩20g　赤芍15g　牡丹皮25g　大黄15g　白鲜皮30g　当归15g　黄柏20g

制法：将上药提取液浸于特定的加厚加大太空膜，膜的湿度以超饱和为度。

功效主治：清热降脂，敛疮美颜。主治青春期颜面痤疮。

用法：洁面后，将脓疱内容物挤出，贴面膜敷于颜面，用电磁波治疗仪照射贴面膜，每天1次，2周为1个疗程。

［中医药学报，2005，33（3）：12］

7. 金花面膜粉

配方：金银花　黄连　黄芩　丹参　白及　芦荟　茯苓　牡丹皮　当归　姜黄各9g

制法：各研极细末，瓶装备用。

功效主治：清热养血，减脂除痘。主治痤疮。

用法：加蒸馏水调糊做面膜，每周1次，4次为1个疗程。

［湖北中医杂志，2006，28（1）：40］

8. 归芪二白面膜散

配方：当归　黄芪　白芷　白附子各100g

制法：各研极细粉，过120目筛，装瓶备用。

功效主治：养血增白。主治黄褐斑。

用法：用蜂蜜调为糊状，于每晚清洁颜面后，将面膜均匀敷于患处，1小时后清洗，每晚1次，疗程为2个月。

［新中医，2006，38（5）：24］

9. 祛斑面膜粉Ⅰ号

配方：当归　川芎　桃仁　白扁豆　茯苓　白附子各100g

制法：各研极细粉，过120目筛，无菌干燥处理后备用。

功效主治：养血祛斑。主治黄褐斑。

用法：用时洁面后用蛋清将以上药末调糊状，晚间临睡前敷于面部，30分钟后洗去。每周4～5次，疗程为3个月。

［新中医，2006，38（8）：77］

10. 祛斑面膜粉Ⅱ号

配方：珍珠母 30g　茵陈　当归　川芎　白芷各 15g　制大黄　栀子　桃仁　红花　熟地黄各 10g　生甘草 6g

制法：上药混合研细，过 200 目筛，配黄芪霜（春娟牌）10g，将两者调成糊状备用。

功效主治：养血去色。主治黄褐斑。

用法：常规倒膜，1 周 1 次，4 周为 1 个疗程。

［广西中医药，2006，29（2）：33］

11. 平疣面膜粉

配方：马齿苋　大青叶　生薏苡仁　生地榆　香附　木贼各 30g　苍术　百部　赤芍　防风各 15g　苦参　红花　紫草各 10g

制法：共为极细粉，瓶装备用。

功效主治：清热解毒，活血除疣。主治面部扁平疣。

用法：取药粉适量加少许面粉，加水调成稀糊状，然后在锅内热至稠糊状，待凉后在皮损处涂成面膜约 4～5mm 厚，40 分钟后用水冲洗，每日 1～2 次，10 天为 1 个疗程。

［辽宁中医杂志，2005，32（5）：442］

12. 消斑养颜散

配方：白果　茯苓　甘草　山楂各 30g　杏仁　绿豆　白芷　白及　僵蚕各 20g　蔓荆子 15g

制法：各研极细粉，混匀装瓶。

功效主治：养血消斑。主治黄褐斑。

用法：药粉用牛奶适量调成糊状，外敷患处，留置 0.5～1 小时后除去，每日 1～2 次，10 天为 1 个疗程。

［中国医学文摘·皮肤科学，2007，24（3）：139］

13. 三白粉

配方：白附子　白芷　白僵蚕各 300g

制法：各研极细末，过 120 目筛后混匀装瓶。

功效主治：养血增白。主治黄褐斑。

用法：每次用三白粉40g，珍珠粉10g，水调成糊，再洁面、离子喷雾按摩后进行倒膜，30分钟后取下，每周1次，4次为1个疗程，可连用2~3个疗程。

［中国中西医结合皮肤性病学杂志，2006，5（4）：204］

14. 六白祛斑面膜散

配方：白芷　白茯苓　当归各50g　白僵蚕　白蒺藜　白及　白蔹　密陀僧　桃仁各30g　甘草150g

制法：共研极细末，过120目筛，瓶装。

功效主治：补气补血，疏肝祛斑。主治黄褐斑。

用法：每次10g，鸡蛋清调成糊状，覆盖面部，每周3次，4周为1个疗程，共用3个疗程。

［现代中医药，2007，27（2）：25］

15. 皂角面膜粉

配方：猪牙皂角　芦荟　白蔹　红花　白芷　白附子　白鲜皮　防风　细辛各30g　桃仁20g　白及15g　白茯苓10g

制法：共研极细粉，混匀瓶装。

功效主治：养血去色。主治黄褐斑。

用法：以粉做面膜倒膜，每日1次，2周为1个疗程。

［上海中医药杂志，2007，41（10）：55］

16. 红花面膜散

配方：红花　细辛各10g　白术　白僵蚕　当归各30g　白茯苓60g

制法：各研极细粉，混匀装瓶。

功效主治：活血祛斑，润肤美颜。主治激光术后色素沉着斑。

用法：取药散30g，清水调糊，做常规面膜。每周2次，3个月为1个疗程。

［中国中西医结合皮肤性病学杂志，2007，6（2）：10］

17. 金菊面膜粉

配方：金银花　野菊花各30g　连翘　蒲公英　柴胡各15g　生石膏10g

制法：各研极细末，混匀瓶装。

功效主治：清热除痘。主治寻常性痤疮。

用法：常规面膜，每周3次，连用3周。

［中国中西医结合皮肤性病学杂志，2007，6（2）：104］

18. 乳香面膜散

配方：白蔹　穿心莲　白及　白僵蚕　杏仁各100g　十大功劳120g　薄荷40g　冰片10g　乳香80g　珍珠粉20g

制法：各研极细末，混匀装瓶。

功效主治：养血除痘。主治痤疮。

用法：常规面膜，每周2次，连用6周。

［皮肤病与性病，2007，29（4）：25］

19. 白参面膜粉

配方：白芷　白及　白蔹　丹参　当归　紫草各100g

制法：共研极细末，混匀瓶装。

功效主治：养血润肤，活血祛斑。主治女性黄褐斑。

用法：每次取20g，水调糊状，敷于面部，每周1次，共治4次。

［辽宁中医杂志，2009，36（11）：1906］

20. 山楂祛痘面膜剂

配方：山楂　白花蛇舌草　野菊花各15g　黄芩　桑白皮　赤芍　牡丹皮各10g

制法：共研极细末，瓶装。

功效主治：清热活血，祛脂消痘。主治寻常性痤疮。

用法：取粉30g，水调糊状，外做面膜，每周1次，治疗2个月。

［中国中西医结合皮肤性病学杂志，2010，9（2）：86］

21. 四黄面膜散

配方：黄柏　大黄　黄芩　丹参　白附子　硫黄各20g　茯苓　野菊花　白鲜皮各100g　冰片6g

制法：上述药物混合后碾碎，过200目细筛，备用。

功效主治：清热化瘀，散结消痘。主治痤疮。

用法：取散20g，蒸馏水调成糊敷面，5天治疗1次，6次为1个疗程，治疗

2～5个疗程。

［福建医药杂志，2010，32（2）：177］

22. 七白面膜粉

配方：白蔹　白及　白芷　白术　白附子　白僵蚕　白丁香　荆芥　防风　羌活　细辛　密陀僧各30g

制法：各研极细粉，混匀瓶装。

功效主治：养血活血，祛斑美容。主治黄褐斑。

用法：每次取粉30g，加鸡蛋清调成糊状，睡前涂皮损处，晨起洗净。每日1次，20天为1个疗程，共治疗2个疗程后观效。

［云南中医中药杂志，2011，32（7）：34］

23. 桃丹面膜纸

配方：桃仁　连翘　白芷各10g　丹参20g

制法：加水100mL，煎至50mL，去渣，温度计测水温40℃时放入面膜纸浸2分钟，取出待用。

功效主治：养血活血，化瘀祛斑。主治颜面部色素沉着斑。

用法：取出面膜纸，以患者可耐受温度为宜，敷于颜面色斑处15分钟，每日1次，15天为1个疗程。

［中医外治杂志，2013，22（1）：23］

24. 倒膜基方

配方：石膏粉55g　中药有效成分8g，蒸馏水37mL

制法：临用临配，搅拌成糊，即可应用。

功效主治：倒膜又称硬膜，用于硬膜基方。常分为热膜与冷膜。热膜用于油性皮肤、黄褐斑、瘢痕疙瘩等；冷膜用于痤疮、过敏皮肤、中性皮肤等。本方可加入各种中药药粉。

用法：用棉花保护眼鼻口，糊物用压舌板涂敷颜面，0.5～1cm厚，速成硬壳状，30分钟后取下。

（经验方）

25. 面膜基方Ⅰ号

配方：氧化锌　绿豆粉各10g　高岭土40g　滑石粉20g　茯苓粉20g

制法：各研极细粉，混匀瓶装。

功效主治：吸附油质，除屑止痒（粉状面膜基质）。主治痤疮、色斑等。

用法：可采用蒸馏水、化妆水、牛奶、蜂蜜、果汁做基料，加面膜粉调糊外涂，30分钟后，清水洗净。

（经验方）

26. 面膜基方Ⅱ号

配方：聚乙烯醇15g　海藻酸钠　丙二醇　乳化硅油各1g　羧甲基纤维素4g　甘油3mL　乙醇10mL　PDS－3高效保湿剂50mL　纯化水65mL　香精0.3mL

制法：聚乙烯醇加乙醇湿润；另取海藻酸钠、羧甲基纤维素、纯化水混匀加入，加热至70℃恒温，搅拌混匀放置24小时，再加入余药搅匀存用。

功效主治：护扶养肤（剥离型面膜基质）。主治痤疮、色斑等。

用法：加入有效中药后，做面膜用。

（经验方）

27. 面膜基方Ⅲ号

配方：高岭土25g　滑石粉5g　碳酸镁1g　二氧化钛　维生素C 2g　甘草粉2g　棕榈酸异丙酯8g　霍霍巴油7mL　甘油10mL　香精0.2mL　纯化水加至100mL

制法：先将棕榈酸异丙酯及霍霍巴油加热溶解，投入余药药糊中，搅匀即成。

功效主治：护肤美肤（膏状面膜基质）。主治痤疮、色斑等。

用法：可加入各种有效中药成膜，常规面膜用。

（经验方）

28. 面膜基方Ⅳ号

配方：复合乳化剂（OW－340B）5g　50%L－乳酸钠30mL　高度保湿剂（PDO）20mL　1,3－丁二醇80mL　1%甘草溶液200mL　纯化水加至1000mL

制法：混合加热搅匀，装入包装袋内，另配面膜一块。

功效主治：护肤美肤（湿布巾面膜基质）。主治痤疮、色斑等。

用法：可加入中药提取液而临时配用，湿布巾做面膜应用。

（经验方）

29. 祛斑面膜新粉

配方：白芷 100g 白及 250g 白附子 100g 白茯苓 100g 密陀僧 30g 滑石粉 200g 氧化锌 200g

制法：诸药总量为 1000g，前 5 味药先研细过筛，再与滑石粉、氧化锌粉混匀，装瓶备用。

功效主治：养血祛斑。主治黄褐斑、色素沉着斑等。

用法：平卧美容床上，离子喷雾面部，双手按摩后，取粉 20g、鸡蛋清 20mL，用木制压舌板调糊涂面，30 分钟后清水洗去，再擦祛斑霜。7 天 1 次，5 次为 1 个疗程。

（经验方）

30. 面膜按摩粉

配方：白芷 山药 葛根粉 天花粉 白茯苓 山慈菇 牡丹皮 白及 白附子各 100g

制法：各研极细粉，混匀装瓶。

功效主治：美白润肤。主治颜面色素沉着斑等。

用法：洗面、喷雾，取粉 50g、石膏粉 30g、奶粉 20g、鸡蛋清 10mL，温水调糊，涂于颜面，半小时后洗去。每周 2 次，20 次为 1 个疗程。按摩时使用。

（经验方）

31. 痤疮倒膜粉

配方：黄芩 黄柏 苦参各 15g 黄连 5g

制法：加水煎至 200mL，过滤存液备用。

功效主治：清热除痘。主治痤疮。

用法：卧床包头，洁面压榨，喷雾遮盖，后用倒膜粉（石膏粉）加痤疮水调糊盖面倒膜，20 分钟后揭去倒膜，再外喷收缩水，每周 2 次，12 次为 1 个疗程。

（经验方）

32. 祛疣面膜粉

配方：木贼　香附　狗脊　山豆根各300g　红花200g

制法：烘干共为细末，加入淀粉500g，混匀瓶装。

功效主治：杀虫解毒。主治扁平疣。

用法：取扁平疣面膜粉30g，温水调糊，做面膜30分钟后除去。可配合耳针疗法。

（经验方）

33. 粉刺面膜粉

配方：白薇　穿心莲　白及　白僵蚕　杏仁各100g　十大功劳120g　薄荷40g　冰片10g　乳香80g　珍珠粉20g

制法：共研细粉，过80～120目筛，瓶装备用。

功效主治：清热化瘀，散结消痘。主治寻常性痤疮。

用法：取面膜粉30g，加温蒸馏水调糊，按常规做面膜，3天1次，10次为1个疗程。

（经验方）

34. 熏蒸倒膜剂

配方：

甲方（熏蒸方）：黄连3g　黄芩　金银花　大黄各6g

乙方（倒膜方）：大黄　硫黄　黄芩　黄连各100g

制法：甲方研末放入离子喷雾器中，边熏边蒸边按摩；乙方各研细粉混匀备用。

功效主治：清热减脂，散结祛痘。主治各型痤疮。

用法：先熏蒸后倒膜，每周1次，4次为1个疗程。

（经验方）

35. 芡实面膜

配方：芡实　黄柏　白芷　白附子各100g

制法：各研极细末，过120目筛，留存。

功效主治：清热化瘀，活血美颜。主治寻常性痤疮。

用法：先用喷雾机熏蒸面部，挑除浓液，面膜粉加基质调糊，涂抹面部，再用糊状石膏敷面，干后取下，清洗。每周 1 次，6 周为 1 个疗程。可同时口服凉血解毒汤。

［北京中医，2005，24（1）：29］

36. 白丁香面膜粉

配方：白丁香　白及　白芷　白术　白僵蚕　白附子　防风各 100g

制法：上药研为极细末，过 200 目筛，装瓶备用。

功效主治：养血祛斑，护肤美颜。主治黄褐斑。

用法：取药末 20g，加热水调糊，将面部按摩至红润发热后涂敷，每次 30 分钟后冲洗，3 日 1 次，10 次为 1 个疗程。

［针灸临床杂志，2005，21（11）：17］

37. 白茯苓面膜散

配方：白茯苓　白芷　白及　当归各 200g

制法：各研极细末，过 120 目筛，加入滑石粉、氧化锌适量，再过筛，存粉待用。

功效主治：养血祛斑。主治黄褐斑。

用法：用药粉 15～20g，加温水调糊，每晚涂面，每次 40 分钟，每日 1 次，10 天为 1 个疗程，可连用 2 个疗程。

［陕西中医药，2008，29（2）：188］

第十六节　熏　汽　剂

1. 冬藤汽熏剂

配方：忍冬藤　苍术　五倍子各 10g　黄柏　苦参　地肤子　薏苡仁　甘草各 15g

制法：共研粗末，待用。

功效主治：清热燥湿，祛风止痒。主治湿疹皮炎类皮肤病（干性者）。

用法：放入中药汽疗仪中应用，每日 1 次，10 次为 1 个疗程。

（经验方）

2. 玫瑰熏蒸剂

配方：防风　蝉蜕　桑叶　金银花各20g　连翘　紫草　生地黄　赤芍　牡丹皮　板蓝根各30g

制法：共研粗末，放入中药汽疗仪药锅内加水待机。

功效主治：清热祛风，除屑止痒。主治玫瑰糠疹。

用法：开机后熏蒸，每次30分钟，温度控制在40～80℃（注意：温度在40～42℃为安全），每日1次，2周为1个疗程。

［中医外治杂志，2003，12（6）：14］

3. 湿疹熏蒸剂

配方：土茯苓　白鲜皮　苍术　生地黄　三棱　黄柏　红花各30g　赤芍20g　荆芥　防风　莪术各10g　生甘草15g

制法：共研粗粉，以上为1包量。

功效主治：清热燥湿，祛风止痒。主治慢性手足湿疹。

用法：将上药放入中药熏蒸汽自控治疗仪中，加水800～1000mL，打开开关，当出现药蒸汽时将喷口对准患处，每次20分钟，每天1次，2周为1个疗程。

［中国中西医结合皮肤性病学杂志，2005，4（1）：9］

4. 玫瑰糠疹熏汽剂

配方：金银花　防风　苦参　赤芍　乌梢蛇各15g　野菊花　白鲜皮　生地黄　生石膏　生槐花各30g

制法：每日1包作蒸汽熏浴剂。

功效主治：清热凉血，敛疹除屑。主治玫瑰糠疹。

用法：取药1包放入熏汽仪中，熏蒸患处，每日1次，7天为1个疗程，2个疗程后观效。

［中国中西医结合皮肤性病学杂志，2005，4（3）：181］

5. 苦参消银熏蒸剂

配方：蛇床子　生大黄　红花　当归　白鲜皮　苦参　徐长卿　苍耳子各20g

制法：中药放入熏蒸机煎锅内，并加水待机。

功效主治：清热活血。主治银屑病。

用法：开机后熏蒸，隔日1次，并与UVN光照射交替使用。2个月为1个疗程。

［江西中医药，2005，36（276）：12］

6. 槐花汽熏剂

配方：生槐花　生石膏　生地黄　白鲜皮　野菊花各30g　金银花　防风　苦参　赤芍　乌梢蛇各15g

制法：共碾粗末，放入熏蒸机锅内待用。

功效主治：清热凉血。主治玫瑰糠疹病程较长者。

用法：加水、开机、熏蒸，每天1次，7天为1个疗程，共治疗2～3个疗程。

［中国中西医结合皮肤性病学杂志，2005，4（3）：181］

7. 百叶草熏蒸散

配方：百部　侧柏叶　当归尾　白芍　五倍子　地肤子　苦参各20g　甘草10g

制法：共研粗末，加水1000mL煎煮30分钟浓缩到300mL，倒入熏蒸机专用锅内进行熏蒸。

功效主治：活血消风。主治玫瑰糠疹。

用法：熏蒸患处，2日1次，7天为1个疗程，共治疗2个疗程。

［江西中医药，2006，37（6）：30］

8. 去痘熏蒸剂

配方：羌活　防风　川芎　丹参　菊花　皂角刺　连翘　桑白皮　地骨皮　陈皮各20g　薏苡仁30g　夏枯草20g

制法：上药共研粗粉，以上为一包量。

功效主治：清热排脂。主治寻常性痤疮等。

用法：上药1剂装入纱布袋中，放入改制的高压锅内，加入3000mL凉水，将高压锅盖盖好，将长60cm的胶皮管一端接到高压锅排气孔上，通电，开锅后气体顺胶皮管排出，用胶皮管另一端排出的蒸汽熏蒸皮损30分钟，后用痤疮针挤压脓质，再以“去痘剂”冷敷。每日1剂，每日1～2次，10天为1个疗程(注意：用熏汽仪更为方便安全)。

［甘肃中医学院学报，2006，23（6）：30］

9. 方藤熏蒸剂

配方：六方藤　马齿苋各40g　黄柏　地榆　苦参　丹参各30g

制法：共研粗末，每日1剂。

功效主治：清热燥湿，祛风除痒。主治皮炎湿疹类皮肤病。

用法：采用中药汽疗仪熏蒸进行皮肤局部治疗，每日1次，10次为1个疗程。

［皮肤病与性病，2007，29（4）：18］

10. 长卿止痒熏蒸剂

配方：苦参　地肤子　蛇床子各20g　徐长卿15g　百部　防风　白鲜皮各10g　红花6g

制法：共研粗末放入蒸锅内，加水备用。

功效主治：养血润肤，祛风止痒。主治老年性皮肤瘙痒症。

用法：采用汽疗仪自动熬药熏蒸，2日1次，后外用维生素E霜涂搽，6天为1个疗程，连用2～6个疗程。

［湖北中医杂志，2007，29（12）：38］

11. 硬皮病熏蒸剂

配方：黄芪　丹参　伸筋草　威灵仙　马鞭草　生地黄各30g　鸡血藤15g　桃仁　红花　川芎　茯苓各10g

制法：上药放入熏蒸仪水锅中待机。

功效主治：养血活血，化瘀软肤。主治系统性硬皮病。

用法：开机后熏蒸患处，每日1～2次。本方亦可煎服，每日1剂，2次分服。

［中国中西医结合皮肤性病学杂志，2009，8（2）：79］

12. 蓝花槐花熏蒸液

配方：板蓝花　槐花　白茅根　白鲜皮　土茯苓　薏苡仁各30g　紫草　苦参　地肤子各15g

制法：共研粗末，待用。

功效主治：清热凉血，去屑消斑。主治玫瑰糠疹。

用法：药物放入熏汽仪中按常规开机治疗，隔日1次，6次为1个疗程。可配合窄谱中波紫外线（NB-UVB）照射疗法。

［中国中西医结合皮肤性病学杂志，2010，9（1）：43］

13. 消瘊汤

配方：玄参　泽泻　猪苓各30g　知母　夏枯草　黄柏　赤芍　生地黄各10g　牡丹皮　川芎　白芷各9g　浙贝母15g　薄荷5g

制法：加水1000mL，煎沸去渣存汁800mL即可。

功效主治：清热活血，化瘀散瘊。主治寻常性痤疮。

用法：先取药汁600mL，加热至药气升腾时，嘱患者用浴巾蒙面，用药气熏蒸面部，以出汗为度；另将剩余200mL滤液分2次口服，每日1剂，1个月为1个疗程。

［中医研究，2010，23（7）：42］

14. 金莲草熏蒸液

配方：金银花　半枝莲　白花蛇舌草　大青叶各20g　土茯苓　丹参　薏苡仁各30g　生地黄　当归　赤芍　党参　山药各12g　甘草5g

制法：加水300mL，煎煮成温水滤渣后待用。

功效主治：清热利湿，活血通络。主治关节型银屑病。

用法：智能中药汽疗仪治疗，开机预热10分钟，后加入中药滤液200mL，温度为37~43℃，头部暴露于机箱外，熏蒸患处20分钟，每天1次，6周为1个疗程。

［中国医学文摘·皮肤科学，2012，29（4）：209］

15. 透骨草汽疗液

配方：透骨草　苦参　马齿苋　白鲜皮　地肤子　黄柏各20g　侧柏叶　白

芍 皂角刺各10g 金银花 菊花各5g

制法：共研粗末，放入熏汽仪锅内加水后待用。

功效主治：清热除屑，润肤止痒。主治银屑病（寻常型）。

用法：开机后水温在37℃～42℃左右，中药熏蒸皮损处，每日1次，4周为1个疗程。

（经验方）

16. 郁金蒸汽浴剂

配方：郁金 当归 香附 全蝎 红花 桃仁各10g

制法：诸药布袋装好扎紧，放入中药汽疗仪煮锅内加水待用。

功效主治：活血化瘀，散瘀止痛。主治带状疱疹后遗神经痛。

用法：开机后蒸煮至37℃时，患者脱衣暴露疼痛部位后，全面进入汽疗仪熏蒸20分钟。根据患者耐受程度，舱内温度可设置为39℃～42℃，每日1次，1周为1个疗程。

［中医外治杂志，2013，22（1）：49］

17. 冰柏熏蒸液

配方：冰片10g 侧柏叶30g 野菊花 千里光 马齿苋各15g

制法：诸药水煎，取汁300mL即用。

功效主治：清热凉血，解毒除疣。主治扁平疣。

用法：趁热熏蒸患处30分钟，再涂氟尿嘧啶软膏，每日1次，治疗1个月。

［中医外治杂志，2013，22（4）：21］

18. 石斛熏眼剂

配方：石斛10g 玄参20g 菊花 金银花各15g

制法：放入100mL水中浸泡后煮沸，文火再煎20分钟，滤出药汁待用。

功效主治：滋阴清热，凉血解毒。主治干燥综合征、干眼症。

用法：药水投入中药熏蒸仪内，熏蒸眼部后再用药汁温敷患处15分钟，每日2次，28天为1个疗程。

［实用中医内科杂志，2013，27（5）：23］

19. 双草汽疗液

配方：夏枯草 甘草 金银花 桑白皮 紫花地丁 野菊花 苦参 蛇床子 徐长卿各10g

制法：共研粗末，布袋包扎，煎水700mL后待用。

功效主治：清热燥湿，祛风止痒。主治结节性痒疹、慢性湿疹、扁平苔藓等。

用法：药汁倒入汽疗仪水锅内，开机后熏蒸患处，每日1次，2周为1个疗程。

（经验方）

20. 银屑病喷雾剂

配方：蛇床子 大枫子 白鲜皮 鹤虱草 地肤子 金钱草 萹蓄各15g 苦参 五倍子各20g 明矾 花椒 杏仁各9g

制法：共研粗末，布袋装好待用。

功效主治：清热活血，去屑润燥。主治银屑病。

用法：药袋放入喷蒸机锅内加水，开机调控，熏蒸患处，每日1次，15次为1个疗程。

（《现代名医证治丛书·皮科临证心要》）

21. 槐米熏舱液

配方：炒槐米 艾叶 当归 大胡麻各20g 金银花 土茯苓各30g 莪术 侧柏叶 桃仁各15g 红花10g

制法：将上药水煎取液，置中药汽疗仪中。

功效主治：清热化瘀，活血除屑。主治寻常型银屑病。

用法：舱温39～41℃，患者着治疗服进入治疗舱，熏洗30分钟，隔日1次，15次为1个疗程，治疗2个疗程。

［中国中西医结合杂志，2008，28（12）：1118］

第十七节　冬　夏　剂

1. 口疮伏天敷贴粉

配方：吴茱萸　细辛各 100g

制法：共研极细粉，瓶装备用。

功效主治：益脾止痛，解表通窍。主治复发性口疮。

用法：药粉用姜汁搅拌均匀，选用涌泉、足三里、神阙穴，每个穴位用量 2～3g，将药物置于 5cm×3cm 医用胶布上，粘贴于做好标记的穴位上，每次 4～6 小时，间隔 10 天治疗 1 次（从初伏第一天开始），4 次为 1 个疗程，敷贴期间停用其他药物。

［湖北中医杂志，2006，28（11）：27］

2. 冻疮冬病夏治贴饼

配方：

甲方（药饼）：当归　肉桂　芒硝　黄柏　制乳香　制没药各 10g　川椒　红花各 6g　细辛 4g　干姜 5g

乙方（药酒）：红花　当归尾　桂枝　干姜　薄荷各 15g

制法：甲方共研细末，装瓶，临用时加少许清水调糊成药饼待用；乙方加高粱酒 300mL 浸泡 7 天后，滤渣存药酒待用。

功效主治：温经活络，养血扶正。主治冻疮。

用法：甲方（药饼）于每年头伏、二伏、三伏第一天行穴位贴敷。常用穴位：灵台、涌泉、内关、外关、曲池。乙方（药酒）外擦患处，每日 1 次。以上 15 天为 1 个疗程。

［湖北中医杂志，2008，30（6）：38］

3. 冬病夏治冻疮灵

配方：桂枝　赤芍各 15g　红花　细辛　制川乌各 6g　当归 20g　黄芪 30g　附子 10g　干花椒　川芎各 9g

制法：加水 2500mL，煎煮去渣存汁。

功效主治：活血化瘀，温经护肤。主治冻疮。

用法：浸泡外洗外搽患处，每日2~3次，15天为1个疗程。同时煎服冻疮灵汤（当归、白芍各12g，甘草、丹参各10g，鸡血藤30g，细辛3g，生姜3片，吴茱萸、桂枝各9g，大枣6枚）。以上内外治疗均在伏天进行。

［中医外治杂志，2011，20（1）：6］

4. 红桂夏治冻疮泥

配方：红花　肉桂　延胡索各48g　细辛　紫桂皮各28g　麝香0.3g

制法：药粉与姜蒜捣成泥状待用。

功效主治：活血通络，温热护肤。主治冻疮。

用法：于三伏天局部外贴敷患部，另将药泥行穴位贴敷法，每年三伏天治疗，共治疗3年。

［浙江中医杂志，2011，46（7）：523］

5. 红藤冻疮防治液

配方：鸡血藤　丹参　虎杖各100g　乳香　没药　延胡索各40g　红花　桂枝　羌活　独活　甘遂　白芥子　白芷　天南星　半夏各30g　川乌　草乌　细辛　肉桂　麻黄各20g

制法：上药共研粗末，加水2500mL，煎煮过滤存汁500mL后备用。

功效主治：活血化瘀，温经活络。冻疮防治。

用法：①预防：三伏天外用本药，每日2~3次；②治疗：冬季外用（未破型）。

［中医外治杂志，2013，22（2）：35］

6. 冻疮夏伏贴穴粉

配方：苍术　白附子　桂枝　细辛各100g

制法：各研极细粉，过100目筛，加姜汁、醋汁，调膏，置4cm×4cm透气敷贴胶布内，待用。

功效主治：活血通脉，护肤敛疮。主治冻疮。

用法：取穴选外关、大椎、肾俞、涌泉等，应用本品贴于夏季初、中、末伏的第一天贴敷穴位，每次2~4小时，3日为1个疗程。如皮肤出现红肿、疼痛、奇痒时，提前揭去贴膏，外用无极膏（或红霉素软膏），每日 2～3 次即可。禁生冷、刺激性及寒性食物。

［中医外治杂志，2010，20（6）：34］

第十八节　足　疗　剂

1. 手足癣浸泡剂 I 号

配方：青蒿　蝉蜕各 20g　土荆皮 10g

制法：加水 500mL，煎取药液去渣待用。

功效主治：杀虫止痒。主治手足癣。

用法：煎汁待温浸泡患处半小时后外涂抹达克宁乳膏，每日 1 次，7 天为 1 个疗程，2 个疗程后观效。

［新中医，2006，38（1）：86］

2. 手足癣浸泡剂Ⅱ号

配方：丁香　川椒各 15g　苦参　黄柏　蛇床子　地肤子各 20g　土荆皮 30g　明矾 10g

制法：临用时上药兑入水与醋各 300mL，煎沸后待用。

功效主治：杀虫止痒。主治手足癣、甲癣。

用法：浸泡病手病足，每次 30 分钟，每日 2 次，每剂应用 3 天。

加减法：鳞屑角化型加红花、僵蚕各 15g，蜈蚣 3 条；水疱型加黄芩、土大黄各 30g，茯苓皮 20g；浸渍糜烂型，先以丁香、黄连、紫草、当归、芦荟、龙脑香各等分研成细粉，加麻油调成糊状外涂，待愈合后用上方加苍术、土茯苓各 20g 浸泡。

［江西中医药，2006，37（6）：28］

3. 跖疣一泡灵

配方：马齿苋 50g　败酱草　大青叶　百部　王不留行各 30g　板蓝根 40g　苦参　明矾　紫草各 20g

制法：加水 3000mL，煎煮去渣即可。

功效主治：杀虫解毒，化结除疣。主治跖疣。

用法：水煎先熏洗后浸泡，每日3次，10天为1个疗程。

［实用中医药杂志，2007，23（7）：444］

4. 跖疣消疣剂

配方：磁石　代赭石　生牡蛎　地骨皮各30g　浙贝母　板蓝根各15g　红花3g　桃仁　牛膝　赤芍　黄柏各9g

制法：上药分头煎、二煎，各有所用。

功效主治：软坚通络，镇痛清热。主治跖疣。

用法：头煎口服，二煎浸泡病足，每日2~3次，3天为1个疗程。

［皮肤病与性病，2007，29（2）：30］

5. 蓝豆浸足液

配方：板蓝根　山豆根　木贼　香附　薏苡仁各30g

制法：加水3000mL，煎煮滤渣存汁。

功效主治：杀虫解毒，散结化疣。主治多发性跖疣。

用法：每日浸泡病足2次，疗程为5周。

［中国皮肤性病学杂志，2008，22（3）：加4］

6. 牛膝外洗方

配方：川牛膝　荆芥　女贞子　丹参　红花　旱莲草　生黄芪各20g

制法：共研粗末，纱布包扎后备用。

功效主治：活血化瘀，通脉散痰。主治糖尿病下肢动脉硬化闭塞症。

用法：取上药1袋放入电动泡脚盆中加水，开机后温度为38~40℃时，浸泡外洗40分钟，每日1次，14天为1个疗程，2个疗程后观效。

［陕西中医学院学报，2008，31（1）：35］

7. 木蓝香盐泡足液

配方：木贼　板蓝根　香附　食盐各30g

制法：加水3000mL煎煮去渣存汁待用。

功效主治：杀虫解毒，活血除疣。主治跖疣。

用法：浸泡至发白起皱，以刀削刮疣体，早晚各1次，2周后观效。

［中国中西医结合皮肤性病学杂志，2008，7（2）：83］

8. 青蓝草洗脚剂

配方：大青叶　板蓝根　红花　磁石15g　夏枯草20g　黄芩　蜂房　赤芍各10g　薏苡仁　珍珠母　代赭石　生牡蛎各30g

制法：加水3000mL，煎煮去渣待用。

功效主治：活血化瘀，散结去疣。主治多发性跖疣。

用法：熏洗浸泡患处，每日1次，20天为1个疗程。

［皮肤病与性病，2008，30（3）：36］

9. 柴胡花泡足液

配方：柴胡　红花　桃仁　枳壳　蒲公英　蛇床子　白鲜皮　皂角刺各20g　川牛膝　赤芍各15g　桑寄生30g

制法：加水3000mL，煎煮去渣存汁。

功效主治：活血化瘀，活络通脉。主治下肢静脉曲张。

用法：趁温热洗患处，并泡浴患足，每天2~3次，10天为1个疗程。

［云南中医中药杂志，2009，30（10）：42］

10. 糖尿病足浸擦液

配方：茵陈　大黄　金银花　土茯苓各20g

制法：加水3000mL，煎煮后去渣存汁。

功效主治：清热利湿。主治糖尿病足。

用法：药汁待凉后浸泡患处，并用棉球浸汁涂擦疮面，每日2~3次，20天为1个疗程。

［云南中医中药杂志，2010，31（4）：28］

11. 三黄消炎散

配方：大黄　黄连　黄柏　苦参　千里光　蒲公英　紫花地丁　龙胆草　百部　土茯苓　土大黄　土荆皮　白鲜皮　地肤子　蛇床子各120g　枯矾80g

制法：诸药烘干研末，过80目筛，分装成150g一袋，备用。

功效主治：清热燥湿，杀菌止痒。主治脚癣感染。

用法：取1袋药末，加沸水1500mL混合均匀，待水温为38~40℃时浸泡患脚，早晚各1次，6天为1个疗程。

［实用中医药杂志，2010，26（9）：645］

12. 牡荆洗液

配方：牡荆200g　明矾20g　苦楝皮30g

制法：加水2000mL，煎液1000～1500mL凉后备用。

功效主治：清热燥湿。主治糜烂型足癣。

用法：浸泡患足，早晚各1次，连续治疗14天。

［福建中医药，2010，41（4）：20］

13. 鹤草外洗方

配方：老鹳草　仙鹤草　黄芪　生首乌　王不留行　漏芦　蛇床子各30g　当归　黄精　白芍各20g　大枫子10g

制法：加水3000mL，煎煮去渣存液。

功效主治：杀菌除燥，敛疹止痒。主治手足癣。

用法：温热泡足或泡手，后外搽扶严宁乳膏，保鲜膜封包1小时，4周为1个疗程。

［云南中医中药杂志，2011，32（12）：5］

14. 青蓝草泡足剂

配方：大青叶　板蓝根　紫草　苦参　马齿苋　薏苡仁　柴胡　黄芪　当归各15g

制法：加水2000mL，煎煮滤渣存汁。

功效主治：活血软坚，化瘀清疣。主治多发性跖疣。

用法：趁热浸泡病足，每晚1次，浸泡后用钝刀尽量刮除病损组织，疗程1个月。

［中国医学文摘·皮肤科学，2014，31（4）：208］

15. 丁香浴足方

配方：丁香　红花　小茴香各5g　川芎　川椒各10g　藿香　当归　独活各15g　桂枝　艾叶各20g

制法：加水4000mL，煎煮滤渣存汁。

功效主治：活血化瘀，通经活络。主治糖尿病足溃疡。

用法：水温为45～48℃时，熏洗患足，每日1次，10次为1个疗程，应用2个疗程。可同时口服当归四逆汤。

［时珍国医国药，2007，18（6）：1479］

第十九节　贴　穴　剂

1. 口疮贴穴剂

配方：细辛50g　吴茱萸100g

制法：各研极细末，分别瓶装。

功效主治：清热活络。主治复发性口疮。

用法：细辛粉5g，米醋调糊，贴敷神阙穴；吴茱萸粉10g，米醋调糊，贴敷双侧涌泉穴，每日1次，7天为1个疗程，应用1～3个疗程。

［辽宁中医杂志，2003，30（10）：850］

2. 防风填脐粉

配方：防风　苦参各100g

制法：各研细粉混匀，瓶装备用。

功效主治：祛风止痒。主治慢性荨麻疹。

用法：取药粉10g，加入氯苯那敏片5片（研细）混匀后，共填入脐窝，以纱布覆盖，每日换药1次，15天为1个疗程，3个疗程后判效。

［新中医，2004，36（11）：48］

3. 细辛敷脐粉

配方：细辛100g

制法：研成极细粉，装瓶备用。

功效主治：活血通络。主治复发性口腔溃疡。

用法：取药粉10g，蜂蜜调糊状，涂于7cm×7cm纱布上敷脐，胶布固定，隔日更换1次，1周为1个疗程。

［实用中医药杂志，2005，21（3）：139］

4. 茱子涂泉散

配方：吴茱萸　生附子各50g

制法：共研极细末，瓶装备用。

功效主治：活血通脉。主治复发性口疮（口疮溃疡期）。

用法：每晚10克药粉，米醋调糊，涂敷涌泉穴，外用敷料覆盖，2日1次，20次为1个疗程。

［实用中医药杂志，2005，21（4）：23］

5. 慢荨脐疗散

配方：黄芪30g　防风　白术各15g　全蝎　蝉蜕各9g

制法：共研极细粉，瓶装。

功效主治：养血祛风。主治慢性荨麻疹。

用法：取散5g，米醋调糊敷脐，用肤疾宁固定，每日1次，7天为1个疗程，4个疗程后观效。

［皮肤病与性病，2005，27（2）：12］

6. 婴湿脐贴粉

配方：生地黄　牡丹皮各15g　牛蒡子　白鲜皮　金银花　薄荷　木通各10g　黄连　甘草各30g　荆芥　肉桂各6g

制法：共研极细粉，调匀瓶装。

功效主治：清热燥湿。主治婴儿湿疹。

用法：每次用牙签将药粉末填平患儿脐窝，外用无菌敷料覆盖脐部，每日1次，约6～8小时后用温水洗净脐部，7次为1个疗程。

［中国中西医结合皮肤病学杂志，2005，4（3）：136］

7. 耳穴贴压籽

配方：王不留行籽100粒

制法：瓶装备用。

功效主治：通经活络，养血止血。主治顽固性过敏性紫癜。

用法：耳穴贴，取穴神门、交感、内分泌、皮质下、肺、心；常规消毒，取王不留行籽贴压。嘱患者每日按压3次，每穴按压3分钟，以有痛麻为度，贴10

次为 1 个疗程。

［上海针灸杂志，2005，24（12）：14］

8. 吴茱萸敷脐散

配方：吴茱萸 200g

制法：研成极细粉，瓶装。

功效主治：温脾除毒。主治鹅口疮。

用法：食醋调粉成糊，趁小儿熟睡时涂敷于涌泉穴，上覆塑料薄膜，胶布固定，晚贴晨取，连用 7 个月。

［浙江中医杂志，2006，41（2）：97］

9. 平疣贴耳籽

配方：王不留行籽 20g

制法：瓶装备用。

功效主治：活血通经。主治顽固性扁平疣。

用法：取穴肝、肺、肾上腺、内分泌、皮质下。用王不留行籽压于耳穴上胶布贴固，每日压 3 次，4 天换贴 1 次。

［江西中医药，2007，38（7）：48］

10. 荷桃粉贴敷剂

配方：薄荷　桃仁　蛇床子　荆芥　栀子各 10g　樟脑 2g

制法：洁净、风干、粉碎备用。

功效主治：祛风止痒，活络祛邪。主治儿童泛发性过敏性皮肤病。

用法：药粉 10g，用纱布包扎贴于神阙穴，胶布封包固定，每日换药 1 次，7 天为 1 个疗程。

［湖北中医杂志，2008，30（9）：31］

11. 栀子封脐粉

配方：川芎　防风　茵陈　栀子各 20g　多塞平 20 片

制法：共研细粉，装瓶备用。

功效主治：活血通脉，祛风止痒。主治慢性荨麻疹。

用法：取药末少许，陈醋调糊。填塞于脐窝，外用胶布固定，每日换药 1

次，共治疗2周。

［江西中医药，2008，39（6）：66］

12. 耳压绿豆贴剂

配方：绿豆100g

制法：新鲜干净绿豆装瓶备用。

功效主治：活络通脉，扶正祛邪。主治慢性荨麻疹。

用法：耳穴选肺、脾、肝、内分泌；腧穴选孔最、血海、阴陵泉、太冲、曲池。将绿豆贴于胶布上，外贴耳穴、腧穴。每日自行按压5~6次，6天为1个疗程。

［实用中医药杂志，2009，25（4）：233］

13. 止汗贴穴散

配方：五味子　郁金各50g

制法：共研细末，瓶装备用。

功效主治：收湿敛汗，清心凉血。主治肿瘤患者出汗症。

用法：蒸馏水加药散调糊，药敷神阙穴，用纱布及薄膜覆盖固定，每天1次，7天为1个疗程。

［云南中医中药杂志，2009，30（8）：66］

14. 儿玫脐疗粉

配方：桃仁　红花　薄荷　荆芥　蛇床子　山栀　冰片各20g。

制法：风干、粉碎、过筛，混匀瓶装。

功效主治：祛风除屑。主治儿童玫瑰糠疹。

用法：取药粉10g，用75%酒精消毒脐穴后，将上药敷于脐穴，胶布固定，每日1次，2周为1个疗程。

［湖北中医杂志，2009，3（18）：64］

15. 地黄封脐剂

配方：生地黄　刺蒺藜　白鲜皮各30g　荆芥　防风　苦参　白术　茯苓　蝉蜕　乌梢蛇各20g　北芪（黄芪）50g。

制法：中药粉碎过300目筛，经灭菌后备用。

功效主治：祛风止痒。主治慢性荨麻疹。

用法：取药粉少许用凡士林调糊为饼状，置于神阙穴内，外贴肤疾宁贴膏，每5天换药1次，30天为1个疗程，2个疗程后判效。

［中华中医药学刊，2011，29（6）：1426］

16. 龙倍填脐散

配方：煅龙骨　五倍子各50g

制法：共研细末，瓶装备用。

功效主治：活络通脉。主治多汗症。

用法：取药粉少许，用米醋调糊，填满脐内（神阙穴），外用肤疾宁贴紧，12~24小时换药1次，至愈为止。

［中医外治杂志，2012，21（3）：41］

17. 止痛贴腧药饼

配方：桂枝40g　吴茱萸40g　白附子40g　五倍子40g　白芥子20g　冰片20g

制法：混合打成细粉，瓶装备用。

功效主治：温通经脉，解肌止痛。主治带状疱疹后遗神经痛。

用法：用现榨的生姜100%原汁（用榨果汁的榨汁机榨取即可），将中药粉拌匀做成直径约3cm、高约0.6cm大小的扁圆形药饼，药饼干湿度以贴敷时无药渗出胶布为宜。用9cm×7.5cm的医用橡皮膏将药饼贴敷在疼痛明显处（以痛为腧），贴4个，每次贴10~12小时，每天或隔天贴敷1次，共贴7天。

［中医外治杂志，2013，22（5）：61］

18. 消斑敷脐散

配方：乳香100g　桂枝30g　葛根100g　厚朴100g　没药100g　穿山甲100g　山楂100g　鸡血藤100g　甘草30g　细辛15g　白芍50g　冰片15g

制法：将山楂、葛根、白芍、甘草水煎2次，浓缩成膏；穿山甲、厚朴、桂枝碾成细粉；乳香、没药溶于75%酒精300mL中。以上三者混合，烘干研细。将细辛、鸡血藤提取挥发油，加入冰片，共混入上述细粉中，备用。

功效主治：活血祛风，养血消斑。主治妇女颜面色素沉着斑。

用法：取药粉0.2g敷脐，胶布固定，3～7天换药1次，连用15次。

（《皮肤美容化妆品制剂手册》）

19. 红香散

配方：红花　香附　柴胡　生地黄　天花粉各20g

制法：诸药研成极细粉，过筛混合。

功效主治：活血化瘀，清热凉血。主治寻常性痤疮。

用法：取药粉少许敷贴脐部，胶布固定，每隔4天换药1次，1个月为1个疗程。

（《皮肤美容化妆品制剂手册》）

20. 牛皮癣贴脐粉

配方：丹参　大枫子　甘草　水牛角粉各10g　葛根　赤芍　生地黄各20g　升麻　冰片各6g

制法：诸药研成极细粉，混匀装瓶。

功效主治：清热解毒，活血化瘀。主治寻常型银屑病。

用法：取药粉0.3g填实脐窝，肤疾宁贴膏固定，2天1次，14天为1个疗程。

（经验方）

21. 红花封脐膏

配方：红花　桃仁　杏仁　生栀子各10g　冰片2g　凡士林（或蜂蜜）58g

制法：诸药研极细粉，加入冰片和匀，用凡士林（或蜂蜜）调成糊状，即得。

功效主治：活血化瘀，清热解毒。主治痒疹等瘙痒性皮肤病。

用法：将药糊少许直接填于脐上，用纱布胶布固定，每日1次。若加入1%盐酸多塞平、0.1%曲安奈德，效果更佳。

（《皮肤美容化妆品制剂手册》）

22. 平银敷脐糊膏

配方：黄芪　丹参各80g　白芷　青黛各50g　狼毒10g

制法：各研极细末，制成粉剂待用。

功效主治：养血清热，活血化瘀。主治银屑病。

用法：药粉少许，加甘油、10%二甲基亚砜溶液适量调膏，取2g敷脐，2日1次，1个月为1个疗程。

[中医外治杂志，1999，8（3）：4]

23. 双蛇贴穴散

配方：白花蛇　乌梢蛇　穿山甲　防风

制法：各研极细末，混匀瓶装备用。

功效主治：祛风止痒，通络解毒。主治银屑病。

用法：药粉少许加凡士林调膏，外敷神阙穴，胶布固定，3日1次，1个月为1个疗程。同时可配合针刺（大杼、肺俞、心俞等），耳贴（王不留行籽贴穴）。

[中国中医药科技，2002，9（4）：239]

24. 中药泥膏敷穴剂

配方：五倍子　生黄柏　伸筋草　生半夏　面粉各50g

制法：各研极细末，加清水调成泥糊状，待用。

功效主治：清热解毒。主治带状疱疹。

用法：①用中药泥膏外敷患处（即阿是穴），每日换药1次；②煎服复方解毒汤：马齿苋、大青叶、败酱草各30g，紫草、龙胆草、柴胡、川楝子、车前子、茯苓各15g，蝉蜕12g，甘草6g。

加减法：色红疹簇者加牡丹皮、生地黄；深红血疱者加延胡索；色深且痛者加桃仁、红花、赤芍，每日1剂。带状疱疹后遗神经痛者每次口服全蝎粉3g，每日2次。

[陕西中医函授，2002，2（2）：23]

25. 姜脐啄灸剂

配方：姜片

制法：姜片穿刺数孔。

功效主治：活血消痘。主治痤疮。

用法：①姜片覆于脐上，用艾炷雀啄灸，以温热舒适为度，每次15～20分钟，每日1次；②同用消刺膏（雄黄、大黄各100g，青黛60g，研末，过120目筛，鲜芦荟榨汁配膏），睡前外用，次晨洗去。每日1次。1个月为1个疗程。

［中医外治杂志，2010，19（4）：16］

26. 脱敏贴穴粉Ⅰ号

配方：川芎　羌活　肉桂　地龙各100g

制法：烘干粉碎过80目筛，装瓶备用。

功效主治：活血祛风，解毒止痒。主治小儿慢性荨麻疹。

用法：取药粉12g，加陈醋、凡士林调膏分摊于6块3cm×4cm的塑料薄膜纸上，贴于血海、风市、曲池穴上（均取双侧），胶布固定。冬季加悬灸5分钟。每次贴12小时，3日1次，连贴4次为1个疗程。

［上海中医药杂志，1995，29（10）：36］

27. 脱敏贴穴粉Ⅱ号

配方：徐长卿30g　乌梅　银柴胡　乌梢蛇各10g　氯苯那敏40mg

制法：将前4味药粉碎过80目筛，用陈醋调成膏糊备用。

功效主治：清热解毒，祛风止痒。主治急慢性荨麻疹。

用法：取穴选曲池、血海（均取双侧）。同时取药膏（每穴用药粉3g）摊于4cm×5cm塑料薄膜或敷料上，撒上氯苯那敏药粉贴于穴位上，2日1次，连贴5次。

（《当代中医外治妙方》）

28. 乳没膏

配方：乳香　没药各50g　熟猪油200mL

制法：猪油加热融化，放入两味中药极细末，搅拌冷却备用。

功效主治：清热杀菌，消肿生肌。主治脓疱疮。

用法：采用本膏外涂阿是穴（即患处），每日2～4次，3日为1个疗程。

［中医杂志，2002，43（14）：284］

第二十节 其他制剂

1. 喷雾倒膜剂

配方：

一方（喷雾剂）：白芷 丹参 藁本 当归 冰片 白僵蚕 白附子各200g

二方（倒膜粉）：硫黄 大黄各200g

制法：两方各研成极细粉，分装两瓶中，备用。

功效主治：清热活血，祛痘美颜。主治寻常性痤疮。

用法：取喷雾剂20g，放入小型自用喷雾器中，早中晚各喷1次；取倒膜粉20g，用清水调成糊状外用。第1周隔日1次，第2周3日1次，15天为1个疗程，连续治疗2个疗程。

［广西中医药，2003，26（5）：15］

2. 皮肤药浴剂

配方：生地黄 苦参 当归 赤芍 白鲜皮 蒲公英各60g

制法：水煎后稀释至1：400000。

功效主治：清热凉血，活血化瘀。主治寻常型银屑病。

用法：用上药沐浴，每次30分钟，每日1次，10次为1个疗程。浸浴时尽力洗去鳞屑，以利于药物吸收。冬季浸浴时要注意保暖。

［护理研究，2004，18（7）：118］

3. 紫衣参肤浴剂

配方：紫草 苦参 地肤子 牡丹皮 淡竹叶 白鲜皮各40g 蝉蜕 黄芩各30g 冰片8g

制法：加水8000～10000mL，水煎煮后待用。

功效主治：祛风止痒。主治慢性荨麻疹。

用法：药汁温热后行温泡浴，每日1次，10天为1个疗程。

［中医外治杂志，2004，13（4）：13］

4. 银屑康外洗液

配方：蛇床子10g　地肤子30g　秦皮90g　葱根　蒜瓣　榆树皮　柳树枝　桑树枝　槐树枝　桃叶　石菖蒲各适量

制法：加水8000mL，煎煮去渣待用。

功效主治：活血化瘀。主治银屑病。

用法：水煎洗浴，每日1次，同时服用银屑康丸，外搽银屑康酊，1个月为1个疗程，共治疗2~5个疗程。

［实用中医药杂志，2005，21（2）：83］

5. 牛皮癣药浴剂

配方：川椒　枯矾各40g　野菊花80g　朴硝150g

制法：加水8000mL，煎煮成汁待用。

功效主治：清热去屑。主治银屑病（血热型）。

用法：煎汤后稍加冷水冲温，全身熏洗，每周2次，疗程30天。外用硼酸氧化锌软膏。

［辽宁中医杂志，2005，32（4）：319］

6. 灵仙浴搽剂

配方：苦参　白鲜皮　威灵仙各30g　地肤子18g　蛇床子15g　百部21g

制法：加水3000mL，煎煮滤渣，存液待用。

功效主治：祛风止痒。主治荨麻疹。

用法：水煎搽浴，每日2次。

［新疆中医药，2005，23（6）：16］

7. 双地药浴剂

配方：地榆　黄柏　苦参　蛇床子各30g　地骨皮　葛根各20g

制法：加水8000mL，煎煮滤渣后待用。

功效主治：疏肝凉血，解毒除邪。主治无菌性脓疱性皮肤病。

用法：上药沐浴浸泡，或外用搽擦，每日2~3次，2个月为1个疗程。

［现代中医药，2006，26（1）：13］

8. 透骨草发汗剂

配方：透骨草　苏木　龙胆草　秦艽　升麻　防风　白芷　独活　羌活各15g　五味子5g　荆芥穗　艾叶各20g

制法：加水2500mL，煎煮去渣存液。

功效主治：清热祛风。主治顽固性荨麻疹。

用法：水煎，药液擦洗全身，后盖被至全身发汗，每日1次，15天为1个疗程。注意老年人、幼儿、孕妇及心肺疾病患者禁用，炎夏亦需慎用。

［皮肤病与性病，2005，27（3）：58］

9. 菊红草药浴剂

配方：野菊花　紫草　苦参各100g　红花60g　芒硝300g

制法：加水8000mL，煎煮除渣存液。

功效主治：清热凉血，去屑止痒。主治寻常型银屑病。

用法：加适量温水后，全身药浴，每天1次，15天为1个疗程，2个疗程后观效。

［现代中医药，2006，26（2）：26］

10. 花藤浸泡液

配方：金银花藤　地榆　苦参　千里光　黄柏　土茯苓各120g　五倍子40g　蒲公英80g

制法：加水10000mL，煎煮滤渣留汁。

功效主治：清热解毒，健脾化湿。主治天疱疮。

用法：加入适量温水，浸泡全身，每日1次，1个月为1个疗程。

［广西中医药，2006，29（1）：42］

11. 外阴白色病变专疗剂

配方：

Ⅰ号方（水剂）：黄柏　地肤子　苦参　生地榆各30g　马齿苋50g　当归　红花　龙胆草各20g　甘草30g

Ⅱ号方（散剂）：黄柏末6g　青黛散　冰硼散各3g

制法：Ⅰ号方水煎成药汁3000mL；Ⅱ号方各粉混匀瓶装。

功效主治：清热解毒。主治外阴白色病变。

用法：①Ⅰ号方熏洗坐浴，每天1次，15天为1个疗程，连用3个疗程；②局部用药：鳞状上皮细胞增生型用0.01%曲安奈德尿素软膏涂搽；硬化苔藓型用2%丙酸睾酮油膏涂搽；混合型用两药交替涂搽，每日3次；③睡前外敷Ⅱ号方（麻油调糊）；④氦氖激光照射，每日1次，15天为1个疗程，共治疗3个疗程。

［实用中医药杂志，2007，23（8）：516］

12. 参白散喷剂

配方：人参30g　珍珠母20g　黄连　黄柏　白芷各15g　没药　赤石脂　炉甘石各10g

制法：常规制成喷剂。

功效主治：清热养血，祛腐生肌。主治小腿溃疡。

用法：每日2~3次喷药到溃疡面后包扎。疗程2~4周。

［上海中医药杂志，2009，43（2）：36］

13. 白发症特用乌发剂

配方：何首乌　黑豆各45g　旱莲草　川芎各25g　桑椹　石榴皮各30g　女贞子　乌梅　黄柏各15g　当归　鸡血藤各20g　黄连10g

制法：加水1000mL，煎煮成500~600mL药汁留用。

功效主治：养血乌发，活血护发。主治白发症。

用法：每次拔出白发最多不超过50根，然后用煎好的药汁500mL均匀浇在头上，全部浸湿，边浇边按摩，15分钟后用毛巾包裹，3小时后用清水洗净。

附：①伴脱发者加桑寄生25g，蔓荆子20g；②白发在1/3面积以下，1周做1次；1/3以上1周做2次；③严重时，可同时服用乌发酒（制何首乌、枸杞子、生黄芪各25g，淫羊藿、肉苁蓉、菟丝子、女贞子、杭菊、当归、白芍各15g，混合放于粮食白酒500mL内浸泡半月备用），每晚服5mL即可。

［云南中医中药杂志，2009，36（2）：40］

14. 水疗Ⅰ号

配方：

甲方：马齿苋　野菊花　蒲公英各30g

乙方：大枫子　黄柏　蛇床子各 15g　苍术　石菖蒲　金银花　连翘　蝉蜕各 10g

制法：甲、乙方各加水 8000mL，煎煮过滤存汁即用。

功效主治：清热利湿，祛风止痒。主治泛发性湿疹。

用法：急性期用甲方，亚急性期或慢性期用乙方。水浴后待干，隔日 1 次，10 次为 1 个疗程。

［实用中医药杂志，2009，25（5）：301］

15. 水疗Ⅱ号

配方：

甲方：马齿苋　野菊花　蒲公英　金钱草各 30g

乙方：大枫子　黄柏　蛇床子各 15g　苍术　石菖蒲　金银花　连翘　蝉蜕各 10g

制法：甲、乙方各加水 8000mL，煎煮去渣即用。

功效主治：清热利湿。主治湿疹。

用法：急性期用甲方，亚急性期或慢性期应用乙方。全身浸润，每次 30 分钟，每日或隔日 1 次，10 次为 1 个疗程。

［实用中医药杂志，2009，25（4）：232］

16. 虎杖泡浴剂

配方：虎杖　马齿苋　徐长卿　蛇床子　苦参　川椒　败酱草各 30g　丹参 20g　苍术 15g

制法：加水 8000mL，煎煮滤渣存汁。

功效主治：清热去屑，润肤止痒。主治儿童银屑病。

用法：水煎浸泡洗浴，每日 1 次，20 天为 1 个疗程。

［辽宁中医药，2009，36（6）：956］

17. 蓝青草栓子

配方：鸦胆子 10g　黄柏　苦参　白花蛇舌草　金银花　大青叶　板蓝根各 30g

制法：加水 3000mL，煎煮 30 分钟，放入自制 1cm × 3cm 带尾线的纱布栓子一枚，煮沸30分钟，取出栓子，去渣存汁。

功效主治：清热杀虫，解毒祛疣。主治肛管内尖锐湿疣。

用法：先熏蒸后坐浴，然后将栓子推入肛门，留置1小时，每晚1次，治疗1个月。

［中国医学文摘·皮肤科学，2010，27（4）：224］

18. 口炎含漱液

配方：党参30g　白术　知母　黄柏　黄芩　杭菊　吴茱萸　甘草各10g　茯苓　麦冬　生地黄各20g

制法：水煎，煎汁浓缩为1000mL，备用。

功效主治：清热祛湿，收敛止痛。主治口炎。

用法：每日1剂，分早中晚含漱和口服，1周为1个疗程，2个疗程后观效。

［云南中医中药杂志，2011，32（1）：38］

19. 黄精泡浴剂

配方：荆芥　苦参　金银花　地榆　白鲜皮　黄精　野菊花　地肤子　大枫子各30g　五倍子　大黄各20g　枯矾15g

制法：加水3000mL，煎沸后待用。

功效主治：清热燥湿，祛风止痒。主治湿疹。

用法：将药液倒入浴盆内，再加上5000mL温水，泡浴20分钟，每日1次，7天为1个疗程。

［湖北中医杂志，2010，32（6）：53］

20. 三黄液油剂

配方：黄柏　大黄　黄芩　地榆　地肤子　紫草各15g　五倍子20g　青黛10g　枯矾6g

制法：甲法：药物加水500mL，煎煮去渣存汁400mL，凉透待用；乙法：药物共研细末，加芝麻油等量，调匀成油膏待用。

功效主治：清热利湿，护肤止痒。主治婴幼儿湿疹。

用法：先冷湿敷，每天3～4次，间歇期外搽油膏，治疗周期为14天。

［辽宁中医杂志，2011，38（2）：297］

21. 活血化瘀气雾剂

配方：柴胡　香附　白芍　桃仁　金银花　蒲公英各10g　川芎5g　生地黄　当归各12g　红花3g　甘草6g

制法：加水2000mL，浓煎成500mL存放。

功效主治：清热活血，化瘀散结。主治口腔扁平苔藓。

用法：药水加入超声雾化器内，开机后喷雾在口内，每日1次，10次为1个疗程，共治疗3个疗程。

［陕西中医学院学报，2010，33（3）：94］

22. 金银花浴剂

配方：金银花50g　马齿苋30g　苦参　地肤子　生地龙　苍术（麸炒）　白鲜皮　蛇床子　苍耳子　黄柏各20g

制法：药物装入白棉布袋内封紧口，放入电煮锅内，用清水浸没药面3~5cm，浸泡30分钟，先武火煮沸再用文火煮30分钟，待用。

功效主治：清热护肤。主治新生儿痤疮。

用法：药水倒入盆中，再加适量温水，水温38~40℃，浸浴后患处涂炉甘石粉，每日1次，5天为1个疗程。

［浙江中医杂志，2010，45（10）：752］

23. 特色蜡疗祛斑美容方

配方：白附子　白术　天冬各20g　白芷　茯苓　赤芍各25g　玉竹30g　当归36g　薏苡仁40g　川芎15g

制法：以上药物研成细末备用。

功效主治：养血化瘀，活血祛斑。主治黄褐斑。

用法：①将适量医用美容蜡放至恒温蜡疗机中完全溶化，加入特色蜡疗药方散剂，充分混合均匀，每日1次，共治疗3个月。②药粉加减法：肝郁气滞者加柴胡、香附各15g；血瘀者加桃仁、红花、泽兰各15g；血热者加牡丹皮、炒栀子各20g；气虚者加黄芪、党参各20g；血虚者加鸡血藤25g；湿滞者加苍术、猪苓、泽泻各15g。

［上海针灸杂志，2013，32（5）：396］

24. 淀粉浴剂

配方：玉米淀粉 500～1000g

制法：全部均匀稀释于水中，温度 36～37℃，存液 25～30L，呈乳白色，淀粉含量大致为 20～30mg/L，待用。

功效主治：洁肤温热，滋润保润，护肤止痒。主治婴儿湿疹。

用法：除头面部外，全身浸泡其中，每次 20～30 分钟，浴毕自然晾干后，予以紫草油（紫草、黄芩加入植物油浸泡后文火煮沸，冷却后备用）外涂，隔日 1 次，2 周后观效。

［中国医学文摘·皮肤科学，2014，31（5）：275］

25. 夏季皮炎洗浴剂

配方：蒲公英　白鲜皮　牛蒡子　紫草　地肤子各 12g　金银花　苦参　牡丹皮各 9g　薄荷　甘草各 3g

制法：加水 8000mL，煎煮去渣存汁。

功效主治：清热解毒，凉血祛风。主治夏季皮炎。

用法：温热药汁洗浴患处，每日 1～2 次，7 天为 1 个疗程。

（经验方）

26. 蛇床子贴膏

配方：蛇床子 15g　白鲜皮 12g　当归　丹参各 10g　薄荷　达克宁 1g　苯海拉明 0.15g

制法：基质（以橡胶为主）50g，制成贴膏。

功效主治：祛风止痒。主治神经性皮炎。

用法：贴敷患处，2 天 1 次，每用药 6 天停药 1 天，14 天为 1 个疗程。

（《中药临床新用》）

27. 斑秃洗发水Ⅰ号

配方：艾叶　菊花　防风　藿香　生甘草各 10g　荆芥 6g　白鲜皮　刺蒺藜各 15g

制法：加水 3000mL，煎煮去渣存汁。

功效主治：活血生发。主治斑秃等。

用法：温水洗头，2 天 1 次，30 天为 1 个疗程。

［上海中医药杂志，2004，38（2）：22］

28. 斑秃洗发水Ⅱ号

配方：艾叶　菊花　薄荷　防风　白芷　金银花　地肤子　藁本藿香　甘松　石菖蒲　蔓荆子　荆芥　蛇床子　黄柏　苦参　明矾各 10g

制法：加水 3000mL，煎煮去渣存汁。

功效主治：养血护发。主治斑秃等。

用法：温水洗头，2 天 1 次，30 天为 1 个疗程。

［内蒙古中医药，2009，28（9）：40］

第三章　皮肤病民间外用制剂

第一节　单味中草药制剂

1. 百部酊

配方：百部 750g

制法：25% 百部酊（百部 250g 加入 75% 酒精 750mL 中）、50% 百部酊（百部 500g 加入 75% 酒精 500mL 中），浸泡 3 天后待用。

功效主治：杀灭阴虱。主治阴虱病。

用法：先用 25% 百部酊涂于局部毛发，间歇 3 天，再用 50% 百部酊二次涂药，又间歇 3 天，用 25% 百部酊三次作预防性涂药。夫妻同治时暂禁止性生活，烫洗内衣裤，暴晒被褥。

［中国皮肤性病学杂志，2003，17（2）：130］

2. 紫草油膏

配方：紫草末 100g　凡士林 1000g　小磨香油 20mL

制法：以小火熬 30 分钟后备用。

功效主治：清热燥湿。主治尿布皮炎。

用法：无菌盐水清洗患处，擦干后涂擦紫草油膏，每日 2 次；糜烂水疱者加电烤疗法，脓疱者加洁霉素（林可霉素）软膏。5 天为 1 个疗程。

［新疆中医药，2003，21（4）：20］

3. 单味紫草油

配方：紫草 30g

制法：紫草浸泡500mL茶油中，2天后用武火煮沸10分钟，冷却12小时后，再次用武火煮沸5分钟，改文火煮30分钟，冷却后过滤装瓶消毒后备用。

功效主治：清热止痛。主治带状疱疹。

用法：外用，每日3～4次。

［实用中医药杂志，2003，19（6）：313］

4. 桐油

配方：桐油100mL

制法：密封瓶装。

功效主治：杀菌去疣。主治扁平疣。

用法：先用注射针头或小刀将疣表面轻轻挑刮，略带血迹，再涂桐油于其表面，待自然干燥，结痂，脱落。如未脱光可再涂1～2次。

［中国麻风皮肤病杂志，2003，19（2）：113］

5. 旱莲草酊

配方：旱莲草300g　75%酒精1000mL

制法：浸泡1周过滤后即得。

功效主治：活血生色。主治白癜风。

用法：外擦，每日2次，3个月为1个疗程。

［皮肤病与性病，2003，25（4）：29］

6. 补骨脂酊

配方：补骨脂300g　75%酒精1000mL

制法：浸泡1周后滤渣存酊。

功效主治：活血祛白。主治白癜风。

用法：每日2次外搽，3个月为1个疗程。

［辽宁中医杂志，2003，30（10）：829］

7. 生姜油

配方：生姜30g　芝麻油200mL

制法：姜入油煎枯，去渣存油。

功效主治：活血生发。主治斑秃。

用法：外搽，每日2～3次，10天为1个疗程，可配合丹参注射液静脉注射。

［中国麻风皮肤病杂志，2003，19（5）：457］

8. 薄棉灸

配方：棉花少许

制法：干燥药棉扯成薄丝片。

功效主治：温热活血。主治带状疱疹。

用法：暴露病灶，常规消毒，棉丝片贴于患处，以火焚之，烧灼感以病人能耐受为度，隔日1次，2次为1个疗程，2个疗程即可。

［江西中医药，2003，34（12）：42］

9. 留行蛋清

配方：王不留行50g

制法：上药研成粉末，用1～2个鸡蛋蛋清调糊待用。

功效主治：活血通经。主治带状疱疹后遗神经痛。

用法：调敷患处，每天1次，2周为1个疗程。

［河南中医，2004，24（1）：36］

10. 白花蛇舌草煎剂

配方：白花蛇舌草30g

制法：加水3000mL，煎煮成药汁。

功效主治：清热解毒，消肿祛毒。主治头部脓肿性穿掘性毛囊周围炎。

用法：头煎口服，二煎外洗湿敷，每日2次，连续用28天。

［中国麻风皮肤病杂志，2003，19（4）：397］

11. 芦荟叶

配方：芦荟叶片20片

制法：清洗干净待干。

功效主治：清热泻火，杀菌生肌。主治褥疮（Ⅰ、Ⅱ、Ⅲ度）。

用法：将芦荟叶片内层直接贴于疮面，外面再以无菌敷料覆盖包扎，以防叶片水分过度蒸发，每日1次，3周为1个疗程。

［护理研究，2004，18（1）：158］

12. 雷公藤煎剂

配方：雷公藤 200g

制法：加水 1000mL，煎至 500mL，过滤置凉，用四层纱布冷湿敷。

功效主治：清热祛湿。主治婴幼儿湿疹。

用法：冷湿敷，每日多次。

［中医外治杂志，2003，12（5）：17］

13. 马齿苋煎液

配方：马齿苋 50g（鲜品用 100g）

制法：加水 500mL，煎成 250mL，过滤待凉。

功效主治：清热燥湿。主治婴儿湿疹。

用法：冷湿敷，每日多次。

［中医外治杂志，2003，12（6）：24］

14. 白矾蜜

配方：白矾 100g

制法：研细粉，加入蜂蜜 300g，调成糊状，瓶装。

功效主治：收敛护肤。主治慢性湿疹。

用法：外用，每日 2～3 次。可配合血液磁极化疗法。

［中医外治杂志，2003，12（6）：10］

15. 75%乙醇

配方：75% 乙醇 200mL

制法：瓶装备用。

功效主治：杀菌消炎。主治腋臭。

用法：先用肥皂水清洗腋窝并擦干，再用棉签蘸 75% 乙醇涂搽腋窝汗腺部位，30 秒后再搽 1 次，每日 6 次，7 天为 1 个疗程。

［临床皮肤科杂志，2004，32（9）：531］

16. 雄黄酒精

配方：雄黄 50g　2% 普鲁卡因 10mL　75% 酒精 100mL

制法：雄黄研成极细粉，兑入二药摇匀即成。

功效主治：杀菌解毒，活血止痛。主治带状疱疹。

用法：搽敷患处，每日2次。

［实用中医药杂志，2004，20（4）：190］

17. 仙人掌汁

配方：新鲜仙人掌5片

制法：开水烫洗去刺，置陶器土钵或碗内，木棒捣烂，纱布裹榨仙人掌汁（或水果榨汁机取汁更快）。

功效主治：清热解毒。主治带状疱疹。

用法：取汁加少量酒精混合搅匀，用棉签蘸药汁外涂，每日4～5次，可用3～7天。

［江西中医药，2004，25（6）：34］

18. 槌果藤膏

配方：加工提取槌果藤（新疆野生草药）药物浸膏200g

制法：加入凡士林等基质，配成相当于原药物的200%浓度即可。

功效主治：活血化瘀。主治瘢痕疙瘩。

用法：先将药膏薄涂于患处，外加热源（常用TDP灯、红外线灯）照射30～40分钟，每日1次，隔日或隔5～7天后再治疗，2个月后观效。

［中国美容医学，2004，13（5）：531］

19. 95%乙醇

配方：95%乙醇100mL（或高浓度白酒亦可）

制法：瓶装备用。

功效主治：杀菌敛疮。主治扁平疣。

用法：暴露病灶，胶布保护周围组织，蘸95%酒精点涂疣体，反复点涂，每日1～2次，7天为1个疗程。

［临床皮肤科杂志，2004，33（6）：356］

20. 威灵仙溶液

配方：威灵仙100g

制法：加冷水1500mL，冷浸，煎煮先武火后文火，煎头、二煎共计800mL。

功效主治：杀虫去毒。主治掌跖疣。

用法：药汁倒入盆内，加入食醋50mL，手足疣处浸泡半小时，早晚各1次，7天为1个疗程。

［江西中医药，2004，35（11）：11］

21. 苦豆子油搽剂

配方：苦豆子油100mL

制法：配成搽剂，瓶装存用。

功效主治：杀虫解毒。主治小儿头白癣。

用法：剃头，硫黄乳膏洗头，再外用本品，每日3次，4周后观效。

［中国皮肤性病学杂志，2004，18（12）：761］

22. 谷糠油

配方：谷糠油100mL

制法：瓶装存用。

功效主治：杀虫去毒。主治体股癣等皮肤浅部真菌病。

用法：外用，每日1～2次。

［岭南皮肤性病科杂志，2004，11（3）：270］

23. 茅膏菜搽剂

配方：茅膏菜粉100g　75%酒精1000mL

制法：浸泡7天后去渣存汁。

功效主治：祛风止痒。主治神经性皮炎。

用法：外搽，每日1～2次，7天为1个疗程。皮损完全消退后继续治疗1～2周，以免复发。

［云南中医中药杂志，2004，25（5）：59］

24. 杠柳果浆

配方：杠柳果实100g（产于陕西咸阳）

制法：果实经手工压榨或水果榨汁机榨汁，收集原浆装瓶密封。

功效主治：杀虫腐疣。主治尖锐湿疣。

用法：外涂疣体，每日1～2次，4周为1个疗程。本疗法疗效显著，西北地区药源丰富，值得开发。

［陕西中医，2004，25（10）：897］

25. 儿茶细粉

配方：儿茶100g

制法：儿茶碾粉，瓶装。

功效主治：活血生肌，收湿敛疮。主治男性生殖器固定型药疹。

用法：均匀撒布于创面上，每日2～3次，15天为1个疗程。

［中国皮肤性病学杂志，2004，18（11）：698］

26. 鲜马齿苋糊

配方：新鲜马齿苋100g

制法：洗净捣成糊状，再加入青黛20g，调匀成软膏状。

功效主治：清热止痛。主治带状疱疹。

用法：外敷，塑料薄膜外覆，每日1次，10天为1个疗程。

［实用中医药杂志，2005，21（3）：165］

27. 血竭精糊

配方：血竭粉100g

制法：瓶装备用。

功效主治：生肌敛疮。主治麻风病足底溃疡。

用法：取血竭粉适量加75%酒精调糊，涂于溃疡面，每周2次，1个月后判效。

［中国麻风皮肤病杂志，2004，20（6）：590］

28. 姜黄霜

配方：姜黄油50g

制法：制成5%姜黄挥发油霜。

功效主治：杀虫美颜。主治面部毛囊虫皮炎、脂溢性皮炎、痤疮等。

用法：每日1～2次外用。

附：实验证明，姜黄、丁香、桉叶、珊瑚姜、木姜子五种植物挥发油均有抗人体蠕形螨的作用，对护肤美容的新化妆品开发有重要意义。

[中国美容医学，2005，14（3）：341]

29. 金粟兰酊

配方：金粟兰（又称九节茶）干品20g

制法：加75%酒精100mL，浸泡1月后备用。

功效主治：杀虫解毒。主治痤疮。

用法：外搽，每日2次。伴发脓疮时，每100mL金粟兰酊中加入氯霉素0.5g，混合外搽，4周为1个疗程。

[江西中医药，2005，36（5）：44]

30. 香莲外搽液

配方：香莲100g

制法：加水200mL，煎汁存用。

功效主治：杀虫止痒。主治外生殖器念珠菌病。

用法：外洗外擦患处，每日2～3次，连用2周判效。

[皮肤病与性病，2005，27（2）：35]

31. 垂盆草

配方：新鲜垂盆草全草适量

制法：加少许青黛，捣汁待用。

功效主治：清热解毒。主治带状疱疹。

用法：均匀敷于创面，每天1次，5天为1个疗程。

[实用中医药杂志，2005，21（7）：411]

32. 无花果粉

配方：成熟无花果100g

制法：先用开水烫后晾干研末，瓶装。

功效主治：清热生肌。主治褥疮。

用法：用生理盐水及0.2%甲硝唑溶液先后冲洗，将无花果干粉均匀撒敷在溃疡面上，然后用TDP灯照射。每日1～2次，20天为1个疗程。

[实用中医药杂志，2005，21（8）：493]

33. 血竭酊

配方：血竭粉 50g

制法：加入 95% 酒精 1000mL，再添加氮酮 20mL，搅匀即成。

功效主治：化瘀活血，敛疮除屑。主治银屑病。

用法：外搽，每天 2～3 次，疗程为 8 周。

［实用中医药杂志，2005，21（9）：553］

34. 25% 百部酊

配方：百部 50g

制法：加入 75% 酒精 200mL，浸泡 7 天过滤存酊。

功效主治：杀虫止痒。主治丘疹性荨麻疹。

用法：外搽，每日 3 次，6 天为 1 个疗程。

［中国皮肤性病学杂志，2005，19（2）：98］

35. 辣椒素霜

配方：辣椒素 0.25g

制法：加入霜剂 1000g，配成 0.025% 辣椒素霜。

功效主治：杀虫除痘。主治痤疮。

用法：每天 1～2 次，用药 4 周。

［中国麻风皮肤病杂志，2005，21（11）：916］

36. 山苍子油膏

配方：山苍子油 30g

制法：加入霜剂基质 1000g，调匀即成。

功效主治：杀虫止痒。主治皮肤浅部真菌病，如手足癣、体股癣等。

用法：外搽，每日 2～3 次，10 天为 1 个疗程。

［中国麻风皮肤病杂志，2006，22（3）：24］

37. 紫花地丁泥汁

配方：鲜嫩紫花地丁 200g

制法：洗净，放在容器内捣烂，见绿色汁液溢出即可。

功效主治：清热解毒。主治蜂窝织炎。

用法：敷于患处，外用清洁菜叶覆盖，包扎，每日 2 次，10 天为 1 个疗程。如红肿严重者可取紫花地丁、蒲公英各 30g，煎后服用。

［浙江中医杂志，2006，41（3）：170］

38. 女贞子酊

配方：女贞子 20g

制法：75% 酒精 200mL，浸泡 1 周滤渣存酊。

功效主治：活血生色。主治白癜风。

用法：外用，每日 3 次，2 个月为 1 个疗程。

［中国中西医结合皮肤性病学杂志，2005，4（3）：150］

39. 龙血竭细粉

配方：龙血竭细粉 100g

制法：瓶装备用。

功效主治：敛疮生肌。主治褥疮。

用法：用碘伏消毒，盐水清洗，药粉均匀撒敷在创面上，每天 1 次，10 天为 1 个疗程。

［浙江中医杂志，2006，41（6）：335］

40. 新鲜芦荟叶

配方：新鲜芦荟叶 10 片

制法：洗净从芦荟中间片开，待用。

功效主治：清热敛疮。主治静脉留置针引起的药物渗出性组织损伤。

用法：将带有胶原的芦荟外敷于患处，每天 4 次，持续 5 天。

［新疆中医药，2006，24（4）：34］

41. 鲜土豆片

配方：土豆 2 个

制法：洗净，切成厚约 0.3cm，直径约为 3cm 的圆形薄片或 2cm × 4cm 的长方形薄片，放入清洁容器中。

功效主治：清洁消肿。主治静脉炎。

用法：先将静脉穿刺针眼处用0.5%的络合碘消毒后，用无菌输液贴保护，上面用保鲜膜覆盖。红热型每次2小时，硬结型每次4小时，每日2次，3天后观效。

[湖南中医杂志，2006，22（3）：80]

42. 苦参浴足水

配方：苦参300g

制法：加水3000mL，煎汤去渣待用。

功效主治：清热解毒，杀虫退皮。主治跖疣。

用法：煎汁凉至30～40℃时浴足20分钟，每日1次，10天为1个疗程。

[实用中医药杂志，2006，22（1）：691]

43. 樟脑精油

配方：樟脑精油50mL

制法：樟脑提取油液，配成12.5%浓度。

功效主治：杀螨除疹。主治螨虫病。

用法：点搽法，每日1次，3天为1个疗程。

[西安交通大学学报（医学版），2006，27（6）：544]

44. 鲜鱼腥草

配方：鲜鱼腥草50～100g

制法：捣汁存放瓶中。

功效主治：清热解毒。主治荨麻疹。

用法：用汁直接搽于风团处。病程短者，搽后即愈，病程长者，可每日搽3次，2天为1个疗程。

[云南中医中药杂志，2007，28（2）：22]

45. 彝药苦参疱疹酊

配方：彝药苦参20g

制法：加75%酒精200mL浸泡7天后备用。

功效主治：清热燥湿，杀虫止痛。主治带状疱疹。

用法：裁粘胶棉垫，后滴加本品外敷患处，每日换药2～4次，1～2天更换棉垫1次，部分直接外涂，连用8天后判效。

[皮肤病与性病，2007，29（1）：20]

46. 雷公藤煎剂

配方：雷公藤生药20g

制法：加水1000mL，浸泡、煎煮约20分钟。

功效主治：除风利湿，消肿解毒。主治面部接触性皮炎。

用法：待冷，以多层纱布蘸药汁湿敷，每日2次，每个疗程6天。

[江西中医药，2007，38（8）：35]

47. 韭菜汁

配方：新鲜韭菜30g

制法：新鲜韭菜切碎，捣榨出汁，纱布滤渣，再将雄黄粉15g与其混匀待用。

功效主治：清热散毒。主治慢性肾脏病合并带状疱疹。

用法：用棉签薄涂于患处，每日3次，用药1周。

[现代中医药，2008，28（2）：30]

48. 马鞭草药汁

配方：马鞭草鲜品200g

制法：洗净捣汁备用，或晒干切碎干品40g，加75%酒精100mL浸泡7天后过滤取汁备用。

功效主治：杀虫祛毒。主治寻常疣。

用法：用药汁直接涂搽疣体，每日2次，直至疣体萎缩脱落消失为止。每次治疗前先将疣体表面枯槁层用温水泡软刮除后再涂药，效果更佳。

[云南中医中药杂志，2008，29（7）：74]

49. 牡丹皮粉

配方：牡丹皮200g

制法：粉碎研极细末，备用。

功效主治：清热凉血，活血化瘀。主治青春期痤疮。

用法：用水调成糊状，涂于痤疮部位，1小时后用清水洗去，每天3次，7

天为1个疗程。

［天津中医药，2008，25（1）：68］

50. 青苔煎汁

配方：青苔1000g

制法：青苔清洗泥土，洗净后放入大罐中，加水5L，盖上罐盖，用武火煮至沸腾，然后文火煎煮半小时，再加水5L，武火至沸，将青苔煎汁过滤至澡盆中待用。

功效主治：活血祛风。主治慢性荨麻疹。

用法：患者裸体坐于盆中小木凳上，助手将竹苇围在澡盆周围，上盖棉布，待水温降至常温时，撤去苇席，坐于盆中洗涤全身，擦干盖被休息半小时。

［实用中医药杂志，2008，24（6）：386］

51. 海螵蛸细粉

配方：海螵蛸30g

制法：研成细粉备用。

功效主治：收湿敛疮，活血止痛。主治带状疱疹。

用法：每取3g用凉开水调糊外敷，每日2～3次，10天为1个疗程，用药1～2个疗程。

［福建中医药，2008，39（3）：35］

52. 凉茶叶水

配方：绿茶叶5g

制法：开水500mL冲泡后放凉，夏天可置冰箱中。

功效主治：清热除湿。主治面部糖皮质激素依赖性皮炎。

用法：冷湿敷，每次10～15分钟，每日1～3次，可同时口服栀子金花丸，4周后判效。

［中国中西医结合皮肤性病学杂志，2009，8（3）：175］

53. 鲜药垂盆草

配方：新鲜垂盆草100g

制法：洗净，捣碎绞汁存用。

功效主治：清热解毒。主治带状疱疹。

用法：外涂疱疹及疼痛部位，2～3 小时一次，7 天为 1 个疗程，用药 2 个疗程。

[江西中医药，2008，39（12）：44]

54. 鱼眼草酊

配方：鲜品鱼眼草 50g

制法：洗净晒干切碎，用 75% 酒精 150mL 浸泡 21 天，过滤取滤液密封备用。

功效主治：杀虫解毒。主治寻常疣。

用法：用药液直接涂搽疣体，每日 2 次，连用 15～60 天。

[云南中医学院学报，2009，32（4）：54]

55. 黄连素溶液

配方：黄连素 0.1g

制法：加水 200mL 搅匀（0.05%）备用。

功效主治：清热燥湿。主治急性湿疹或急性皮炎。

用法：冷湿敷，每日多次，7 天为 1 个疗程。慢性湿疹可加用糠酸莫米松乳膏外搽。

[甘肃中医学院学报，2009，26（5）：24]

56. 红花酒精

配方：红花 15g　75% 酒精 500mL

制法：浸泡 1 周后备用。

功效主治：活血通络，散瘀止痛。主治压疮溃疡期。

用法：对骨骼隆起处用本品定时按摩，每日 2～3 次，20 天为 1 个疗程。

[云南中医中药杂志，2010，31（5）：78]

57. 夏枯草煎液

配方：夏枯草 20g

制法：加水 200mL，煎煮 15 分钟待用。

功效主治：清肝泻火，散结消疣。主治疣类（寻常疣、扁平疣、丝状疣、指状疣等)。

用法：趁热用纱布蘸药水湿敷患处，反复10余次。如凉，加热后继续使用，每日2~3次，连用1个月。

[陕西中医，2010，31（1）：79]

58. 爵床

配方：爵床新鲜品100g

制法：捣烂加麻油搅拌均匀待用。

功效主治：清热解毒。主治带状疱疹。

用法：外涂患处，每日3次，13天为1个疗程。

[中医外治杂志，2011，20（1）：21]

59. 臭梧桐叶

配方：臭梧桐叶200g

制法：洗净，晒干，研末，瓶装，高压消毒后备用。

功效主治：清热生肌。主治糖尿病并发下肢溃疡症。

用法：药粉敷于溃疡面上，3天换药1次，治疗4周后观效。

[云南中医中药杂志，2011，32（5）：97]

60. 新鲜芦荟药汁

配方：新鲜芦荟200g

制法：洗净待干，捣烂存汁。

功效主治：杀虫泻火。主治带状疱疹。

用法：先采用火针点刺法，在皮损四周散刺数针，再外涂敷芦荟汁，每日1次，5天为1个疗程。

[广西中医药，2011，34（2）：36]

61. 龙血竭粉末

配方：龙血竭100g

制法：研成极细粉，装瓶备用。

功效主治：活血定痛，敛疮生肌。主治压疮。

用法：先用红花酒精涂抹患处，再涂敷龙血竭粉，每日1次，15天为1个疗程。

［浙江中医杂志，2011，46（2）：119］

62. 苦豆子干馏油

配方：苦豆子 500g

制法：苦豆子放入密闭特制干馏器中，干馏后收取干馏油汁备用。

功效主治：祛风敛疮。主治掌跖脓疱病。

用法：外搽，每日 2 ~ 3 次，30 天为 1 个疗程。

［中国麻风皮肤病杂志，2011，27（9）：616］

63. 白龙液

配方：鲜活白颈地龙（即广地龙）5 条

制法：取地龙置于干净碗盆中，使地龙吐尽泥土，然后放入洁净消毒的容器内，之后放入白糖适量，板蓝根注射液 10mg，等地龙溶化为液体后，取上清液备用。

功效主治：清热通络。主治带状疱疹。

用法：取上清液调涂患处，每日 3 ~ 5 次，10 天为 1 个疗程。

［中医外治杂志，2012，21（1）：27］

64. 鲜败酱草

配方：鲜败酱草 100g

制法：加水 1000mL，烧开后用文火煎煮，取汁 500mL 存用。

功效主治：清热解毒，祛瘀除疣。主治扁平疣。

用法：口服半量，其余用纱布浸药液擦洗皮损，每日 2 次，1 周为 1 个疗程。

［中医外治杂志，2012，21（6）：59］

65. 胎盘组织液

配方：新鲜胎盘 500g

制法：洗净待干，加水 1000mL 煎煮存滤汁，余下胎盘再加 1000mL 煎煮存滤汁，两煎合并后放冰箱备用。

功效主治：养血生肌。主治慢性下肢溃疡。

用法：患处冲洗，碘伏消毒，过氧化氢及生理盐水清洗待干，用纱布浸组织液外敷溃疡面，每日1~2次，10天为1个疗程。

［中医外治杂志，2012，21（5）：51］

66. 苦参米醋

配方：苦参100g

制法：加入米醋200mL，浸泡7天过滤留醋。

功效主治：杀菌燥湿，祛风止痒。主治慢性湿疹、神经性皮炎、手足癣（角化型）、甲癣。

用法：外搽，每日3次，10天为1个疗程。

（经验方）

67. 百部酒

配方：百部25g

制法：加入高粱酒200mL，浸泡10天后滤渣留酒。

功效主治：杀虫止痒。主治阴虱、疥疮、瘙痒症。

用法：涂搽，每日1~2次，5天为1个疗程。

（经验方）

68. 10％黄连软膏

配方：黄连粉10g　凡士林90g

制法：调膏即成。

功效主治：清热解毒，消肿止痛。主治脓皮病、病毒性疱疹等。

用法：外搽或摊敷，每日1~3次。

（经验方）

69. 米糠油剂

配方：米糠500g

制法：取碗1只，纸封碗口，纸上放米糠，然后将燃着的木炭放在米糠上，待米糠快要燃尽时，弃去木炭，盖上另一只大碗，封口纸下可得米糠油。

功效主治：清热止痒。主治慢性湿疹、体癣等。

用法：外搽，每日1~3次。

（经验方）

70. 蛋黄油

配方：蛋黄油 10mL

制法：鸡蛋煮熟去白，蛋黄置锅中干炒焦黄，去渣取油（1个鸡蛋可炼4～5g油），若在油中加达克罗宁、冰片各0.2g更佳。

功效主治：消肿止痛，固皮生肌。主治皮肤溃疡。

用法：外搽，每日2～3次，7天为1个疗程。

（经验方）

71. 甘草油剂

配方：甘草 20g

制法：加入芝麻油200mL，煎枯去渣存油。

功效主治：清热解毒，润肤护肤。主治皲裂症、鱼鳞病、皮肤干燥症等。

用法：涂搽，每日2～3次，20天为1个疗程。

（经验方）

72. 鸦胆子纯油

配方：鸦胆子 100g

制法：鸦胆子粉碎后加入适量乙醚，浸泡2天，待乙醚挥发完，去渣取油备用。

功效主治：杀虫燥湿，软坚腐蚀。主治寻常疣、扁平疣、尖锐湿疣等。

用法：用玻璃棒蘸取药油点涂疣体，每日1～3次，连用1～7天。

（经验方）

73. 纯血竭细粉

配方：纯血竭 100g

制法：研成极细粉，瓶装。

功效主治：活血定痛，生肌敛疮。主治糖尿病足溃疡。

用法：外敷换药，每日1次，同时口服血竭散，每次5g，每日3次，共治疗30天后观效。

（《中药临床新用》）

74. 虎杖涂剂

配方：虎杖 200g

制法：水煎 2 次取浓缩液 1000mL，冷却后，加 95% 乙醇使醇含量达到 65%，加 5% 碳酸氢钠至 pH 值为 7～8，分装，100℃流通蒸汽灭菌 30 分钟。

功效主治：清热解毒，散瘀止痛。主治放射性皮炎。

用法：外搽患处，每日 4～6 次，10 日为 1 个疗程。

［中国中医药信息杂志，1999，6（1）：51］

75. 木鳖子醋糊

配方：木鳖子 3g

制法：将上药去外壳，将肉放入碗内，加米醋 100mL 磨成糊状。

功效主治：活血解毒。主治银屑病。

用法：外擦癣面，每日 1～2 次。

（《中药临床新用》）

76. 大蓟药液

配方：大蓟 60g

制法：加水 500mL，煎煮后，过滤去渣存 200～300mL 药液待用。

功效主治：凉血散瘀，解毒消疱。主治带状疱疹。

用法：涂洗患处，每日 3 次，或将大蓟、小蓟各 60g 加牛奶捣膏外敷，8 天为 1 个疗程。

［中医药研究，1999，15（2）：56］

77. 天冬酒泥

配方：鲜天冬 200g

制法：剥去外皮，置容器内，另取少量米酒，捣烂成泥状待用。

功效主治：养阴润燥，生津解毒。主治带状疱疹。

用法：2/3 量外敷包扎患处，1/3 量冲泡温服，每日 1 次，1 周为 1 个疗程。

（《中药临床新用》）

78. 菟丝子油膏

配方：菟丝子 100g

制法：将上药用锅焙干，研成粉末后加入芝麻油，调成稀膏状，待用。

功效主治：补益肝肾，祛风消疹。主治带状疱疹。

用法：涂于患处，每日 2 次，至愈停用。

［现代中西医结合杂志，2000，9（14）：1365］

79. 紫草鱼肝油

配方：紫草 40g

制法：加入鱼肝油 200mL 浸泡，冬 7 日，夏 3 日。

功效主治：清热凉血，活血解毒，透疹消斑。主治带状疱疹。

用法：外敷患处，每日 1 次，症消方停。

［长春中医学院学报，2004，20（1）：12］

80. 纯菟丝子水

配方：菟丝子 30g

制法：加水 500mL 煎至 300mL，待温。

功效主治：清热祛风，消疹退印。主治面部痤疮。

用法：外洗或外敷患处，每日 1～2 次，7 天为 1 个疗程。连续用药至症状消失为止。

（《中药临床新用》）

81. 三七醋膏

配方：三七 100g

制法：研极细粉，装瓶备用。

功效主治：活血化瘀，消肿散结。主治增生性瘢痕。

用法：三七粉米醋调糊膏状，外敷，连用至症状消失为止。

（《中药临床新用》）

82. 柚冰液

配方：柚子皮 1000g　冰片 50g　甘油 50mL　表面活性剂　蒸馏水各适量

制法：制成混悬液，装瓶密闭备用。

功效主治：养血护肤。主治冻疮（未破型）。

用法：涂擦患处，每日3次，10天为1个疗程。

［中医药学报，2008，36（2）：58］

83. 生蒲黄粉

配方：生蒲黄100g

制法：研为极细末，装入瓶内备用。

功效主治：清热燥湿。主治渗液性湿疹等。

用法：药粉撒在皮损处，药粉湿透时，再继续撒药，并在外覆盖纱布。

（《中药临床新用》）

84. 血竭粉醇

配方：纯血竭粉100g

制法：纯细粉装瓶。

功效主治：活血生肌，敛疮止痒。主治急性湿疹。

用法：①用3%硼酸湿敷后，再外涂药粉，每日3次；②将药粉兑入少量55%乙醇溶解后外搽，每日3次；③内服，每日3次，每次2g。

［云南中医中药杂志，2000，21（5）：28］

85. 莱菔子纯粉

配方：莱菔子60g

制法：置锅中炒干黄，研末瓶装。

功效主治：除湿解毒。主治急性湿疹。

用法：外敷，每日3次，7天为1个疗程。

［中医杂志，1998，39（8）：457］

86. 黄连纯粉

配方：黄连100g

制法：研成极细粉，瓶装备用。

功效主治：清热燥湿，泻火解毒。主治脓疱疮、耳部湿疹、幼儿局限性湿疹。

用法：渗出时，干撒药粉；干燥时，麻油调敷。每日1次，连续用药至痊愈为止。

（《中药临床新用》）

87. 旱莲草酊

配方：旱莲草 20g（鲜者加倍）

制法：加入 75% 乙醇 200mL 浸泡（夏 2 天、冬 3 天），用布滤去渣取汁，成咖啡样酊剂。

功效主治：养血生发。主治斑秃。

用法：涂擦，干后再用七星针行放血疗法，每日 1 次。

［中医外治杂志，2004，13（5）：6］

88. 乌梅盐醋

配方：乌梅 100g　食盐 5g　米醋 30mL

制法：先将食盐用水溶解，放入乌梅浸泡 24 小时后，将乌梅肉与米醋捣泥。

功效主治：除脱硬皮，护肤减痛。主治鸡眼。

用法：患处用温水浸泡，用刀片刮去角质层，外敷本品，每日 1 次，至愈为止。

［吉林中医药，2000（3）：13］

89. 王不留行籽

配方：王不留行籽 50 粒

制法：装瓶备用。

功效主治：养血祛斑。主治黄褐斑。

用法：耳穴取肺、神门、内分泌、皮质下、面颊、肝，用王不留行籽贴压穴位，每日压按 3～4 次，每 3 日 1 次，10 次为 1 个疗程。

［针灸临床杂志，2000，16（2）：31］

90. 三棱跖疣剂

配方：牡蛎 50g　赤芍　三棱　莪术各 30g　蝉蜕 10g

制法：加水 3000mL，煎煮去渣存汁。

功效主治：解毒散结。主治跖疣。

用法：水煎浸泡患足，每日 1 次，1 个月为 1 个疗程。

［浙江中西医结合杂志，2007，17（8）：508］

第二节　五方外用剂

【单方　验方　偏方　奇方　秘方】

1. 傣药雅哈贺药水

配方：

一方：小叶滑叶藤树皮 100g

二方：小叶滑叶藤树皮 100g　三开瓜树皮 100g　甄子树皮 50g　白花树皮 50g

三方：小叶滑叶藤树皮 100g　黑心树皮 50g　青牛胆 50g

制法：各方均可加入洗米水 800～1000mL 煎煮，沸后 15 分钟，置脚盆中待用。

功效主治：清热杀菌，利湿止痒。主治手足癣。一方主治水疱型，每日 2 次，3 天为 1 个疗程；二方主治糜烂型，每日 2～3 次，5 天为 1 个疗程；三方主治角化过度型，每日 2～3 次，7 天为 1 个疗程。

用法：药汁温度适中后，手足均可浸泡 20～30 分钟，再擦傣药"神药油"，每日 1 次，至愈。

［云南中医中药杂志，2003，24（5）：38］

2. 盐花浴足小方

配方：大盐 40g　花椒 60g

制法：加水 1500mL，煎成 1000mL 待用。

功效主治：杀菌止痒。主治脚癣。

用法：浸泡足部，再涂脚气膏（皮康霜 1 支，复合维生素 B 片 30 片，维生素 B_1 片 10 片，研细混匀），每日 1 次，3 天为 1 个疗程。

［中医外治杂志，2003，12（2）：52］

3. 肛湿洗搽剂

配方：紫草　黄连各 10g　百部　苦参　地肤子　防风各 20g　薄荷 30g

制法：加水 1500mL 煎成 1000mL，适温时以纱布浸药汁擦拭按摩患处。

功效主治：清热燥湿，祛风止痒。主治肛门湿疹。

用法：药汁每日擦拭2次，后外搽紫黄油（紫草、黄连各10g，菜籽油40mL浸泡1周），6天为1个疗程。

［中医外治杂志，2003，12（2）：46］

4. 婴湿冷敷液

配方：冰片3g　苦参　黄连　黄柏　蛇床子　地肤子各30g

制法：加水后煎煮成1000mL药汁，凉透待用。

功效主治：清热利湿。主治婴儿湿疹。

用法：冷湿敷患处，每次10～20分钟，每日3～4次。

［中医外治杂志，2003，12（3）：9］

5. 蜈蚣酊

配方：雄黄5g　蜈蚣10条　徐长卿100g

制法：上药兑入75%酒精1000mL中，1周后使用。

功效主治：杀菌解毒。主治带状疱疹。

用法：外搽，3天1次，10天为1个疗程。

［湖北中医杂志，2003，25（8）：24］

6. 脑王油

配方：薄荷脑2g　王不留行60g

制法：共为极细末，兑入香油60mL调成油剂。

功效主治：解毒祛痛。主治带状疱疹。

用法：外涂，每日3次，7天为1个疗程。

［云南中医学院学报，2003，26（3）：51］

7. 止痛酊

配方：雄黄10g　枯矾2g　冰片1g　鲜柿子1个

制法：加入75%酒精100mL，浸泡半个月。

功效主治：杀菌止痛。主治带状疱疹后遗神经痛。

用法：取汁外涂疼痛处，每日7次，15天为1个疗程。

［实用中医药杂志，2003，19（7）：355］

8. 治疣灵

配方：大青叶　板蓝根　百部各15g　夏枯草　紫草　蛇床子各12g　生薏苡仁　土茯苓各30g　桃仁10g　红花8g

制法：加水500mL煎煮存药汁。

功效主治：清热除疣。主治颜面扁平疣。

用法：疣处酒精消毒后用针尖挑破，再外涂治疣灵，用保鲜膜在面部包裹后，用热毛巾敷盖15分钟，2日1次。

［皮肤病与性病，2003，25（4）：28］

9. 大黄散

配方：大黄500g　硫黄200g

制法：共研极细粉，混匀装瓶。

功效主治：杀菌祛脂。主治痤疮。

用法：茶水调粉为糊，每晚外涂，次日洗去，1个月为1个疗程。

［实用中医药杂志，2003，19（10）：539］

10. 紫黄散

配方：紫草　大黄各15g　马齿苋30g

制法：上药研末，加95%酒精200mL浸泡5天后备用。

功效主治：清热杀菌。主治面部痤疮。

用法：取药酊少许，加入蒸馏水少许调匀，点搽皮疹处，每日1次，10天为1个疗程，2个疗程后观效。同时可配合耳尖放血疗法。

［中医药信息，2003，20（5）：50］

11. 三黄一椒膏

配方：生大黄　制硫黄　雄黄各9g　白胡椒12g　白凡士林200g

制法：前4味各研极细粉，过120目筛后，加凡士林后调匀即成。

功效主治：活血化瘀，散结除痰。主治绝经期角皮症。

用法：每天晚上涂搽皮损处，并用纱布块包扎至第二天早上，每日1次，4周为1个疗程，1～2个疗程后判效。可配合中药煎服（当归、白芍、旱莲草、何首乌各15g，生地黄、女贞子、黄芪各20g，丹参30g，蛇床子5g，熟地黄、桂枝、三棱各 10g）。

［新中医，2003，35（10）：54］

12. 三黄粉

配方：黄连　大黄　黄柏　乳香　没药各 20g

制法：各研极细末混匀，装瓶。

功效主治：清热止痛。主治带状疱疹。

用法：用浓茶汁调敷患处，每日 2～3 次。

［实用中医药杂志，2003，19（11）：578］

13. 双白液

配方：白鲜皮　白矾各 30g

制法：加水 300mL 煎汁待用。

功效主治：清热燥湿，祛风解毒。主治顽固性扁平疣。

用法：煎液后趁热浸泡（手部）、擦洗（面部），每日 3 次，每剂可用 3 次，再用时加水煎煮复用。

［哈尔滨医药，2003，23（6）：52］

14. 苦桉液

配方：鲜苦楝皮 150g（干品 100g）　鲜蓝桉叶 150g（干品 100g）

制法：切成寸长，加凉水 700mL，文火煮沸 10 分钟，去渣待温。

功效主治：杀虫止痒。主治疥疮。

用法：用小毛巾浸湿后，从颈部往下全身涂擦 3 遍，每日 2 次，连用 2 天为 1 个疗程。另 15 岁以下患者，用鲜苦楝皮、鲜蓝桉叶各 100g 即可。

［人民军医，2003，46（12）：738］

15. 复方硫黄百部洗汤

配方：硫黄　百部各 50g　大枫子　野菊花　蛇床子各 30g　黄柏　苦参　荆芥　浮萍各 20g　土花椒 8g　蝉蜕 10g

制法：用纱布包裹，加水煎沸，取煎液 3000mL 置于浴盆，酌加冷水，待温热后入浴。

功效主治：杀虫止痒。主治疥疮。

用法：入浴后，反复搓擦全身约70分钟，用清水冲洗，每日1次，连续6天为1个疗程。有结节者外用恩肤霜；湿疹与脓疱疮者加大苦参、黄柏用量。

［皮肤病与性病，2004，26（1）：19］

16. 84消毒液

配方：84消毒液100mL

制法：生活日用品原装液。

功效主治：杀菌解毒。主治寻常疣。

用法：消毒液原液直接外涂或外敷疣体表面，每日3~6次，直到疣体脱落，一般1~6周多愈。

［中医外治杂志，2003，12（5）：52］

17. 化疣方

配方：木贼　香附各30g

制法：兑水500mL，煎成300mL待用。

功效主治：清热化疣。主治寻常疣。

用法：趁热先行熏蒸患处，待凉后再作浸泡，1剂使用3天，6天为1个疗程。

［浙江中医杂志，2004，39（2）：52］

18. 苦参花椒茶泡脚液

配方：苦参15g　花椒　绿茶各10g　陈醋50mL

制法：加热开水2500mL待用。

功效主治：杀虫止痒。主治足癣、手癣等。

用法：患处浸入溶液内，浸泡半小时，每日1剂，2周为1个疗程。

［中医外治杂志，2003，12（6）：43］

19. 乌倍散

配方：乌贼骨　五倍子各20g　冰片5g

制法：共研细末，装瓶。

功效主治：收湿敛疮。主治婴幼儿湿疹。

用法：干燥型将药粉调蛋黄油擦于患处，脂溢型和渗出型将药粉直接搽于患处，轻者每天 1 ~2 次，重者 4 ~5 次。

[实用中医药杂志，2004，20（3）：145]

20. 地榆擦洗液

配方：马齿苋 100g　苦参　生地榆　黄柏各 30g

制法：加水 2000mL，煎煮 600mL 后过滤置凉。

功效主治：清热利湿。主治婴幼儿湿疹。

用法：每 1 剂煎成 600mL，分成 4 份，每次用 200mL 凉液，用柔软纱布或毛巾反复擦洗患处，渗出时可作冷湿敷，每日 3 次。

加减法：渗出重者加儿茶 20 ~30g，红肿甚者加金银花、蒲公英各 30g。

[中华皮肤科杂志，2004，37（4）：232]

21. 口疮散

配方：五倍子　枯矾各 5g　天竺黄 6g　冰片 3g

制法：共研细粉，瓶装待用。

功效主治：清热敛疮。主治儿童口疮。

用法：口腔用蒸馏水或盐水漱洗后，外敷口疮散适量，每日 1 ~2 次，5 天为 1 个疗程。

[辽宁中医杂志，2004，31（1）：55]

22. 双生冷敷液

配方：生甘草　生地榆　黄柏　苦参　马齿苋各 50g

制法：兑水 2000mL 煎煮成汁，滤渣后备用。

功效主治：清热燥湿。主治渗出性皮肤病。

用法：水煎后取凉汁，用四层纱布沾水冷敷，每次半小时，疗程 3 天。

[辽宁中医杂志，2004，31（4）：312]

23. 蜈蝎治疮散

配方：蜈蚣　全蝎各 20g　大黄　黄柏各 50g　冰片 10g　苯海拉明片（25mg）40 片　地塞米松片（0.75mg）10 片

制法：磨细过筛混匀，置清洁密封瓶内备用。

功效主治：杀虫解毒，消疱去痛。主治带状疱疹。

用法：先用生理盐水擦洗疱疹，2%碘酊消毒，取药散10～20g，用人参珍珠霜调糊涂敷，暴露干燥后轻轻刮掉再涂，每天2～3次，7天为1个疗程。

[护理研究，2004，18（7）：1221]

24. 三粉冰片膏

配方：轻粉　官粉　红粉　冰片各1g

制法：共研细末，加菜籽油适量，调和成糊状备用。

功效主治：杀菌敛疮。主治耳部湿疹伴脓疱疮。

用法：外涂，每月1～2次，用药3～7天。注意口周、眼周禁用。

[新疆中医药，2004，22（2）：封3]

25. 隐虫止痒水

配方：硫代硫酸钠10g　甘油20mL　氯霉素2g　石榴酒20mL 蒸馏水加至100mL

制法：摇匀即成。

功效主治：杀虫止痒。主治隐翅虫皮炎。

用法：外搽，每日4次，7天为1个疗程。

[皮肤病与性病，2004，26（2）：33]

26. 复方百部酊

配方：百部　苦参　蛇床子各50g　75%酒精100mL

制法：浸泡2周，滤液即成。

功效主治：灭虱止痒。主治阴虱病。

用法：外搽，每日2次，5天为1个疗程。

[中国麻风皮肤病杂志，2004，20（3）：290]

27. 复方鲜皮酊

配方：蛇床子30g　百部20g　苦参　白鲜皮各50g　黄柏25g

制法：兑水3000mL，水煎后待用。

功效主治：灭虱止痒。主治阴虱病。

用法：水煎后坐浴清洗，每日1次，每次30～40分钟，1周为1个疗程，简便效佳。

［辽宁中医杂志，2004，31（5）：396］

28. 汗疱液

配方：麻黄根　瘪桃干　糯稻根　煅牡蛎各30g　乌梅10g

制法：加水2000mL，浸泡半小时，煎两次过滤混匀待温。

功效主治：利水消疱。主治汗疱疹。

用法：以多层纱布浸药汁后温敷患处，每3～5分钟更换1次纱布，每日多次。每日1剂，5天为1个疗程，2个疗程后观效。

［福建中医药，2004，35（1）：38］

29. 海螵止痒灵

配方：海螵蛸20g　荆芥　防风各10g

制法：后2味中药加水200mL，煎成100mL药水待用。

功效主治：祛风利湿，消疹止汗。主治手足多汗症。

用法：浸泡手足30分钟，早晚各1次，每日1剂。浸泡后以海螵蛸粉扑擦。

［新中医，2004，36（9）：10］

30. 川椒生发酒

配方：川椒　肉桂各10g　斑蝥10g　补骨脂　菟丝子各30g　樟脑6g　50度白酒500mL

制法：浸泡1周后去渣备用。

功效主治：活血生发。主治斑秃等。

用法：外用，每天1～2次，1个月为1个疗程。

［皮肤病与性病，2004，26（1）：20］

31. 柏叶生发酊

配方：侧柏叶　生地黄　当归各18g　赤芍13g　干姜12g　红花9g　75%酒精500mL

制法：浸泡7天后滤渣留酊。

功效主治：养血生发。主治斑秃、脂秃等。

用法：外搽，每日2~3次，1个月为1个疗程。

［新中医，2004，36（5）：46］

32. 防燥疣复发剂

配方：紫草　马齿苋　大青叶　藿香　佩兰　虎杖　板蓝根　大黄　黄柏　茵陈各30g

制法：加水3000mL煎煮后待用。

功效主治：清热解毒，除疣防发。主治肛周尖锐湿疣术后复发者。

用法：先以五妙水仙膏外涂疣体，待疣体脱落后用本方熏洗坐浴，每日2次，7天为1个疗程，外洗2个疗程。

［中国中西医结合皮肤性病学杂志，2004，3（1）：34］

33. 紫草解疱酒

配方：黄连　紫草　细辛　大黄各10g　蜈蚣1条　青黛10g　冰片3g

制法：前5味先共研粗粉，再加入余2味，兑入白酒150mL（或75%酒精250mL）浸泡1小时后使用。

功效主治：杀虫解毒，除疱止痛。主治带状疱疹。

用法：外用，每日2~3次，疗程7天。

［云南中医中药杂志，2004，25（3）：14］

34. 草花去瘊液

配方：旱莲草　芝麻花各30g

制法：加水200mL煎汁待用。

功效主治：活血除疣。主治扁平疣。

用法：外洗外擦患疣，每日2~3次，15天为1个疗程。

［医学理论与实践，2004，17（6）：680］

35. 虎杖油

配方：虎杖　地榆　当归　紫草　黄连各10g　大黄　板蓝根　蒲黄各15g

制法：加芝麻油300mL，煎枯去渣，存油瓶内。

功效主治：清热解毒。主治脓疱疮、足癣感染、枕后毛囊炎等。

用法：外擦，每日2~3次，15天为1个疗程。

（经验方）

36. 苦参治银液

配方：苦参　菊花各60g　金银花　蛇床子各30g　白芷　地肤子　黄柏各15g　石菖蒲10g

制法：加水2000mL，文火水煎，待用。

功效主治：清热祛湿，消疹止痒。主治寻常型银屑病。

用法：将药汁倒入脸盆中，将新鲜猪胆1个倒入搅匀，用棉球蘸药汁外擦皮损，每日2~3次，2周为1个疗程。

［中医药信息，2004，21（5）：27］

37. 掌跖脓疱液

配方：黄芩　透骨草　蛇床子　地肤子各30g　白鲜皮　川椒　蝉蜕各10g

制法：加水3000mL，煎汁2000mL待用。

功效主治：清热透脓，去屑敛疮。主治掌跖脓疱病。

用法：手足浸泡药汁中，每日2次，每天1剂，15天为1个疗程，3个疗程后判效。浸泡后外用海普林软膏及口服雷公藤多苷片。

［实用中医药杂志，2004，20（19）：504］

38. 红斑肢痛液

配方：川椒40g　黄柏　紫草　苦参各30g　红花20g

制法：加水200mL，煎煮后待用。

功效主治：清热活血，通络解痛。主治红斑性肢痛症。

用法：水煎温洗患处，每日2~3次，6天为1个疗程，可治疗1~3个疗程。

［新中医，2004，36（10）：62］

39. 解毒止痛膏

配方：黄柏12g　雄黄6g　冰片4g　王不留行（炒黄）10g

制法：研末装瓶。

功效主治：清热解毒。主治带状疱疹。

用法：取药末加凡士林少许外敷，每日1次，5天为1个疗程。可配合针刺及拔罐疗法。

［新中医，2004，36（12）：64］

40. 病毒煎洗剂

配方：地肤子7～10g　黄柏7～10g　蛇床子7～15g　白鲜皮7～12g　地骨皮7～10g　苦参5～10g　明矾5～10g　五倍子5～10g　仙鹤草7～15g　桑白皮7～10g

制法：加水3000mL，煎煮待用。

功效主治：清热解毒。主治病毒性疱疹，如单纯疱疹、带状疱疹、生殖器疱疹等。

用法：取汁外洗、外敷、外搽，每日3～4次，连用3～4天。

［云南中医中药杂志，2004，25（5）：18］

41. 癣净灵

配方：羌活　龙胆草　生白附子各30g　明矾　皂角各20g　大枫子肉60g　10%冰醋酸30mL

制法：上药加入温水3000mL，搅匀后待用。

功效主治：杀虫止痒。主治足癣。

用法：病足浸泡20分钟，每日1次，4周为1个疗程。泡足后外用联苯苄唑。

［湖北中医杂志，2004，26（11）：40］

42. 硫楝松枣膏

配方：升华硫　川楝子　松香　红枣炭各12g　枯矾　广丹各1.5g　花椒2g

制法：加入凡士林1000g调膏备用。

功效主治：杀虫除毒。主治小儿头癣。

用法：外用，每日1次，14天为1个疗程。可配合剃头、洗头等。

［中医外治杂志，2004，13（4）：50］

43. 二甘汤

配方：甘遂　甘草各9g

制法：加水1500～2000mL，煮沸后待用。

功效主治：祛寒温经。主治冻疮。

用法：先熏洗患处，后浸泡外搽，每日 1～2 次，10 天为 1 个疗程，2 个疗程后观效。

［中国中西医结合皮肤性病学杂志，2004，3（2）：107］

44. 芒硝熏洗液

配方：忍冬藤　黄柏　芒硝各 30g　苍术 10g

制法：加水 2000mL 煎煮待用。

功效主治：活血化瘀。主治手足冻疮。

用法：先熏洗，后外搽，每日 1 次，10 天为 1 个疗程。

［实用中医药杂志，2004，20（9）：504］

45. 口腔溃疡散

配方：儿茶 10g　大黄 5g　冰片 2g

制法：各研细末混匀装瓶备用。

功效主治：清热敛疮。主治口腔溃疡病。

用法：将药末撒在溃疡面上，每日 2～3 次，10 天为 1 个疗程。

［黑龙江中医药，2004，5：40］

46. 复方颠倒散

配方：大黄粉　黄连粉　硫黄粉各 30g　轻粉 10g

制法：共研极细末，瓶装备用。

功效主治：清热杀虫。主治难治性寻常性痤疮。

用法：取散剂少许，温开水蜂蜜调敷面部，每晚 1 次，45～60 分钟后洗去，2 周为 1 个疗程，2 个疗程后观效。

［中国美容研究，2004，13（5）：534］

47. 青黛散

配方：青黛　黄柏各 60g　石膏　滑石各 120g

制法：各研细末混匀，瓶装备用。

功效主治：清热敛疮，祛腐生肌。主治褥疮。

用法：先清除坏死组织，TDP 灯照射，疮面干燥无渗水后撒本散，外敷纱布，每日1次，1个月为1个疗程。

［实用中医药，2005，21（2）：88］

48. 痤疮洗液

配方：大黄　生栀子　马齿苋各20g

制法：加水200mL，煎煮后去渣存汁。

功效主治：清热祛脂。主治寻常性痤疮。

用法：用痤疮匙除去粉刺，外用本品外敷，再用石膏倒膜，2天1次，10次后判效。

［中国中西医结合皮肤性病学杂志，2004，3（3）：171］

49. 洁面酊

配方：黄芩　苦参各20g　大黄　黄柏　白附子各15g　75%酒精100mL

制法：浸泡7天后滤渣存酊。

功效主治：清热去痘。主治寻常性痤疮。

用法：用棉签蘸液涂搽皮损处，早晚各1次，7天为1个疗程。

［实用中医药杂志，2005，21（2）：84］

50. 参芦生发酊

配方：新鲜侧柏叶20g　闹羊花3g　红参4g　芦荟4g

制法：侧柏叶加75%酒精200浸泡20天后去渣存酊，添加酒精至200mL，加入后三味浸泡4周，再滤渣存液。

功效主治：养血生发。主治斑秃。

用法：用生姜片蘸药水轻擦患处，每日2~3次，45天后观效。

［中医外治杂志，2004，13（5）：6］

51. 蓝草香酊

配方：板蓝根　紫草　香附　赤芍　丹参　三棱　莪术　夏枯草　红花各15g

制法：上药兑入75%酒精500mL浸泡10天后，过滤取上清液存用。

功效主治：活血化瘀。主治扁平疣。

用法：点涂，每日2次，10天为1个疗程。

［陕西中医学院学报，2005，28（1）：39］

52. 肛湿熏洗剂

配方：蛇床子　地肤子　白鲜皮　苦参各30g　防风　黄柏各10g　马齿苋20g

制法：加水3000mL煎煮去渣后待用。

功效主治：清热燥湿，祛风止痒。主治肛门湿疹。

用法：煎汤熏洗，每日2次，7天为1个疗程，连用2～5个疗程。配合外涂青黛膏。

［新疆中医药，2005，23（2）：32］

53. 糖尿病瘙痒外洗方

配方：苦参　百部　蛇床子　黄精　广藿香　绵茵陈各30g

制法：加水500mL，煎成250mL药汁即可。

功效主治：养肤润肤，祛风止痒。主治糖尿病皮肤瘙痒症。

用法：外洗外擦，每日2～3次，15天为1个疗程。

［中医药学刊，2005，23（4）：762］

54. 蓝菊防疣液

配方：板蓝根　香附　木贼　马齿苋各30g　菊花　生薏苡仁　大青叶　金银花　土茯苓　苦参　大黄各15g

制法：加水2000mL，煎煮成汁。

功效主治：杀虫解毒，化瘀灭疣。主治尖锐湿疣术后防复发者。

用法：外敷外洗外擦，每日2次，连用6～12天。

［中国中西医结合皮肤性病学杂志，2004，（3）：161］

55. 水痘外疗液

配方：金银花　青天葵　徐长卿各10g　蒲公英　生地黄　薏苡仁各15g　滑石12g　赤芍　苍术各8g　蝉蜕6g

制法：头煎加水100mL，二煎加水300mL，各煎各用。

功效主治：清热解毒。主治小儿水痘。

用法：头煎口服，二煎时另加苦参30g、黄连10g、蛇床子20g，煎液行熏洗或泡浴，每日1～2次，7天为1个疗程。

［新中医，2005，37（7）：77］

56. 疥疮外洗方

配方：苦参　青蒿各 50g　夜交藤 100g　萹蓄 30g

制法：加水 1500～2000mL，武火煮沸后文火煎 10～15 分钟后待用。

功效主治：杀虫止痒。主治疥疮。

用法：每日 2 次，外洗外搽，可治疗 1～4 天。

［广西中医药，2005，28（1）：39］

57. 杀螨液

配方：百部　蛇床子　地肤子　忍冬藤　薄荷各 20g　硫黄　苦参各 10g

制法：加水 500mL，煎煮成 250mL 药汁备用。

功效主治：杀虫祛脂。主治颜面蠕形螨病。

用法：外涂面部，每日 2 次，连续治疗 20 天。

［皮肤病与性病，2005，27（1）：29］

58. 汗疱液

配方：王不留行 30～40g　明矾 9～10g

制法：加水 1500mL 煎煮成汁。

功效主治：活血通经，敛疮止汗。主治汗疱疹。

用法：水煎浸泡双手，每日 2～3 次，7 天为 1 个疗程。

［实用中医药杂志，2005，21（5）：288］

59. 黄黛散

配方：雄黄　蜈蚣各 20g　青黛 60g　冰片 2g

制法：共研为末，装瓶。

功效主治：活血解毒。主治带状疱疹后遗神经痛。

用法：取粉食醋调敷，每日 1 次，10 天为 1 个疗程，共治疗 2 个疗程。

［实用中医药杂志，2005，21（12）：719］

60. 蓝草液

配方：板蓝根　紫草　蛇床子　苍术　苍耳子　龙胆草各 20g　芒硝 25g

制法：加水 300mL，煎煮滤渣存液。

功效主治：清热化疣。主治扁平疣。

用法：熏洗患处，温热时改为外擦，每日 1 ~ 2 次，4 周为 1 个疗程，2 个疗程后观效。

［湖北中医杂志，2005，27（5）：39］

61. 白黄散

配方：白附子 30g　硫黄 10g

制法：共研细末，瓶装。

功效主治：杀虫解毒。主治扁平疣。

用法：用鲜姜沾药面外擦疣体，每日 2 次，3 周为 1 个疗程。

［中医药信息，2005，22（5）：68］

62. 疗阴舒冲洗液

配方：百部　蛇床子　当归　菊花　土荆皮　大黄各 30g

制法：加水 200mL，煎成 100mL。

功效主治：杀虫止痒。主治念珠菌性阴道炎。

用法：用冲洗器吸液冲洗阴道，每日 2 ~ 3 次，2 周为 1 个疗程。

［陕西中医学院学报，2005，28（5）：41］

63. 消白合剂

配方：黑芝麻　黑大豆　核桃各 30g　紫背浮萍　路路通　红花各 10g　大枣 5 枚

制法：上药焙干粉碎存放，取 5g，加 90% 乙醇 100mL 在室温下密闭浸泡 2 周，滤过除渣，收集提取液。

功效主治：活血增色。主治白癜风。

用法：外用，每日 2 ~ 3 次，3 个月为 1 个疗程。

［中国美容医学，2005，14（6）：754］

64. 蛇丹外用粉

配方：青黛 15g　阿昔洛韦　冰片各 6g　西咪替丁 10g　泼尼松 150mg

制法：共研极细粉，混匀装瓶。

功效主治：清热解痛。主治带状疱疹。

用法：外用撒敷，外包，每日1次，连用7天。

［皮肤病与性病，2005，27（3）：22］

65. 尿布皮炎治疗剂

配方：金银花　蒲公英　菊花　夏枯草　紫花地丁　苦参　地肤子　百部各6g　薄荷　甘草各3g

制法：头煎加水150mL，二煎加水300mL，各煎各用。

功效主治：清热燥湿。主治小儿尿布皮炎。

用法：头煎可口服，二煎外洗、冷敷、外搽，用药4天即可。

［中医研究，2006，19（2）：22］

66. 仙人掌明矾泥

配方：仙人掌100g　明矾50g

制法：共同捣烂如泥，待用。

功效主治：活血化瘀。主治脂瘤。

用法：敷于患处，反复涂敷，1周后瘤体缩小，后症状逐渐消失，皮面光滑。

［新疆中医药，2006，24（1）：62］

67. 蒲公英浸渍液

配方：蒲公英50g　生地黄　黄芩各20g

制法：加水600mL，煎成500mL去渣后即可。

功效主治：清热化瘀，祛腐生肌。主治皮肤溃疡。

用法：过氧化氢清洗后，用药汁浸渍纱布覆盖创面3层，每天1次，15天为1个疗程。

［实用中医药杂志，2006，22（4）：238］

68. 雌激素中药酊

配方：人参　丹参　小茴香　白芷　秦皮各20g

制法：加75%酒精500mL，浸泡7天后过滤存酊。

功效主治：养血祛脂，生发祛斑。主治雄激素性脱发、痤疮、黄褐斑、绝经期外阴瘙痒症等。

用法：外用，每日 2 ~ 3 次，4 周为 1 个疗程。

[中国中西医结合皮肤性病学杂志，2005，4（3）：197]

69. 消疣内外剂

配方：板蓝根　大青叶各 60g　败酱草　马齿苋　生薏苡仁　苦参　防风　代赭石各 20g　黄芩　升麻各 15g　红花　桃仁　赤芍　丹参　夏枯草各 10g　生牡蛎 24g（先煎）

制法：头煎、二煎各加水 200mL，煎后过滤，各有所用。

功效主治：清热化瘀，活血除疣。主治扁平疣。

用法：头煎口服，二煎外擦，每日 2 次，5 天为 1 个疗程，3 个疗程后观效。

[实用中医药杂志，2006，22（5）：269]

70. 蓝青草液

配方：板蓝根　大青叶各 30g　夏枯草　金银花各 50g　生薏苡仁　柴胡　丹参各 40g

制法：共碾成末，加水 3000mL，煮沸后去渣。

功效主治：清热去疣。主治扁平疣。

用法：待水微温时外洗患处，或用纱布外敷，15 天为 1 个疗程，连用 3 个疗程。

[中医外治杂志，2006，15（2）：43]

71. 香木去疣液

配方：香附　木贼各 35g　贯众　地榆各 30g　板蓝根 45g　蜂房 20g　皂角刺 25g

制法：加水 3500mL，煎煮滤渣存汁。

功效主治：清热解毒，散结去疣。主治跖疣。

用法：浸泡病足 30 ~ 60 分钟，钝器刮去角化性损害，每日 1 ~ 2 次，连用 5 天，休息 2 天，3 个疗程后观效。

[中国皮肤性病学杂志，2006，20（6）：335]

72. 赤黄熏洗液

配方：赤芍 9g　黄柏 12g　苦参　土荆皮　百部各 15g　地肤子　白鲜皮各 20g　川椒 30g

制法：加水3000mL，煎煮滤渣存液。

功效主治：清热燥湿，祛风止痒。主治肛门瘙痒症。

用法：待水温时坐浴，每日2次，10天为1个疗程。

［中医外治杂志，2006，15（2）：11］

73. 金蓝草外洗液

配方：金银花　板蓝根　白花蛇舌草　土茯苓　木贼　半枝莲　露蜂房各30g　莪术　拳参各15g　法半夏9g　甘草6g

制法：加水3次，分煎3次，待用。

功效主治：杀虫解毒，祛疣防发。主治外阴尖锐湿疣。

用法：头煎、二煎混匀，外洗外擦，三煎内服，7天为1个疗程。

［中医药学刊，2006，24（10）：1951］

74. 青石散

配方：青黛　滑石　重楼　大黄各10g　冰片6g

制法：共研细末，瓶装。

功效主治：清热解毒。主治带状疱疹。

用法：醋拌成糊状外敷，每日3次，10天为1个疗程。

［实用中医药杂志，2007，23（2）：86］

75. 蜈蚣芦荟软膏

配方：蜈蚣8条　鲜芦荟200g　凡士林120g

制法：蜈蚣研成细粉，芦荟加水浓煎成浸膏，加入凡士林调匀成膏。

功效主治：清热解毒。主治带状疱疹。

用法：局部外涂，每日3次，6天为1个疗程，治疗2个疗程。

［云南中医中药杂志，2007，28（1）：60］

76. 青龙草坐洗液

配方：大青叶　苦参　地肤子　蛇床子　大黄各20g　龙胆草　白鲜皮　防风　荆芥　威灵仙各15g

制法：加水3000mL，煎煮过滤存汁。

功效主治：杀虫解毒。主治尖锐湿疣。

用法：坐浴、洗擦，每日2～3次，10天为1个疗程，2个疗程后观效。

［实用中医药杂志，2007，23（1）：36］

77. 妇保洗液

配方：雄黄　枯矾　黄柏　地肤子　蛇床子　龙胆草　百部　花椒　苦参各9g

制法：加水600mL，煎存500mL药液。

功效主治：杀虫止痒。主治念珠菌性阴道炎。

用法：用棉签蘸药轻擦阴道壁，然后取本品60mL加温开水180mL，用阴道冲洗器反复冲洗3次，每日1次，或坐浴亦可，10天为1个疗程。

［湖北中医杂志，2006，28（11）：31］

78. 壮药外洗液

配方：两面针　十大功劳　千里光各50g

制法：加水3000mL，煎煮后去渣待用。

功效主治：清热祛湿。主治肛门湿疹。

用法：熏洗坐浴后，配合壮医药线点灸。每日1次，10天为1个疗程。

［云南中医中药杂志，2007，28（9）56］

79. 筋骨草外洗液

配方：筋骨草6g　大青叶10g　千里光7g　生黄芪20g　荆芥穗3g　薄荷2g

制法：开水200mL冲泡20分钟后待用。

功效主治：清热活血。主治扁平疣。

用法：外洗外擦，每日2～3次，15天为1个疗程。

［皮肤病与性病，2007，29（3）：35］

80. 黄龙草洗冲液

配方：黄柏　木贼各30g　龙胆草　苦参　白鲜皮各20g　白花蛇舌草50g　土茯苓40g

制法：加水400mL，煎煮去渣待温。

功效主治：杀虫除毒。主治尖锐湿疣。

用法：坐浴清洗（女性患者可行阴道冲洗），每周2次，4周为1个疗程。

［江西中医杂志，2007，38（9）：32］

81. 乌梅外洗药

配方：木贼　白芷　苍术各12g　马齿苋20g　乌梅15g

制法：上药加水250mL文火煎汤，冷藏保存。

功效主治：清热除毒。主治扁平疣。

用法：棉签蘸药涂搽疣面，每日2次，28天为1个疗程。

［云南中医中药杂志，2008，29（2）：17］

82. 甲冰硫膏

配方：

一方：百部　苦参　黄柏　荆芥各20g

二方：甲硝唑10g　冰片4g　硫黄10g

制法：一方加水200mL煎汁去渣；二方共研细末，加凡士林100g调匀。

功效主治：杀虫止痒。主治疥疮。

用法：水煎擦洗后外用软膏，连用7天后判效。

［皮肤病与性病，2007，29（4）：36］

83. 苦地熏洗剂

配方：苦参　地肤子　蛇床子各50g　白矾20g　花椒15g

制法：加水3000mL，煎汁去渣待用。

功效主治：活血止痒。主治肛门湿疹。

用法：趁热熏洗，每日2次，7天为1个疗程。

［实用中医药杂志，2008，24（1）：36］

84. 紫樟煎液

配方：新鲜紫苏叶　新鲜樟树叶各500g

制法：洗净加水5000mL，煮沸后再文火煮15分钟，待用。

功效主治：清热止痒。主治急性荨麻疹。

用法：取汁先熏浴全身，待水温降到40℃左右时，再用药液擦洗全身10分钟，每天1次，连用7天。

［湖北中医杂志，2007，29（10）：41］

85. 马蓝草洗剂

配方：马齿苋　生薏苡仁　白鲜皮各20g　板蓝根　木贼草　山豆根　香附各30g　蜂房　细辛　红花　白芷各30g　明矾6g

制法：加水2000mL，煎汁去渣约1000mL备用。

功效主治：杀虫去毒，散结化疣。主治尖锐湿疣防复发者。

用法：熏洗、坐浴、湿敷与外擦，每日2~3次，连用3周。

［福建中医药，2007，38（6）：37］

86. 皮肤溃疡粉

配方：黄芩　黄柏　桃仁各6g　血竭2g　丹参10g

制法：共研极细粉，瓶装。

功效主治：清热生肌。主治皮肤慢性溃疡。

用法：将粉剂敷于溃疡面上，每日1~3次，30天为1个疗程。

［实用中医药杂志，2008，24（8）：508］

87. 杏子外洗液

配方：生杏仁　大枫子　花椒　荆芥　防风　硫黄　白矾各10g　生百部15g　大黄18g

制法：加水5000mL，煎煮滤渣存汁。

功效主治：杀虫止痒。主治疥疮。

用法：煎汤外洗，每日数次。且每天换洗内衣及被单，连用7~15天。

［陕西中医学院学报，2008，31（5）：55］

88. 壮灸冬藤液

配方：忍冬藤　白鲜皮　黄柏　地榆各30g　苍术15g

制法：加水2500mL，煎煮滤渣存用。

功效主治：清热燥湿。主治掌跖脓疱病。

用法：水煎温泡患处，联合壮医药线灸，每日2~3次，7天为1个疗程，治疗3个疗程。

［上海中医药杂志，2008，42（10）：52］

89. 蜈雄外用油

配方：蜈蚣3条　雄黄10g

制法：研末混匀待用。

功效主治：攻毒散结，通络止痛。主治带状疱疹。

用法：药粉用调和油调糊外涂，每日2次，疗程为10天。

［皮肤病与性病，2008，30（2）：19］

90. 冰星散

配方：冰片3～10g　诺氧氟沙星1～5粒

制法：共研细末，瓶装备用。

功效主治：清热止痛，化腐生肌。主治压疮（Ⅳ期）。

用法：药散均匀地敷于创面上，纱布覆盖固定，每日1次，20天为1个疗程。

［中国实用护理杂志，2009，25（4）：40］

91. 三花溶液

配方：金银花25g　紫花地丁20g　红花　苦参各15g　蒲公英　川椒　百部　蝉蜕各30g　五倍子　艾叶　乳香　没药各10g

制法：兑入3000mL水，煎煮去渣待用。

功效主治：清热燥湿，祛风解痒。主治肛周湿疹。

用法：先熏洗后坐浴，每日2次，7天为1个疗程，共治疗1～3个疗程。

［实用中医药杂志，2009，25（1）：34］

92. 仙人泥

配方：仙人掌100g　冰片20g

制法：洗净晾干，捣烂存泥，再加冰片捣成稀泥状。

功效主治：清热去毒。主治带状疱疹。

用法：外搽疱疹与疼痛处，每日5～6次，15天为1个疗程。

［中国医师进修杂志，2009，32（24）：46］

93. 柏叶生发宁酊

配方：侧柏叶15g　鲜生姜10g（切丝）　补骨脂10g　75%乙醇100mL

制法：浸泡 1 周即可。

功效主治：养血生发。主治斑秃。

用法：每日 2 次外搽，连用 3 个月。也可配合服用杞菊地黄丸。

[现代中医药，2009，29（6）：30]

94. 月花外敷液

配方：月季花　板蓝根各 15g　芦荟 3g　桃仁　赤芍各 12g　红花 10g　珍珠粉 3g（冲）

制法：加水 400mL 煎煮除渣存汁。

功效主治：活血化瘀，祛痘美颜。主治痤疮。

用法：水煎外敷，每日 1～3 次，疗程 40 天。

[甘肃中医学院学报，2009，26（5）：26]

95. 马蓝草外用液

配方：马齿苋 30g　板蓝根　紫草　大青叶　黄柏　黄芩　白鲜皮　蛇床子　香附　木贼各 30g

制法：加水 3000mL，煎煮去渣存汁。

功效主治：清热杀虫，散结除疣。主治尖锐湿疣。

用法：煎汁熏洗、湿敷、外擦。每日 2～3 次，1 个月为 1 个疗程。可配合电离子碳化术。

[云南中医中药杂志，2010，31（7）：21]

96. 华佗外敷麻药神方加减

配方：麻黄　当归　黄柏　马齿苋各 30g　川乌　草乌各 20g

制法：日煎 1 剂，水煎取汁 1000～2000mL，待用。

功效主治：清热解毒，化湿止痒。主治慢性湿疹。

用法：温度 20～25℃时，局部外洗外搽，每日 2 次，7 天为 1 个疗程，3 个疗程后判效。

[天津中医药，2010，27（1）：84]

97. 神黛糊

配方：六神丸 20 粒　青黛 20g

制法：上药共研细粉，以食醋20mL调成糊状待用。

功效主治：清热解毒。主治带状疱疹。

用法：外搽，每日1次，也可配合六神丸口服及针刺疗法，15天为1个疗程。

［实用中医药杂志，2011，27（1）：25］

98. 三色熏洗液

配方：黄柏　白鲜皮　板蓝根　蛇床子　苦楝皮各30g　苦参50g　地肤子40g　荆芥　防风　红花各15g

制法：加水3000mL，煎煮去渣存汁。

功效主治：清热燥湿，去疹止痒。主治肛门湿疹。

用法：先熏后洗、湿敷、外擦，每日2~3次，16天后判效。

［实用中医药杂志，2011，27（2）：110］

99. 参茯外敷液

配方：苦参　土茯苓　白鲜皮　黄柏各9g　明矾　炙甘草各6g

制法：加水300mL，煎煮后去渣留汁。

功效主治：清热化湿，润肤止痒。主治口腔内扁平苔藓。

用法：水煎外敷，每日4次，7天为1个疗程。同时可用龙血竭含片0.38g，含化。

［陕西中医学院学报，2010，33（2）：52］

100. 两根煮液

配方：山豆根　板蓝根　木贼　香附各30g

制法：加水200mL，煎煮去渣存汁。

功效主治：杀虫去毒。主治顽固性扁平疣。

用法：外洗外擦，每日2~3次，7天为1个疗程，共用3个疗程。

［陕西中医，2010，31（7）：801］

101. 红蓝揉搓液

配方：红花　板蓝根各20g　木贼　香附　白蒺藜各30g　薏苡仁　紫苏　三棱　皂角刺各10g

制法：加水300mL，煎煮去渣存汁。

功效主治：活血化瘀，散结除疣。主治扁平疣。

用法：用棉签蘸中药药液对疣体逐个揉搓，至疣体颜色转红或擦破表皮微痛为度，每日2次，20天为1个疗程。

［中医外治杂志，2011，20（1）：30］

102. 虎杖除疣剂

配方：虎杖　龙胆草　大黄　石榴皮　莪术　紫草各30g　赤芍　芒硝各20g

制法：加水3000mL，煎煮去渣存汁。

功效主治：清热解毒，散结除疣。主治肛周尖锐湿疣。

用法：坐浴，外擦，每日2~3次，30天为1个疗程。

［中医研究，2011，24（6）：50］

103. 止痒外洗方

配方：黄柏　蛇床子　苍术　苍耳子　地肤子　苦参各30g　苦楝皮　白鲜皮　红花各20g

制法：加水2000mL，煎煮滤渣存液100mL即可。

功效主治：清热燥湿，祛风止痒。主治老年性瘙痒症。

用法：外搽，每日多次，15天为1个疗程。

［中国中西医结合皮肤性病学杂志，2011，10（4）：240］

104. 二味拔毒散

配方：雄黄　白矾各50g

制法：共研细粉，装瓶存用。

功效主治：解毒杀虫，燥湿消疹。主治上肢带状疱疹。

用法：浓茶水调糊外敷患处，每日1~2次，14天为1个疗程。

［广西中医药，2011，34（3）：51］

105. 祛痤外洗液

配方：益母草　大黄　蒲公英各30g　丹参　硫黄　白芷　当归各15g

制法：加水3000mL，煎煮去渣存汁。

功效主治：活血化瘀。主治女性寻常性痤疮。

用法：温汁外洗患处，每日1~2次，15天为1个疗程。

［广西中医药，2011，34（5）：12］

106. 黄榆外敷药汁

配方：黄柏　生地榆各30g　马齿苋（干品30g或鲜品60g）

制法：煎水2000mL，待凉待用。

功效主治：清热燥湿，祛风解痒。主治湿疹。

用法：湿性者冷汁湿敷，干性者外敷外擦，每5分钟重复1次，每日3~5次，7天为1个疗程。

［湖北中医杂志，2011，33（5）：38］

107. 白鲜皮婴湿Ⅰ号

配方：白鲜皮　黄连　黄柏　野菊花　白芷　苦参　地肤子　苍耳子各5g

制法：加水1000mL，煎煮滤渣存汁。

功效主治：清热燥湿。主治小儿湿疹。

用法：冷湿敷，后外用丁酸氢化可的松乳膏，每日1~3次，7天为1个疗程。

［辽宁中医杂志，2012，39（7）：1354］

108. 白鲜皮婴湿Ⅱ号

配方：白鲜皮　野菊花各30g　千里光　苦参　儿茶各20g　蒲公英　桉叶各15g

制法：加水1000mL，煎煮滤渣存汁。

功效主治：清热利湿。主治小儿湿疹。

用法：冷湿敷，后外搽丁酸氢化可的松乳膏，每日1~3次，7天为1个疗程。

［中医外治杂志，2012，21（2）：32］

109. 香藤子熏洗液

配方：广藿香　鸡血藤　地肤子　生大黄　白及　桑枝　当归各30g　黄连15g　防风20g

制法：加水2500mL，煎煮去渣留液。

功效主治：清热解毒，燥湿止痒。主治手部湿疹。

用法：趁热熏洗，隔日1次，后外用扶严宁乳膏，每日2次，4周为1个疗程。

［中国中西医结合皮肤病性病杂志，2012，11（3）：180］

110. 皲裂外洗液

配方：陈皮　金毛狗脊各30g　五倍子　苍耳子　金钱草各15g

制法：加水1000mL，煎煮去渣存汁。

功效主治：活血生肌。主治手足皲裂症。

用法：外洗患处后，早上外涂复方乳酸软膏，晚上外涂肝素钠乳膏，每日1～3次，2周为1个疗程。

［中国中西医结合皮肤性病学杂志，2012，11（3）：177］

111. 鱼腥草合剂

配方：鱼腥草30g　地榆　玄参各20g　牡丹皮15g　甘草6g

制法：加水500mL，煎煮去渣存汁250mL。

功效主治：清热解毒，利湿敛疮。主治小儿湿疹。

用法：煎水外洗，每日3次，治疗3周。

［中医外治杂志，2013，22（2）：41］

112. 金子酊

配方：千金子　乌梅　藜芦　板蓝根　马齿苋各30g　急性子10g　黄芩15g

制法：加75%乙醇300mL，浸泡7天后过滤存酊。

功效主治：杀虫解毒，活血散结。主治寻常疣、跖疣、手部扁平疣。

用法：外擦，每日1～2次，7天为1个疗程。

（经验方）

113. 皮脂酒

配方：透骨草　山楂　皂角刺　苦参　百部　菊花　凤眼草各10g　樟脑5g

制法：加入高粱酒500mL浸泡7天后去渣留酒。

功效主治：祛风减脂，去屑止痒。主治脂溢性皮炎。

用法：涂搽，每日2～3次，10天为1个疗程。

（经验方）

114. 水蛭蒜肉泥

配方：水蛭　大蒜　75%乙醇

制法：将活水蛭成虫放入泥盆中，取出洗净10条加75%乙醇中浸泡半小时，取出后加大蒜1瓣，共捣成酱泥，加入鸡蛋清调糊待用。

功效主治：破血通经，逐瘀消瘕。主治皮肤溃疡（缺血期、坏疽期）、血栓闭塞性脉管炎溃破期。

用法：药泥外敷，每日1次，治疗时间7~90天。

［河南中医药，2000，20（4）：69］

115. 芙蓉香油

配方：木芙蓉叶60g　桑螵蛸40g

制法：各研极细末（桑螵蛸为蛹未出者佳，文火焙黄再碾），两末混匀瓶装。

功效主治：收敛解毒，收湿敛疮。主治带状疱疹。

用法：加香油调成油膏，涂于患处，每日3~4次，连续用药至症状消失。

（《中药临床新用》）

116. 白药白酒

配方：云南白药粉20g

制法：以白酒适量调成糊状装瓶。

功效主治：活血化瘀，止血止痛。主治带状疱疹后遗神经痛。

用法：糊膏外敷，纱布覆盖，每日1次，6天为1个疗程。同时内服血府逐瘀汤化裁。

［实用中医药杂志，2006，22（9）：543］

117. 鸡眼灵

配方：地骨皮12g　红花6g

制法：共为细末，加入适量麻油、面粉调成糊状，密封备用。

功效主治：祛腐生肌。主治鸡眼等。

用法：泡足，将老皮削掉，药糊摊于患部，纱布包扎，2日1次，7次为1个疗程。

（《中药临床新用》）

第四章 皮肤美容外用剂

第一节 新配外用制剂

1. 羊花生发酊

配方：闹羊花 生补骨脂各60g 生姜30g

制法：前2味研粗末，生姜切片，投入到75%酒精500mL中，浸泡7天后过滤备用。

功效主治：活血生发。主治斑秃。

用法：外搽，每日4次，12周后判效。

[中国中西医结合皮肤性病学杂志，2003，2（3）：179]

2. 旱莲草酊

配方：旱莲草 何首乌各20g 花椒15g

制法：上药加入75%酒精100mL浸泡1周，滤渣后装瓶。

功效主治：养血长发。主治斑秃。

用法：外搽。可配合针刺及梅花针叩刺等，6个月后判效。

[辽宁中医杂志，2003，20（9）：749]

3. 祛白酊

配方：补骨脂200g 白鲜皮 骨碎补各100g 斑蝥10g 菟丝子150g 二甲基亚砜液1000mL，75%酒精2000mL.

制法：浸泡2周，过滤留酊，分装为每瓶100mL。

功效主治：活血生色。主治白癜风。

用法：均匀反复涂擦患处，再薄涂二甲硅油霜润滑皮肤，半小时后用紫外线光疗仪照射白斑处。隔日1次，30次为1个疗程，间隔10天后进行下一个疗程。

［皮肤病与性病，2003，25（4）：27］

4. 七白油

配方：白及　白僵蚕各15g　白蔹　白芷　白术各30g　白茯苓　白附子　细辛　川芎各9g

制法：混合烘干粉碎过80目筛，以花生油30mL放入花椒1粒加热，当花椒壳发黄时放入上药粉调匀即成，装瓶存用。

功效主治：养血通络，活血消斑。主治黄褐斑。

用法：外涂患处，每日2次。另用超声波导入七白油于皮损处，每周1次，并再用石膏倒膜1次，疗程为6周。

［中国麻风皮肤病杂志，2003，19（5）：496］

5. 六神丸软膏

配方：六神丸50粒。

制法：六神丸研碎粉，与氟轻松冰片乳膏调糊状待用。

功效主治：杀虫解毒。主治带状疱疹。

用法：75%酒精消毒，用三棱针点刺放血，再涂药糊，每日1次，3天为1个疗程。

［新中医，2004，36（9）：61］

6. 新癀片醋糊

配方：新癀片　食醋

制法：新癀片研粉，加入食醋调糊（如皮疹破损时，食醋改为开塞露）。

功效主治：清热解毒。主治带状疱疹。

用法：药糊外涂，每天2次，5天为1个疗程。

［皮肤病与性病，2004，26（2）：17］

7. 消痤粉

配方：硫黄　大黄　白芷　天花粉　滑石　白矾　白蔹各15g　白附子5g

制法：各研极细末，和匀装瓶。

功效主治：清热解毒。主治痤疮。

用法：取药粉少量加入鸡蛋清及温水调成糊状，每晚温水洗脸后涂于患处。4 周为 1 个疗程。

［中医药学报，2004，32（1）：42］

8. 酒渣酊

配方：大黄　地榆　蛇床子各 10g　百部 30g　75% 酒精 100mL

制法：密封浸泡 5～7 天后即成。

功效主治：灭虫活血。主治酒渣鼻。

用法：外用，每日 3 次，10 天为 1 个疗程。可配合针剂或耳穴贴压疗法。

［河南中医，2004，24（3）：66］

9. 复方祛斑酊

配方：补骨脂 12g　乌梅 15g　红花 6g　赤芍 10g　丹参 20g

制法：将上药浸泡于 65% 酒精 100mL 中，置避光干燥处 1 周后即可。

功效主治：活血生色。主治白癜风。

用法：外用，每日 2～3 次，3 个月为 1 个疗程。

［中国麻风皮肤病杂志，2004，20（3）：285］

10. 复方珍珠散

配方：大黄　白芷　白芍　皂角刺各 30g

制法：烘干研成极细末，加等量珍珠层粉（120g）混匀袋装备用。

功效主治：养血散疹。主治寻常性痤疮。

用法：每晚睡前用蒸馏水加少许米醋及药散调成糊状，涂于患处 1 次，15 天为 1 个疗程，一般用 1～2 个疗程。

［江苏中医药，2004，25（6）：33］

11. 复方补骨脂酊

配方：补骨脂　刺蒺藜各 50g　薄荷 10g

制法：置于白酒 200mL 中浸泡 7 天，滤渣存酒。

功效主治：活血增色。主治白癜风。

用法：外搽白斑处，每日2次，连续治疗3个月。

［辽宁中医杂志，2005，32（2）：126］

12. 毛姜生发酊

配方：毛姜　斑蝥各3g　桂枝　干姜　丹参　补骨脂各5g　75%酒精100mL

制法：浸泡1周，滤渣存酊。

功效主治：养血生发。主治秃发症。

用法：外搽，每日2次，3个月为1个疗程。

［现代中医药，2005，（2）：6］

13. 地榆冷敷液

配方：生地榆　桑叶　枇杷叶各30g

制法：加水1500mL煎汁，凉后待用。

功效主治：清热祛湿。主治面部激素依赖性皮炎。

用法：面部冷湿敷。

加减法：炎性结节为主者加蒲公英、紫花地丁各30g；渗出明显者加黄柏、马齿苋各30g，每日1~2次，连续用药4周。

［中国皮肤性病学杂志，2005，19（6）：377］

14. 喜树果浸膏搽剂

配方：喜树果浸膏粉10g

制法：二甲基亚砜140mL，蒸馏水60mL，两者比例为7:3，混匀后，投入喜树果浸膏粉10g，搅匀即成。

功效主治：活血生色。主治白癜风。

用法：外搽，每日2次，2周为1个疗程。如白斑多、发展快者，同时口服泼尼松片5mg，654-2（25mg），烟酸片50mg，每日3次。

［中国麻风皮肤病杂志，2005，21（3）：23］

15. 黑斑外用液

配方：白薇　白附子　白鲜皮　白及　白僵蚕　白芷　白术　白蔹　白扁豆各10g

制法：加水2000mL，煎汁待用。

功效主治：养血除黑。主治瑞尔黑变病。

用法：2日1剂，水煎外洗外搽，每日2次，1个月为1个疗程。

［皮肤病与性病，2005，27（2）：54］

16. 激素皮炎灵

配方：野菊花　蒲公英　蛇床子　葛根　当归　地肤子　白芷　白鲜皮各24g　花椒15g　明矾10g

制法：加水2500mL，煎煮滤渣存液。

功效主治：清热利湿。主治面部激素依赖性皮炎。

用法：反复冷湿敷，每日2次，1周为1个疗程，连用2周。

［现代中医药，2005，25（6）：19］

17. 六味洗敷液

配方：黄柏　苦参　北苍术　生地榆　五倍子　藏青果各15g

制法：加水2500mL，煎煮去渣备用。

功效主治：清热利湿。主治颜面再发性皮炎。

用法：冷湿敷，每日3次，1周为1个疗程。

［中国中西医结合皮肤性病学杂志，2006，5（1）：33］

18. 赤菟酊

配方：赤芍　川芎　菟丝子　刺蒺藜　补骨脂各10g

制法：加75%酒精200mL，浸泡7天后过滤存酊。

功效主治：活血生色。主治白癜风。

用法：外用，每日2次，涂药后每日照射日光10～15分钟，3个月为1个疗程，2个疗程后判效。

［中国麻风皮肤病杂志，2006，22（1）：62］

19. 克敏煎液

配方：黄芩　苦参　白芍各20g　牡丹皮　桂枝　丹参　甘草各10g　知母15g

制法：煎液500mL，待凉备用。

功效主治：清热利湿，祛风止痒。主治面部激素依赖性皮炎。

用法：冷湿敷后外搽硅霜，每日2次，40天为1个疗程。

［中国中西医结合皮肤性病学杂志，2006，5（3）：165］

20. 祛斑养颜粉

配方：绿豆粉30g　白芷10g　白僵蚕　白及　白蔹　白茯苓　白术各15g　益母草　当归　杏仁　冬瓜仁　泽泻各20g

制法：上药烘干共研极细末，瓶装。

功效主治：养血祛斑，美颜护肤。主治黄褐斑。

用法：清水调糊外敷，每3日或每6日做一次面部美容护理。

［新疆中医药，2006，24（4）：50］

21. 青蒿银花液

配方：青蒿　桑白皮各12g　金银花15g　生石膏15g（先煎）　生地黄30g　蒲公英20g　地骨皮10g　连翘　黄芩　麦冬各9g

制法：加水3000mL，煎煮滤渣存液待用。

功效主治：清热养阴。主治面部激素依赖性皮炎。

用法：煎剂口服及药液冷湿敷面部，每日2~3次，疗程3个月。

［上海中医药杂志，2007，41（3）：42］

22. 大黄荆红汤

配方：生大黄　荆芥各100g　红花60g

制法：加水1000mL，煎煮滤渣存汁。

功效主治：清热活血。主治寻常性痤疮。

用法：凉汁冷敷面部，每日1~2次，5天为1个疗程，观察15天。

［中国中西医结合皮肤性病学杂志，2007，6（1）：29］

23. 痤疮外敷剂

配方：

甲方（丘疹型）：鱼腥草30g　白芷　连翘各20g

乙方（脓疱型）：黄芩30g　黄连　黄柏各20g

丙方（囊肿型）：夏枯草40g　昆布　桃仁各20g

丁方（色素型）：白芍　僵蚕各20g　灯心草5g

制法：每方只加水150mL，煎汁100mL存用。

功效主治：清热化瘀，散结消痘。主治痤疮。

用法：水煎取汁，用干棉球浸药汁敷于面部。每周2～3次，10次为1个疗程。

［湖北中医杂志，2007，29（4）：50］

24. 冷液面糊消痤康

配方：

甲方：紫花地丁　蒲公英　白花蛇舌草　薄荷各20g

乙方：白薇　牡丹皮　赤芍　白菊花　薏苡仁　山药　金银花　杏仁　当归　连翘各30g

制法：甲方加水煎成500mL，待凉后置于冰箱中冷藏，2小时后待用；乙方碾成细粉，装瓶放入冰箱中待用。

功效主治：清热化瘀，散结祛痘。主治青春期痤疮。

用法：纱布浸液冷敷颜面，每日2次；从冰箱中取出细粉，用清水调糊涂抹，30分钟后清水除去，每日1次。20天为1个疗程，共3个疗程。

［福建中医药，2007，38（6）：5］

25. 马蓝香面疣水

配方：马齿苋　板蓝根　木贼　香附各30g

制法：加水700mL，煎成350mL待用。

功效主治：杀虫除疣。主治颜面扁平疣。

用法：药温在35～45℃时外敷患处，早晚2次，后用0.1%他扎罗汀乳膏涂疣体，连续用药，1个月为1个疗程。

［中国医学文摘·皮肤科学，2008，25（5）：293］

26. 生叶护面液

配方：生地榆　艾叶　黄柏　苦参　地肤子　马齿苋各30g

制法：水煎两次取汁1000mL，去渣待用。

功效主治：清热除湿，祛风止痒。主治面部激素依赖性皮炎。

用法：冷湿敷，每日3~4次，10天为1个疗程。

［现代中医药，2008，28（5）：27］

27. 激素性皮炎冷敷剂

配方：黄柏　白鲜皮　苦参　苍术　生地榆　五味子各30g

制法：加水500mL，煎煮后滤渣留汁，待凉。

功效主治：清热利湿，润肤止痒。主治面部激素依赖性皮炎。

用法：冷湿敷，每日1~3次，20天为1个疗程。本品对阴囊、肛门的激素依赖性皮炎也同样有效。

［实用中医药杂志，2010，16（3）：164］

28. 雄脱生发洗方

配方：何首乌　透骨草各210g　红花　皂角刺各140g

制法：加水5000mL，煎煮浓缩至1400mL，密封包装成每袋100mL。

功效主治：养血祛脂，活血生发。主治男性雄激素性脱发。

用法：每次1袋，外洗头发5分钟，保留1分钟，每日1次，连用，3个月为1个疗程。

［中国麻风皮肤病杂志，2013，29（10）：651］

29. 灭瘢膏方

配方：鸡屎白30g　辛夷1.2g　白附子　细辛各0.6g

制法：以上4味中药，酒浸一宿，以羊脂1200g微火煎三上三下，去渣。

功效主治：软坚去积，灭除瘢痕。主治瘢痕疙瘩。

用法：先用甘草水清洗患处，再外用本品每日1~2次。

［中国医学文摘·皮肤科学，2015，32（1）：20］

30. 六灭瘢痕膏方

配方：衣中白鱼　鸡屎白　鹰粪白　白芍　白蔹　白蜂蜡各50g

制法：诸药各研极细粉，混匀存用。

功效主治：养血活血，润肤软坚。主治瘢痕疙瘩。

用法：以乳汁调和，外涂瘢痕上。

［中国医学文摘·皮肤科学，2015，32（1）：20］

第二节 常用外用制剂

1. 复方苦参粉

配方：冰片45g 樟脑30g 绿豆粉30g 苦参粉120g 石膏粉500g

制法：共研极细粉（石膏粉水飞阴干）混匀，每包150g。

功效主治：清热燥湿，祛风止痒。主治皮肤瘙痒症、手足癣继发感染等。

用法：外扑或外撒，每日2~3次，15天为1个疗程。

（《常见皮肤病简编》）

2. 湿毒药粉

配方：密陀僧500g 东丹60g 冰片30g

制法：上药共研细粉，过100目筛，混匀即得，每包90g。

功效主治：清热杀菌，祛湿止痒。主治手足癣（水疱型、糜烂型）、耳部湿疹等。

用法：撒敷患处，每日2~3次，7天为1个疗程。

（《常见皮肤病简编》）

3. 白癜风散

配方：海螵蛸 硫黄 石榴皮 密陀僧 白矾各20g

制法：上药共研细粉，过100目筛，用鲜姜切片蘸药粉外搽患处，每日1次，30天为1个疗程。

（《常见皮肤病简编》）

4. 止汗药水

配方：干葛根60g 凤仙花全草120 明矾15g

制法：加水2000mL，煎煮去渣存汁。

功效主治：通经活络，透疹止汗。主治多汗症、手足癣。

用法：熏洗或外搽。每日1~3次，7天为1个疗程。

（《常见皮肤病简编》）

5. 苦参洗头液

配方：苦参 60g　野菊花 15g　白鲜皮 9g

制法：加水 3000mL，煎煮后滤渣留液。

功效主治：清热祛脂，散屑止痒。主治头部脂溢性皮炎。

用法：趁热洗头，每天 1 次，10 天为 1 个疗程。

（《常见皮肤病简编》）

6. 去瘊水

配方：木贼　香附　夏枯草各 30g

制法：加水 1500mL，浓煎成 200mL 存用。

功效主治：活血化瘀，散结祛疣。主治手背寻常疣。

用法：清洗、涂搽疣面，每日 2～3 次，15 天为 1 个疗程。

（《常见皮肤病简编》）

7. 扁平疣擦剂

配方：苍术　马齿苋　蜂房　白芷各 9g　细辛 6g　蛇床子 12g　苦参 15g

制法：加水 1000mL，浓煎成 200mL，去渣后备用。

功效主治：活血散结。主治扁平疣。

用法：煎水外洗外擦，每日 2～3 次，10 天为 1 个疗程。

（《常见皮肤病简编》）

8. 白鲜酊

配方：白鲜皮 15g　鲜生地黄 30g　高粱酒 120mL

制法：浸泡 5 天后去渣存酒液。

功效主治：清热燥湿，祛风除屑。主治脂溢性皮炎。

用法：外搽，每日 2～3 次，15 天为 1 个疗程。

（《常见皮肤病简编》）

9. 皲裂酊

配方：白及　甘草　地骨皮各 15g　明矾 9g　高粱白酒 250mL

制法：浸泡 5～7 日后，滤渣留酒。

功效主治：收敛止血，养血生肌。主治手足皲裂症。

用法：外搽，每日 3 次，1 个月为 1 个疗程。

（《常见皮肤病简编》）

10. 白屑风酊

配方：蛇床子　苦参片各 30g　土荆皮 15g　薄荷脑 6g　75% 酒精 1000mL。

制法：浸泡 1 周后，滤过备用。

功效主治：燥湿祛风，生发止痒。主治脂溢性皮炎伴脱发。

用法：外搽，每日 3 次，15 天为 1 个疗程。

（《常见皮肤病简编》）

11. 红灵新酒

配方：生当归（切片）　肉桂（薄片）各 60g　杜红花　花椒　干姜（切碎片）各 30g　樟脑　细辛（研细末）各 15g　高粱酒 1000mL

制法：浸泡 7 天后过滤存酒。

功效主治：补血活血，回阳通脉，散寒温经，补火助阳。主治冻疮、血栓性脉管炎等。

用法：外搽，每日 3～4 次，20 天为 1 个疗程。

（《常见皮肤病简编》）

12. 白癜风药酒

配方：甘草 24g　斑蝥 0.15g　补骨脂　菟丝子　栀子各 150g　高粱酒 1000mL

制法：浸泡 7 天后过滤存酒。

功效主治：消风祛斑，解毒瘀逐。主治白癜风。

用法：外搽，每日 2～3 次，1 个月为 1 个疗程。

（《常见皮肤病简编》）

13. 雄黄酊剂

配方：完整斑蝥 6g　雄黄 0.3g　鲜山楂 30g　95% 酒精 250mL

制法：浸泡 1 周后过滤留酊。

功效主治：活血祛风，祛湿止痒。主治神经性皮炎（局限型）。

用法：外涂，每日1～2次，用药前3天，先外用皮损处约豆大，无过敏者再正式外用，7天为1个疗程。

（《常见皮肤病简编》）

14. 酒渣鼻蜜膏

配方：密陀僧60g　玄参30g　硫黄30g

制法：共研极细粉，加蜂蜜调糊膏待用。

功效主治：清热凉血，滋阴降火，解毒散结。主治酒渣鼻（Ⅰ期、Ⅱ期）。

用法：外涂，每日1～2次，15天为1个疗程，防止过敏。

（《常见皮肤病简编》）

15. 拔甲膏

配方：蓖麻子　蛇蜕　天南星各45g　川椒　大枫子各30g　生川乌18g　乌梅30g　皂角刺　地肤子各45g　杏仁　威灵仙各30g　凤仙花籽120g　千金子　五加皮各45g　僵蚕30g　生草乌18g　凤仙花60g　地骨皮45g　香油1500mL

制法：上药加热熬黑，去渣，再熬炼至滴水成珠，入樟丹适量搅拌成膏，待温，入卤砂60g搅匀，即得。

功效主治：杀虫除污，除腐病甲。主治甲癣、甲真菌病，病甲需拔甲者。

用法：取黑色硬膏放入小铁锅内加热软化，做成甲大软饼，贴敷于病甲甲床上，胶布固定。3天1换，先刮去烂甲再敷包，直至病甲全拔完为止。

（《常见皮肤病简编》）

16. 熏香

配方：苍术　苦参　防风　黄柏各9g　五倍子15g　大枫子　白鲜皮各30g　松香　鹤虱草各12g　防风9g

制法：上药研成极细末，加水适量，轧制成手指粗细药柱，晾干备用。

功效主治：活血燥湿，祛风止痒。主治神经性皮炎、慢性湿疹、扁平苔藓等。

用法：每日点燃熏香，烟熏患处，每日2次，15天为1个疗程。

（《常见皮肤病简编》）

17. 绿药膏

配方：蓖麻子 49 粒　铜绿 60g　松香 240g　猪胆汁 120g　麻油 900mL

制法：先将麻油入砂锅，加入捣烂后的蓖麻子肉，熬枯去渣，再熬至滴水成珠，加松香熔化，再加猪胆汁、铜绿搅拌均匀，后放入水中拔百余遍，愈拔其色愈绿，收藏备用。

功效主治：清热解毒，祛腐生肌。主治头皮脓肿、皮肤浅表溃疡等。

用法：用时隔水炖烊，按皮损大小，摊布在纱布或油纸上，再贴敷，塑料网罩包扎，每日换药 1 次，20 天为 1 个疗程。

（《常见皮肤病简编》）

18. 青黛散油膏

配方：青黛　石膏　滑石　黄柏各 60g

制法：共研极细末，加芝麻油 2500mL，搅匀成油膏，分装待用。

功效主治：清热燥湿。主治手足部湿疹。

用法：外搽，每日 3 次，10 天为 1 个疗程。

（《农村常见皮肤病》）

19. 荆防醋方

配方：荆芥　防风　土荆皮　川椒　明矾　红花各 20g　皂角刺 30g　大枫子 30g　米醋 3000mL

制法：浸泡 1 周后待用。

功效主治：杀菌除湿，去屑止痒。主治手足癣（水疱型、肥厚型）、手足癣伴慢性湿疹。

用法：浸泡患处，每日 1 次，夏日为佳，7 天为 1 个疗程。

（《农村常见皮肤病》）

20. 三黄祛斑粉

配方：雄黄　硫黄　密陀僧　朱砂各 6g　雌黄　白附子各 15g　白及 9g　麝香　冰片各 0.9g

制法：共研极细末混匀备用。

功效主治：活血化瘀，养血消斑。主治黄褐斑。

用法：姜片蘸粉外搽患处，每日1~2次，15天为1个疗程。

（《中医皮肤科临床手册》）

21. 五白除色膏

配方：白芷　白附子　白及各6g　白蔹　白丁香各4.5g　密陀僧3g

制法：共研极细末混匀备用。

功效主治：养血去色。主治黄褐斑。

用法：用鸡蛋清或蜂蜜调粉成糊，外搽，每日1~2次，20天为1个疗程。

（《中医皮肤科临床手册》）

22. 双白祛斑霜

配方：白芷25g　白附子20g　密陀僧6g

制法：烤干研末（过120目筛），加霜基质配成10%霜剂。

功效主治：祛斑增白。主治黄褐斑。

用法：外搽色斑处，每日1~2次，15天为1个疗程。

（《中医皮肤科临床手册》）

23. 除黑方

配方：白丑　团粉（淀粉）　细辛　白术　僵蚕　云茯苓各60g　鹰粪白30g　白丁香30g　荆芥　防风　独活　羌活各15g

制法：共研极细末，混匀备用。

功效主治：活血化瘀。主治黑变病。

用法：水调糊状，外擦患处，每日1次，20天为1个疗程。

（《中医皮肤科临床手册》）

24. 白及霜

配方：白及　浙贝母　白附子各5g

制法：共研极细粉，加雪花膏100g调匀。

功效主治：除色美白。主治雀斑。

用法：外用患处，每日1~2次点涂，1个月为1个疗程。

（《中医皮肤科临床手册》）

25. 乌梅消斑酊

配方：乌梅 60g　补骨脂 30g　毛姜 10g　75% 酒精 1000mL

制法：浸泡 7 天后，滤渣存酒。

功效主治：活血除斑。主治白癜风。

用法：外搽，每日 2～3 次，1 个月为 1 个疗程。

（《中医皮肤科临床手册》）

26. 菟丝子消斑酒

配方：菟丝子　补骨脂　山栀子各 50g　高粱酒 1000mL

制法：浸泡 7 天后，滤渣存酒。

功效主治：活血除斑。主治白癜风。

用法：外搽，每日 2～3 次，1 个月为 1 个疗程。

（《中医皮肤科临床手册》）

27. 骨碎补消白酊

配方：骨碎补　大黄　石榴皮　菟丝子　附子各 250g　补骨脂 250g　95% 酒精 5000mL

制法：浸泡 7 天后，滤渣存酊。

功效主治：消风祛斑。主治白癜风。

用法：外搽，每日 2～3 次，1 个月为 1 个疗程。

（《中医皮肤科临床手册》）

28. 川军去屑酊

配方：川军（大黄）　细辛　山柰　山椒　冰片各 10g

制法：共研粗末，加 90% 酒精 200mL 浸渍 7 天后，去渣存酊。

功效主治：去屑止痒。主治头部脂溢性皮炎。

用法：外搽，每日 2～3 次，20 天为 1 个疗程。

（《中医皮肤科临床手册》）

29. 红花生发酊

配方：红花 6g　干姜 9g　当归　赤芍　生地黄　侧柏叶各 10g　75% 酒

精300mL

制法：浸泡7天后，去渣存酊。

功效主治：活血生发。主治斑秃。

用法：外搽，每日3次，1个月为1个疗程。

（《中医皮肤科临床手册》）

30. 人参长发酒

配方：人参叶　侧柏叶　毛姜　白鲜皮各10g　白酒200mL

制法：浸泡2周后，滤渣留酒。

功效主治：养血长发。主治脱发症。

用法：外搽，每日3次，1个月为1个疗程。

（《中医皮肤科临床手册》）

31. 紫荆生发酒

配方：紫荆皮30g　斑蝥9只　樟脑12g　高粱酒3000mL

制法：浸泡2周后，滤渣留酒。

功效主治：活血生发。主治斑秃等。

用法：外搽，每日3次，1个月为1个疗程。

（《中医皮肤科临床手册》）

32. 虫草酒

配方：冬虫夏草30g　白酒250mL

制法：浸泡2周后，存用。

功效主治：养血益气。主治营养性脱发（症状性脱发、病后脱发、肾虚性脱发）。

用法：外搽，每日3次，1个月为1个疗程

（《中医皮肤科临床手册》）

33. 黄紫油剂

配方：黄连10g　紫草5g　芝麻油100mL

制法：文火煎枯去渣，存油。

功效主治：清热润肤。主治口周皮炎。

用法：外搽，每日 1～3 次，7 天为 1 个疗程。

（《中医皮肤科临床手册》）

34. 腋香散

配方：沉香　檀香　木香　零陵香　麝香各 50g

制法：各研极细末，和匀存用。

功效主治：杀菌除臭。主治臭汗症。

用法：外扑患处，每日 1 次，7 天为 1 个疗程。

（《中医皮肤科临床手册》）

35. 白发洗头液

配方：五倍子 30g　霜桑叶 15g　何首乌 15g

制法：加水 3000mL，煎煮去渣存汁

功效主治：养血护发。主治少年白发。

用法：洗头，每 2 日 1 次，1 个月为 1 个疗程。

（《中医皮肤科临床手册》）

36. 酒渣散

配方：黄柏 5g　大黄 5g　硫黄 4g　青黛 4g　珍珠 1g　轻粉 1g

制法：诸药碾成极细粉，过 120 目筛，加入凡士林 81g，搅匀备用。

功效主治：清热解毒，杀虫止痒。主治酒渣鼻。

用法：药膏敷于患处，每周 3～4 次，10 次为 1 个疗程。

（《皮肤美容化妆品制剂手册》）

37. 五倍软膏

配方：五倍子 20g　白胡椒 20g　薄荷脑 5g　板蓝根 5g

制法：诸药粉碎，混匀后加凡士林 200g 调膏备用。

功效主治：解毒消疣。主治寻常疣、扁平疣。

用法：点搽疣面，每日 3 次，15 天为 1 个疗程。

（经验方）

38. 消白粉

配方：白芷　白附子各 9g　雄黄　密陀僧　蛇床子各 3g　麝香 1g

制法：各研极细粉，混匀备用。

功效主治：祛风消斑，中和气血。主治白癜风。

用法：蜂蜜调药粉后，涂于白斑处，每日1～3次。

（经验方）

39. 冻疮浸敷液

配方：川椒　当归　肉桂　干姜　附子　儿茶各30g　细辛　赤芍　桂枝　甘草各20g

制法：加水2500mL，煎煮滤渣存汁。

功效主治：温经散寒，活血通脉。主治冻疮（未破型）。

用法：药汁温热时手足可浸泡，如为耳部者，可用药汁纱布温敷。每日2次，14天为1个疗程。

（经验方）

40. 酒渣冷敷液

配方：板蓝根　黄柏　菊花　苦参　百部　土荆皮各30g

制法：兑水2000mL，煎煮去渣留汁。

功效主治：清热解毒，利湿杀虫。主治皮肤螨虫症、酒渣性痤疮等。

用法：冷湿敷，每日1～2次，10天为1个疗程。

（经验方）

41. 脂脱洗发剂

配方：山楂　透骨草　皂角刺各20g　侧柏叶　薄荷　丹参　党参各15g　硼砂　碳酸氢钠　川椒各10g

制法：前7味加水3000mL煎煮滤渣留汁，再加入后3味溶解后待用。

功效主治：利湿止痒，去油护发。主治头皮部脂溢性脱发症。

用法：药汁温热时洗头，2天1次，7天为1个疗程。

（经验方）

42. 面部熏洗剂

配方：金银花　紫草　茜草　菊花　白芷　红花　丝瓜络各15g

制法：加水2500mL，煎煮存汁待用。

功效主治：养血益气，化瘀祛斑。主治黑变病、黄褐斑、面部激素依赖性皮炎、面部色素沉着斑。

用法：熏洗、湿敷，每日 2～3 次，14 天为 1 个疗程。

（经验方）

43. 红花大黄酊

配方：红花　桂枝　牡丹皮各 15g　大黄 30g　补骨脂　丹参　何首乌各 20g　75% 乙醇加至 500mL

制法：浸泡 1 周，压榨滤过。

功效主治：活血化瘀，通络消斑。主治白癜风。

用法：涂搽，每日 2 次。

（《皮肤美容化妆品制剂手册》）

44. 黑色素酊

配方：人发 50g　20% 氢氧化钠溶液 100mL　二甲基亚砜 50mL　75% 酒精加至 200mL

制法：先取洗净干燥人发放入氢氧化钠溶液中溶解，取滤汁 30mL，加二甲基亚砜搅拌，再加酒精搅匀后备用。

功效主治：覆饰作用。白癜风、白斑暂时遮盖作用。

用法：涂搽，每日 2～3 次。

（经验方）

第三节　美容验方

1. 乌梅酊

配方：乌梅 10g　75% 酒精 1000mL

制法：浸泡 2 周后，滤渣存酊。

功效主治：涩酸活血，生津生色。主治白癜风。

用法：外搽，每日 2～3 次。

（《现代名医证治丛书 · 皮科临证心要》）

2. 黑故纸酊

配方：黑故纸（补骨脂）50g　紫草 30g　黄芪 20g　75%酒精 1000mL

制法：浸泡 2 周后，滤渣存酊。

功效主治：消风祛斑，活血解毒。主治白癜风。

用法：外搽，每日 2～3 次。

（《现代名医证治丛书·皮科临证心要》）

3. 脂红酊

配方：补骨脂 100g　红花　白芷　当归各 20g　70%酒精 1000mL

制法：浸泡 2 周后，滤渣存酊。

功效主治：祛风除斑，活血通经。主治白癜风。

用法：外搽，每日 2～3 次。

（《现代名医证治丛书·皮科临证心要》）

4. 复方补骨脂酊

配方：补骨脂 20g　骨碎补 10g　黑芝麻 10g　白芷　菟丝子各 5g　75%酒精 200mL

制法：浸泡 2 周后，滤渣存酊。

功效主治：活血解毒，消风祛斑。主治白癜风。

用法：外搽后阳光照射 5～10 分钟，每日 1 次，30 天为 1 个疗程。

（《现代名医证治丛书·皮科临证心要》）

5. 美容蜜

配方：白芷　白僵蚕　薏苡仁　香附各 40g　白及 20g

制法：共研极细末，过 100 目筛，加蜂蜜、鸡蛋清适量，调成软膏待用。

功效主治：养活息风，疏肝解郁。主治黄褐斑。

用法：外搽，30 分钟后清水洗去，每晚 1 次，连用 3 个月。

（《现代名医证治丛书·皮科临证心要》）

6. 平痤膏

配方：苦参 1000g　赤芍　冬瓜仁各 250g　玄参 100g　白僵蚕　白附子　白

芷　藁本　茯苓各50g　青木香　益母草　黄柏　黄连各20g

制法：煎煮成稀膏状，放入冰片、滑石粉各10g，调匀即可。

功效主治：养血化瘀，清热散痘。主治痤疮。

用法：外搽，每日2~3次，30天为1个疗程。

（《现代名医证治丛书·皮科临证心要》）

7. 头脂洗剂

配方：苦参　蛇床子　黄精　姜黄　地肤子各30g　大青叶5g　皂角刺10g

制法：加水3000mL，煎煮去渣存汁。

功效主治：清热减脂，去屑止痒。主治头部脂溢性皮炎。

用法：温汁洗头，每日2次，可连用1个月。

（《现代名医证治丛书·皮科临证心要》）

8. 脂溢性洗剂

配方：白鲜皮60g　苦参　皂角刺　透骨草各25g　水1000mL

制法：煎煮去渣，加入米醋100mL，搅匀。

功效主治：清热燥湿，祛风止痒。主治脂溢性皮炎。

用法：洗涤、湿敷、外搽，每日2~3次，15天为1个疗程。

（《现代名医证治丛书·皮科临证心要》）

9. 复方桑白皮酊

配方：桑白皮100g　生姜　枸杞子　黄芪　何首乌　川芎　红花各10g　75%酒精2000mL

制法：浸泡2周后，去渣留酊。

功效主治：养血活血，除脂生发。主治男性型脱发。

用法：外搽，每日3次，1个月为1个疗程。

（《现代名医证治丛书·皮科临证心要》）

10. 斑秃灵

配方：附子　骨碎补　侧柏叶各20g　米醋100mL

制法：浸泡10天后，滤渣存汁备用。

功效主治：补火助阳，消风祛斑。主治斑秃等。

用法：外搽，每日2～3次，1个月为1个疗程。

（《现代名医证治丛书·皮科临证心要》）

11. 圆秃酒

配方：斑蝥10g　补骨脂　菟丝子各30g　肉桂　川椒　干姜　樟脑　何首乌各5g　白酒500 mL

制法：浸泡2周，滤渣存酊。

功效主治：活血化瘀，养血生发。主治斑秃、普秃、全秃或生理性秃发（老年性脱发、产后脱发、病虚脱发、小儿枕后脱发等）。

用法：梅花针轻敲脱发斑，外涂园秃酒，每日1～2次，3个月为1个疗程。

（《现代名医证治丛书·皮科临证心要》）

12. 旱莲草新酊

配方：旱莲草30g　蛇床子　补骨脂各20g　75%酒精1000mL

制法：浸泡2周，滤渣存酊。

功效主治：消风祛斑，活血增色。主治白癜风。

用法：外搽，每日1～2次，1个月为1个疗程。

（《现代名医证治丛书·皮科临证心要》）

13. 去粉刺方

配方：黄芪30g　白术30g　白蔹30g　土瓜根30g　商陆30g　防风45g　白芷60g　细辛60g　青木香60g　白附子60g　杏仁60g

制法：共为极细粉，瓶装备用。

功效主治：益气健脾，理气祛瘀。主治痤疮。

用法：每晚临卧，以清水调粉如膏涂面，次日洗去。

（《备急千金要方》卷六）

14. 色斑验方

配方：茯苓50g　白蜂蜜50g

制法：调成蜜糊状，装瓶备用。

功效主治：开腠解毒，利水渗湿，健脾宁心，润肤美颜。主治面部色素沉着斑、颜面干燥症，堪称“美容良剂”。

用法：外搽，每日 1～2 次。

（《外台秘要》卷三十二）

15. 桃仁洗面方

配方：桃仁（去皮）1000g

制法：先取粳米加水文火煎煮取浆水，并将桃仁粉兑入再煎煮搅匀待用。

功效主治：活血祛斑。主治面部淡斑沉着症。

用法：微温浆汁洗面，每日 1～2 次，15 天为 1 个疗程。

（《外台秘要》卷三十二）

16. 冬瓜洗面药

配方：冬瓜 1 个

制法：用去皮刀削去青皮，切片。加酒 1500mL、水 1000mL 同煮烂，滤渣，熬膏后入蜜 500g，再熬稀稠状，滤后放入瓷器内。

功效主治：养血润肤，退色美颜。主治颜面色斑症。

用法：用时取栗子大，用津液调涂面上，用手轻擦，每日 1～3 次，1 个月为 1 个疗程。

（《御药院方》卷十）

17. 白面方

配方：牡蛎 90g　土瓜根 30g

制法：上二药为末，白蜜调匀。

功效主治：软坚散结，收敛美肤。主治颜面色斑皱纹症、青春期痤疮。

用法：每晚临卧时涂面，次晨以温水洗去，每日 1 次，30 天为 1 个疗程。

（《医方类聚》卷七十八）

18. 八白散

配方：白及　白丁香　白僵蚕　白丑　白蒺藜　白升麻　三柰子（山柰）　白蔹　白芷各 60g　白茯苓 15g　白附子 15g

制法：上药共为末，瓶装备用。

功效主治：清热泻浊，散风除湿，增白爽利，辟秽添香。主治面皮毛孔粗大、痤疮、黑斑等。

用法：至晚临睡，以清水合细粉涂面上，次晨清水洗去。

（《鲁府禁方》卷四）

19. 洗面如玉膏

配方：丁香3g　白芷6g　麝香3g

制法：上药共为末，加烧酒200mL，熬成药膏。

功效主治：活血祛瘀，通络辟秽。主治面色不华、痤疮、黑斑等。

用法：每日洗脸时，于清水内加膏少许，令颜色如玉，30天为1个疗程。

（《福济全珍》头面病）

20. 玉容西施散

配方：绿豆粉100g　白附子　白及　白蔹　白僵蚕　白芷　天花粉各50g　甘松　山柰子　茅香各15g　零陵香　防风　藁本各6g　皂角6g

制法：共为细末，存放。

功效主治：污垢涤除，光艳滑腻。主治寻常性痤疮、酒渣性痤疮、色素沉着斑等。

用法：取少许药粉放入水中洗脸，每日1~2次，15天为1个疗程。

（《古今图书集成·医部全录》卷一百三十一）

21. 癞头方

配方：白萝卜1个　麝香1g

制法：萝卜捣烂，与麝香调匀待用。

功效主治：芳香辟秽，杀虫解毒。主治头癣（白癣型）。

用法：以上药敷头上，外用纱布包上，加塑料头网固定，7天为1个疗程。

（《不药良方》）

22. 令发不落方

配方：榧子3个　核桃3个　侧柏叶30g

制法：焙干研成细粉，放入雪水浸泡共捣烂泥状，放入冰箱内保存。

功效主治：滋肾凉血，润燥护发。主治脱发症。

用法：用木梳蘸药梳头，每日1~2次，15天为1个疗程。

（《光绪年间验方》）

23. 发长方

配方：桑叶　人参叶各 100g

制法：加水 3000mL，煎煮滤渣留汁。

功效主治：疏风清热，去屑止痒。主治脂溢性脱发等。

用法：温热时洗发，3～5 日 1 次，10 次为 1 个疗程。

（《光绪年间验方》）

24. 香发散

配方：黄陵草（薰草）30g　辛夷 15g　玫瑰花 15g　檀香 18g　川锦纹（大黄）12g　甘草 12g　粉丹皮 12g　山柰 9g　公丁香 9g　细辛 3g　苏合油 9g　白芷 90g

制法：共为细末，用苏合油拌匀，晾干，再研细面，瓶装密封备用。

功效主治：杀菌杀霉，香发护发。主治毛发疾病（脱发、断发、干发、色发等），以及多汗症、腋臭、足臭等。

用法：治毛发疾病时将药粉掺匀发上蓖篦去，治汗症或臭症时外扑药散，每日 1～2 次，久用脱发重生，至老发秀。

（《清·光绪三十一年》）

25. 苦参汤

配方：苦参 125g　菖蒲 60g

制法：加水 3000mL，煎煮滤渣留汁。

功效主治：清热除湿，活血散风。主治痤疮、湿疹、瘙痒症等。

用法：外洗、外敷、外搽，可选用，每日 1～3 次，15 天为 1 个疗程。

（《外科正宗》卷四）

26. 沐浴一方

配方：谷精草　茵陈　决明子　桑枝　白菊花各 36g　木瓜　桑叶　青皮各 45g

制法：加水 1000～2000mL，煎煮滤渣留汁。

功效主治：清热利湿，祛风洁肤。主治皮肤干燥症、瘙痒症等。

用法：水煎沐浴。“头有疮则沐，身有疮则浴”，浴四肢名为“溻渍”，浴腹背名为“淋射”。故本方为健美护肤之沐浴剂，其中谷精草等有杀菌作用，尤妙。

（《光绪年间验方》）

27. 灭瘢方

配方：萱草（金针花）200g

制法：取花晒干，细研，存粉备用。

功效主治：散结润肤，灭瘢除痕。主治疮类或外伤新致瘢痕。

用法：蜂蜜调粉外敷患处，每日1次，15天为1个疗程。

（《医方类聚》卷七十八）

28. 润肌膏

配方：当归15g　紫草3g　麻油125mL

制法：上三味同熬，药枯滤清，将油再熬，加黄蜡15g化尽，倾入碗内，待冷备用。

功效主治：理血解肌，濡润愈裂。主治手足皲裂症、皮肤干痒症、秃疮毛枯症、慢性湿疹等。

用法：外搽患处，每日3次，1个月为1个疗程。

（《外科正宗》卷四）

29. 滋润手面方

配方：杏仁粉3g　杏花末3g　猪胰子1具　密陀僧5g　红枣（去皮核）2个

制法：上4药共为细末，入枣肉，捣成泥糊，加黄酒50mL浸泡，一昼夜即可待用。

功效主治：润泽美肤，杀虫防腐。主治手足皮肤枯涩不华症、皮癣（手足癣等）。

用法：每日早晚洗手洗脸后外搽或薄敷，每日1～3次，10天为1个疗程。

（《福济全珍》头部方）

30. 灰米膏

配方：成块火灰100g　碱水200mL

制法：浸泡成糊状，将白川米插入灰糊内，留半米在外，等候片时许，待米熟时取出，为乳白色糊状，装瓶备用。

功效主治：腐蚀痣落。主治手背寻常疣、扁平疣等。

用法：点涂外敷疣面，片时后清水洗去，视疣落而定（注：原文治疗黑子痣，现已不用）。

（《外科正宗》卷四）

第五章　成药外用制剂

第一节　成药新用制剂

1. 如意金黄散

配方：天花粉5000g　黄柏　大黄　姜黄　白芷各2500g　厚朴　陈皮　甘草　苍术　天南星各1000g

制法：共研为末，加入凡士林调膏（药物与基质按2∶8调成）。

功效主治：清热解毒，消肿止痛。主治毒蛇咬伤肢肿症。

用法：将此膏均匀涂布于纱布上，敷贴于肿胀的患肢上，每2日换1次，3次为1个疗程。

［浙江中医杂志，2003，38（9）：385］

2. 六神丸

配方：六神丸1瓶

制法：六神丸倒入研成粉末，待用。

功效主治：清热解毒。主治带状疱疹。

用法：先取新鲜干燥灯心草蘸菜油点燃，在新发疱顶上行灸法，以爆有声响为佳，取六神丸粉用食醋调成稀糊状，淋于灸后的患处，以能全部遮盖住疱疹和皮损为度，如溃疡流水者，可用药末直接撒于患处。第1周每天1次，第2周隔日1次，2周后观效。

［江西中医药，2004，35（9）：41］

3. 硫黄软膏

配方：硫黄 20g　凡士林 180g

制法：配成软膏（中成药）。

功效主治：杀虫止痒。主治阴虱病。

用法：剃去阴毛，外搽，每日 3 次，7 天为 1 个疗程。

［中国皮肤性病学杂志，2004，18（4）：232］

4. 西瓜霜喷剂

配方：西瓜霜等

制法：中成药。

功效主治：清热利湿。主治外阴瘙痒症。

用法：对准外阴患处压喷药雾，每日 2～3 次，2 周为 1 个疗程。

［实用中医药杂志，2004，20（7）：381］

5. 金黄膏

配方：天花粉等

制法：中成药如意金黄散 20g，凡士林 80g，调膏备用。

功效主治：清热止痛。主治带状疱疹。

用法：平摊纱布上，再在其上放单层庆大霉素纱布，敷在患处，每日 1 次，20 天为 1 个疗程。

［中医外治杂志，2004，13（4）：16］

6. 玫芦消痤膏

配方：玫瑰花　芦荟等

制法：软膏剂（中成药）。

功效主治：养血化瘀。主治痤疮、糠秕孢子菌性毛囊炎等。

用法：外用，每日 2～3 次，同时口服丹参酮胶囊或一清胶囊。

［皮肤病与性病，2005，27（1）：28］

7. 五妙水仙膏

配方：黄柏　五倍子　紫草等

制法：软膏剂（中成药）。

功效主治：祛腐生肌，清热除毒。主治扁平疣。

用法：棉签点涂，药膏干后沾水擦掉，反复3～6次即可。

［皮肤病与性病，2005，27（3）：25］

8. 肤痔清软膏

配方：山慈菇　天然冰片　黄药子　熊胆　丹参　红花　黄连　黄柏　大黄等。

制法：软膏（中成药）。

功效主治：清热燥湿，祛风止痒。主治单纯性女阴瘙痒症。

用法：外用，每日2次，连用2周。

［皮肤病与性病，2005，27（3）：24］

9. 冰黄肤乐软膏

配方：大黄　姜黄　硫黄　黄芪　冰片等

制法：软膏剂（中成药）。

功效主治：清热化湿，祛风止痒。主治银屑病、脂溢性皮炎、神经性皮炎、慢性湿疹、结节性痒疹、扁平苔藓等。

用法：外用，每日2次，连用4周。

［中国皮肤性病学杂志，2006，20（2）：123］

10. 伊可尔皮肤消毒液

配方：苦参　金银花　大青叶　五倍子　0.17%～0.19%醋酸氯己定等。

制法：溶液剂（中成药）。

功效主治：杀菌消毒。主治掌跖疣、甲周疣。

用法：疣处削去角质层及陈旧性瘀血，用棉签蘸足原液，敷于疣面，覆盖塑料薄膜，创可贴或胶布封包，每日1次，连用5～7天。不用药时则涂沙棘油擦剂，每日2～3次，4周为1个疗程。

［中国皮肤性病学杂志，2008，22（7）：412］

11. 苦参疱疹酊

配方：苦参　牡丹皮　蜂胶　灯盏细辛等

制法：酊剂（中成药）。

功效主治：清热燥湿，杀虫除痛。主治带状疱疹。

用法：湿敷，每日 2 ~4 次，7 天为 1 个疗程。

［中华皮肤科杂志，2008，41（12）：842］

12. 长皮膏

配方：升丹　密陀僧　煅石膏　象皮粉　硼砂　冰片等

制法：油膏（中成药）。

功效主治：清热化瘀，祛腐生肌。主治四肢皮肤外伤溃疡。

用法：油膏纱布外敷，每日 1 ~2 次，疗程为 15 天。

［上海中医药大学学报，2009，23（6）：33］

13. 生肌玉红膏

配方：当归　紫草　血竭　白蜡　白芷　甘草　轻粉等。

制法：软膏（中成药）。

功效主治：活血解毒，润肤生肌。主治皮肤慢性体表溃疡。

用法：外敷换药，每日 1 次，疗程为 15 天。

［上海中医药大学学报，2009，23（6）：29］

14. 封包三药膏

配方：黑豆馏油软膏 20g　硼酸软膏 20g　丁酸氢化可的松乳膏 20g

制法：三膏按 1∶1∶1 调配而成。

功效主治：清热燥湿，祛风止痒。主治慢性湿疹。

用法：在皮损处涂抹药膏后用保鲜膜包裹 30 ~60 分钟后除去，每日 1 次，15 天为 1 个疗程。

［辽宁中医杂志，2009，36（11）：1984］

15. 克痤隐酮凝胶

配方：丹参酮提取液

制法：制成凝胶（中成药）。

功效主治：清热减脂，杀虫除疹。主治痤疮、糠秕孢子菌性毛囊炎。

用法：外搽，每日 2 ~3 次，1 个月为 1 个疗程。

［中华医学美学美容杂志，2009，15（4）：223］

第二节　常用成药制剂

1. 紫花地丁软膏

配方：紫花地丁提取液

制法：加凡士林、蜂蜡等配成软膏（中成药)。

功效主治：消肿止痛。主治疖肿、毛囊炎、虫咬皮炎等。

用法：外搽，每日2~3次，7天为1个疗程。

（《中医皮肤科临床手册》）

2. 穿心莲软膏

配方：穿心莲浸膏

制法：加入基质制成中成药。

功效主治：清热解毒，消肿止痛。主治痈疖、脓疱疮、水火烫伤等。

用法：外搽，每日2~3次，7天为1个疗程。

（《中医皮肤科临床手册》）

3. 冲和散

配方：紫荆皮　独活　白芷　赤芍　石菖蒲

制法：制成中成药。

功效主治：活血散瘀，消肿止痛。主治结节性红斑、血管炎、疖病等。

用法：水调成糊外用，每日2~3次，10天为1个疗程。

（《中医皮肤科临床手册》）

4. 祛腐生肌散

配方：红粉　铅粉　生龙骨　象皮　乳香　没药　冰片

制法：各研极细末，混匀分装成中成药。

功效主治：活血定痛，祛腐生肌。主治溃疡、脓皮病等。

用法：直接撒敷换药，或油调糊状外用，每日1~2次，7天为1个疗程。

（《中医皮肤科临床手册》）

5. 九圣散

配方：黄柏　苍术　青黛　乳香　没药　红粉　轻粉　紫苏叶　薄荷　苦杏仁

制法：各研极细末，混匀分装。

功效主治：清热燥湿，凉血解毒，拔毒祛腐，消肿止痛。主治脓疱疮、天疱疮、带状疱疹、湿疹、下肢溃疡等。

用法：直接撒敷，水或油调外用，每日2~3次，7天为1个疗程。

（《中医皮肤科临床手册》）

6. 鹅掌风药水

配方：土荆皮　蛇床子　大枫子仁　百部　凤仙花　透骨草　吴茱萸　花椒　防风　蝉蜕　当归　侧柏叶　斑蝥

制法：诸药共碾粗末，入白酒浸泡1月后而成药汁，分装备用。

功效主治：杀菌止痒。主治手足癣、体癣、花斑癣、叠瓦癣、糠秕孢子菌性毛囊炎、神经性皮炎等。

用法：外搽，每日2~3次，7天为1个疗程。

（《中医皮肤科临床手册》）

7. 顽癣敌软膏

配方：柳蘑　蜂蜡

制法：柳蘑提取物，加蜂蜡等配成中成药软膏。

功效主治：清热解毒，止痒收敛。主治银屑病、神经性皮炎、皮肤淀粉样变、扁平苔藓等。

用法：外搽，每日2~3次，10天为1个疗程。

（《中医皮肤科临床手册》）

8. 脚气散

配方：枯矾　白芷　荆芥穗

制法：各研极细末，混匀分装成中成药。

功效主治：燥湿清热，拔干止痒。主治汗疱疹、脚癣、稻田皮炎、脓疱疮、湿疹等。

用法：直接撒扑或芝麻油调搽，每日2~3次，7天为1个疗程。

（《中医皮肤科临床手册》）

9. 五妙水仙膏

配方：黄柏　五倍子　紫草等

制法：诸药各研极细末，加基质制成中成药软膏，瓷瓶装药。

功效主治：解毒敛疤，祛腐生肌。主治疖肿、脓疱疮、寻常疣、血管瘤、色素痣、神经性皮炎、扁平苔藓等。

用法：外搽、点涂等外科用法，每日1次。

（《中医皮肤科临床手册》）

10. 黄水疮散

配方：五倍子　黄柏　枯矾　炒槐米　轻粉　红丹

制法：各研极细粉，混匀分装。

功效主治：除湿拔干，解毒止痒。主治黄水疮。

用法：直接撒敷，或调和油调糊外用，每日1~3次，7天为1个疗程。

（《中医皮肤科临床手册》）

11. 湿疹散

配方：蛇床子　侧柏叶　马齿苋　芙蓉叶　大黄　苦参　枯矾　珍珠母　甘草　黄柏　炉甘石　冰片等

制法：各研极细粉，混匀分装（中成药）。

功效主治：收湿拔干，清热解毒。主治湿疹、接触性皮炎、脓疱疮、下肢溃疡、小儿湿疹。

用法：外用，每日2~3次，7天为1个疗程。

（《中医皮肤科临床手册》）

12. 除湿止痒油

配方：大枫子　苍术　甘松　吴茱萸　大黄　升麻　花椒　白鲜皮　独活　白芷　黄柏　防己　胡椒

制法：诸药加芝麻油煎枯去渣而成（中成药）。

功效主治：祛风除湿，清热解毒，杀虫止痒。主治脓疱疮、湿疹、疥疮、体癣、股癣、花斑癣、糠秕孢子菌性毛囊炎等。

用法：外用，每日2~3次，7天为1个疗程。

（《中医皮肤科临床手册》）

13. 癣药玉红膏

配方：斑蝥　全蝎　雄黄　轻粉　赤石脂　细辛　白蜡　芝麻油

制法：油煎枯去渣存油（中成药）。

功效主治：解毒杀虫，祛风除湿。主治手足癣、甲癣、糠秕孢子菌性毛囊炎、花斑癣、叠瓦癣、神经性皮炎等。

用法：每日2~3次外搽，14天为1个疗程。

（《中医皮肤科临床手册》）

14. 润肤皮肤膏

配方：大枫子仁　红粉　核桃仁　松香　蓖麻仁　樟脑　蜂蜡　芝麻油

制法：油煎枯去渣存留药膏（中成药）。

功效主治：润肤止痒，活血消斑，治癣杀虫，软化角质。主治神经性皮炎、酒渣鼻、扁平苔藓、手足癣、花斑癣、手足皲裂症、鱼鳞病。

用法：搽涂患处，每日2~3次，14天为1个疗程。

（《中医皮肤科临床手册》）

15. 紫白治裂贴膏

配方：当归　紫草　冰片　白蔹　松香　石蜡等

制法：中成药。

功效主治：活血养血，生肌润肤，解毒止痛。主治结节性红斑、鱼鳞病、慢性湿疹、手足皲裂症等。

用法：外搽，每日3~4次，10天为1个疗程。

（《中医皮肤科临床手册》）

16. 外搽白灵酊

配方：当归尾　苏木　夹竹桃　白芷　白砒　马齿苋

制法：75%酒精浸泡2周后滤渣存酊，分装成中成药。

功效主治：活血养血，增加光敏。主治白癜风、银屑病。

用法：外搽，每日2~3次，6周为1个疗程。

（《中医皮肤科临床手册》）

17. 瘢痕止痒软化贴膏

配方：五倍子　威灵仙　牡丹皮　泽兰　冰片　薄荷脑　樟脑等

制法：中成药。

功效主治：活血通络，解毒消肿。主治瘢痕疙瘩、结节性痒疹。

用法：外搽，每日2~3次，4周为1个疗程。

（《中医皮肤科临床手册》）

18. 冻疮灵软膏

配方：蟹壳粉　樟脑　凡士林

制法：中成药。

功效主治：通经祛瘀，消肿防腐。主治冻疮等。

用法：外搽，每日2~3次，10天为1个疗程。

（《中医皮肤科临床手册》）

19. 口腔溃疡药膜

配方：硼砂　冰片　朱砂　寒水石　儿茶　白及胶　甘油

制法：中成药。

功效主治：清热解毒，杀虫止痒。主治唇炎、口腔炎等。

用法：贴敷口腔内病损处，每日4~5次，10天为1个疗程。

（《中医皮肤科临床手册》）

20. 纸型止痒剂（药物卫生纸）

配方：黄柏　白鲜皮　苦参　龙胆草　荆芥　艾叶　薄荷　防风　蛇床子　冰片

制法：中成药。

功效主治：清热解毒，杀虫止痒。主治女阴瘙痒症、女阴湿疹、霉菌性阴道炎、滴虫性阴道炎、老年性阴道炎等。

用法：贴敷患处，每日1~2次，10天为1个疗程。

（《中医皮肤科临床手册》）

21. 丹皮酚软膏

配方：丹皮酚　丁香油

制法：中成药。

功效主治：消炎止痒。主治各种湿疹、皮炎、皮肤瘙痒症、蚊臭虫叮咬症。

用法：外用，涂敷患处，每日2～3次。

（药品说明书）

22. 乐银洗发液

配方：长叶松针叶、茎、果提取精油，吡硫翁锌等。

制法：成品药水。

功效主治：去屑止痒，养发护发。主治头皮银屑过多、头皮瘙痒等。

用法：清水湿洗后，取本品适量涂抹头部，每日洗头1次。切勿内服，婴幼儿禁用。

（产品说明书）

23. 复方白芷酊

配方：防风　补骨脂（盐炒）　白芷　蒺藜（盐炒）　马齿苋　栀子　甘草　蛇床子　冰片　秦艽

制法：酊剂（中成药）。

功效主治：祛风活络，消斑。主治白癜风（气血失和型）。

用法：外用，取适量涂敷患处，每日1～2次。

（药品说明书）

24. 湿毒清膏剂

配方：皂角刺　五倍子　白鲜皮等植物提取物。

制法：软膏剂（中成药）。

功效主治：祛湿止痒。主治皮炎（接触性皮炎、过敏性皮炎、神经性皮炎）、银屑病、瘙痒症、足癣、体癣、股癣、花斑癣、念珠菌性外阴阴道炎、女阴及肛门瘙痒症等。

用法：外用，每日1次，7天为1个疗程。

（药品说明书）

25. 草本乳膏

配方：土荆皮　苦参　蛇床子　白鲜皮　黄柏　五倍子　鞭蓉叶　百部　土茯苓　七星剑　铁冬青等

制法：乳膏剂（防护剂）。

功效主治：清热止痒，抑菌消毒。主治皮炎湿疹、蚊虫叮咬、痱子、体股癣、花斑癣等。

用法：外用，每日1~2次，孕妇、儿童禁用。

（产品说明书）

26. 老鹳草软膏

配方：老鹳草提取物

制法：软膏剂（中成药）

功效主治：除湿解毒，收敛生肌。主治湿疹、痈疖、水火烫伤。

用法：外用，涂敷患处，每日1次。

（药品说明书）

27. 黄蒲洁洗剂

配方：黄柏　黄连　土茯苓　蛇床子　白鲜皮　苦参　百部　虎杖　蒲公英　丹参　丁香　薄荷　花椒　白矾　地肤子　冰片

制法：溶液剂（中成药）。

功效主治：清热燥湿，杀虫止痒。主治湿热蕴结所致的阴道炎、女阴湿疹、手足癣（水疱型）。

用法：外用，洗浴，冲洗，每日1~2次。

（药品说明书）

28. 姜黄消痤搽剂

配方：姜黄　重楼　杠板归　一枝黄花　土荆芥　绞股蓝　珊瑚姜　辅料为聚山梨酯-80 乙醇

制法：溶液剂（中成药）。

功效主治：清热祛湿，活血消痤。主治痤疮。

用法：外用，用棉签蘸取本品涂患处，每日 2～3 次。

（药品说明书）

29. 克痒舒洗液

配方：苦参　黄柏　蛇床子　白鲜皮　花椒　冰片　薄荷脑　度米芬

制法：溶液剂（中成药）。

功效主治：抑菌抗炎，除臭止痒。主治各种阴道炎、外阴炎、湿疹等。

用法：阴道给药，取洗液 30mL，加 2 倍温开水稀释，放入 100mL 冲洗器内，直接冲洗阴道，亦可外搽。每日 1 次，7 天为 1 个疗程。

（药品说明书）

30. 黑豆馏油凝胶

配方：黑豆馏油　桉油　冰片　氧化锌

制法：凝胶剂（中成药）。

功效主治：消炎收敛，角质再生，消疹止痒。主治神经性皮炎、慢性湿疹、亚急性或慢性皮炎。

用法：外用，取适量涂抹患处，每日 1～2 次。

（药品说明书）

31. 除湿止痒软膏

配方：蛇床子　黄连　黄柏　白鲜皮　苦参　虎杖　紫花地丁　萹蓄　茵陈花椒　苍术　冰片等。

制法：软膏剂（中成药）。

功效主治：清热除湿，祛风止痒。主治急性或亚急性湿疹等。

用法：外用，每日 3～4 次。

（药品说明书）

32. 青柏洁身洗液

配方：苦参　黄连　黄柏　花椒　蛇床子　黄芪　何首乌　地肤子　大青叶赤芍　当归　月桂醇硫酸钠　苯甲酸

制法：溶液剂（中成药）。

功效主治：清热解毒，燥湿杀虫，除痒止痒。主治外阴湿疹、外阴瘙痒症、滴虫性阴道炎、霉菌性阴道炎。

用法：外用，按需行外搽或冲洗，每日1～2次。

（药品说明书）

33. 地松樟薄乳膏

配方：樟脑　薄荷脑　地塞米松

制法：乳膏剂（成品药）。

功效主治：抗敏抗炎，止痒散疹。主治局限性瘙痒症、神经性皮炎、接触性皮炎、脂溢性皮炎、湿疹等。

用法：外用，每日2次，涂搽患处。

（药品说明书）

34. 皮炎灵硬膏

配方：徐长卿　紫草　当归　防风　白芷　大黄　麝香草酚　薄荷脑　地塞米松　松馏油　橡胶　凡士林　氯化锌　松香　羊毛脂

制法：膏药剂（中成药）。

功效主治：祛风燥湿，活血止痒。主治慢性湿疹、神经性皮炎、银屑病（斑点型）、皮肤淀粉样变、扁平苔藓等。

用法：贴敷局部，2～3天1次。

（药品说明书）

第三篇　进　展　篇

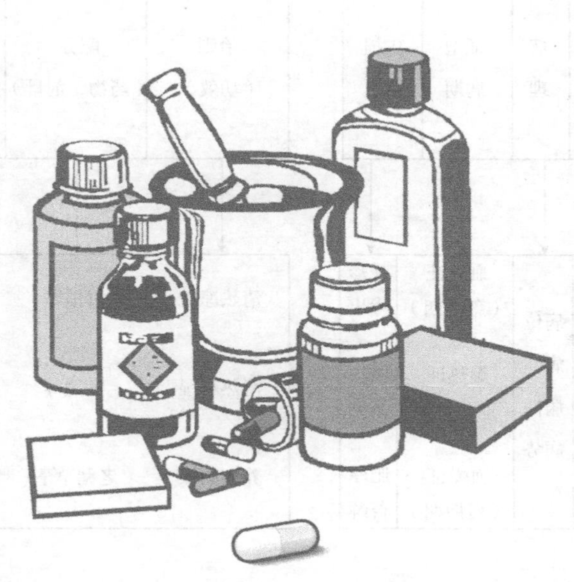

第一章 皮肤病外治线路图简介

第一节 皮肤病外治线路图解

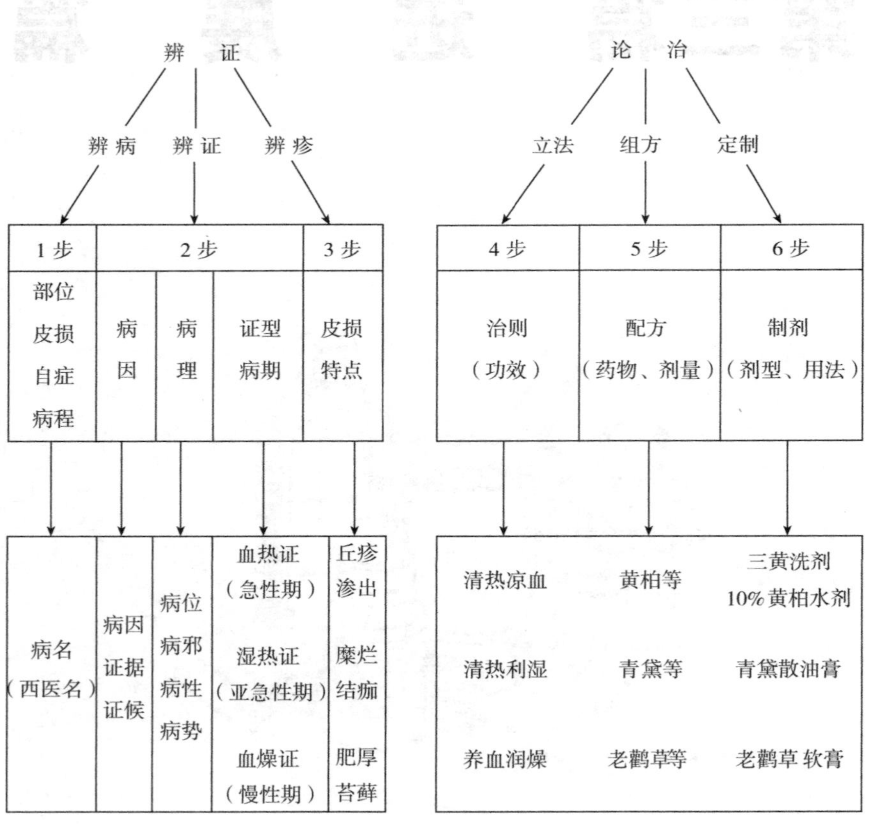

第二节　皮肤病外治线路说明

1. 本线路图只是笔者对皮肤病中药外用制剂的应用体会，并不适用其他病科，本图解仅供学习参考，共同提高。

2. 其中个别环节简单解说

（1）“辨证论治”是中医认识疾病和治疗疾病的基本原则，是中医学对疾病的一种特殊的研究和处理方法，而“辨证求因”“审因论治”是对辨证论治的高度概括，故突出了“因”与“证”的因果关系。

（2）病因是指病因与病理（病机），六经病理模型是由病位、病邪、病性、病势四大要素构成，结合皮肤病很容易理解。

（3）“证”字为证据及证候。例如疾病为大河，证据为水面，证候为一段河段的宽深度。如湿疹（病名），多种皮损为证据，双下肢有渗液或肥厚为证候，因此病名、病因、病理、证型、皮疹为“辨证”之重点。

（4）确立治法，应先立法后处方，如选择药物，斟酌用量，构组药方，确定制剂，“用药如用兵”可做比喻，病证是敌人，治则是战略，治法是战术，制剂就是用兵布阵，所以张景岳说：“必善于知方，斯可以执方。”因此，明白这些才可辨证论治。

第二章 五十五年中药外用秘诀

现将笔者在五十五年临床证治中，对皮肤病中药外用制剂的基本方法（秘诀）总结如下。

第一节 辨证制剂

1. 治疗原则

根据皮损变化，选择适当药物，配成简单制剂（患者自行配制，不能复杂），并指导其外用方法。

2. 药物选择

最简单常用的无毒药物，如：止痒药（地肤子、白鲜皮、冰片、薄荷、樟脑、蛇床子、苍耳子、苦参等）；清热药（黄柏、黄连、黄芩、山栀、青黛、紫花地丁、金银花、连翘、蒲公英、车前草等）；抗菌药（龙胆草、黄连、连翘、穿心莲、蒲公英、紫草等）；抗真菌药（土荆皮、黄精、黄连、苦参、百部、川椒、紫草、青黛等）；抗病毒药（板蓝根、马齿苋、木贼、香附、夏枯草、生薏苡仁、大青叶等）；杀虫药（苦参、硫黄、百部、黄连、黄柏、黄精、苦参、川椒、蛇床子等）；祛湿药（苍术、儿茶、厚朴、地肤子、萆薢、茯苓、车前草、熟石膏、五倍子、枯矾、滑石、炉甘石、氧化锌等）；润肤药（当归、生地黄、胡麻仁、紫草、蜂蜜、猪油、麻油、大枫子油、核桃、杏仁等）；祛寒药（干姜、白芷、肉桂、川椒、姜黄、陈皮、艾叶、山柰、胡椒等）；活血药（红花、牛膝、鸡血藤、三棱、莪术、当归、川芎、姜黄、丹参等）；去脂药（侧柏叶、皂角刺、虎杖、血竭、山楂、透骨草、麦芽、艾叶、茶树根、羊蹄根等）；生发药（丹参、党参、黄芪、枸杞子、当归、桑白皮、何首乌、女贞子、桑椹、黑芝麻等)；生色药（补骨脂、何首乌、白芷、乌梅、山栀子、石榴皮、紫草、黄连等)；退色药（黄芪、桑叶、白鲜皮、当归、桃仁、川芎、白芍、白茯苓、白僵蚕、白芷、白薇、天花粉等)；养血药（人参、党参、当归、熟地黄、黄精、枸杞子等)；止血药（槐花、白茅根、地榆、小蓟、大蓟、三七、蒲黄、仙鹤草等)。

3. 临床举例

【案例1】急性湿疹（渗出期)

处方治则：清热利湿。黄柏、黄连、连翘各10g，五倍子、儿茶、苍术各10g，加水1500mL，煎成100mL去渣存汁，待冷后做冷湿敷，每20分钟1次，至皮疹无糜烂渗液为止。

【案例2】慢性湿疹（苔藓期)

处方治则：祛湿止痒。苍术、五倍子、儿茶、樟脑、地肤子、蛇床子各10g，加白酒100～200mL，浸泡3～7天后外搽。

【案例3】白癜风

处方治则：活血生色。红花、丹参、当归各50g，乌梅、石榴皮、黄连各10g，加白酒200mL，浸泡7天后去渣存酒，外搽，每日1～2次，注意过敏反应。

【案例4】黄褐斑

处方治则：活血退色。红花、丹参、当归各10g，黄芪、桑叶、白鲜皮各20g，加水2000mL，煎成1500mL，放入面盆中熏蒸颜面。余药冷后可冷敷及冷搽。

【案例5】扁平疣

处方治则：清热解毒。黄芩、金银花、蒲公英、木贼、香附、夏枯草各15g，加水1500mL，浓煎成500mL，滤渣存汁，外搓外搽。

【案例6】甲癣

处方治则：抗霉解毒。黄精、土槿皮、川椒、苦参、百部、黄连各10g，加香醋200mL浸泡7天后存用，每日外搽3次，结合修甲，搽复方土槿皮软膏。

【案例7】色素性紫癜性皮肤病

处方治则：清热止血。黄柏、山栀、车前子各10g，槐花、蒲黄、仙鹤草各

15g，加水2000mL，文火久煎成200mL药液，外搽，每日2～3次。

【案例8】斑秃

处方治则：活血生发。当归、枸杞子、丹参、党参、桑白皮、何首乌各10g，生姜4片，鲜红辣椒半只，均放入玻璃瓶中，加入白酒，超出药面200mL，浸泡7天后外搽，每日2～3次，至愈。

【案例9】脂溢性脱发

处方治则：祛脂生发。山楂、透骨草、皂角刺各20g，桑白皮、丹参、生侧柏叶、当归、黄芪、枸杞子各10g，均放入玻璃瓶中，兑入白酒超出药面200mL，浸泡7天后外搽头皮，每日2～3次，至毛发生长。

【案例10】老年性皮肤瘙痒症

处方治则：润肤止痒。当归、生地黄各20g，地肤子、白鲜皮、冰片、薄荷各10g，加水2000mL，先武火后文火，煎成500mL（去渣存汁），加入白酒100mL后摇匀，外搽患处，每日多次。

【案例11】跖疣

处方治则：杀虫活血。木贼、香附各20g，百部10g，红花、莪术、当归各5g，均放入砂锅内，加水3000mL，煎开后加入食盐20g到脚盆中，趁热（约40℃左右）把病足放入浸泡30分钟后，用刀片修去硬皮后，外用半夏粉，包扎。每天1～2次，1剂可用3天。

【案例12】脚癣（水疱型）

处方治则：抗霉止痒。土荆皮、苦参、黄精、地肤子、蛇床子各10g，加食醋1000mL，浸泡3天后即用，浸泡病足或外搽患处。

【案例13】脚癣（鳞屑型）

处方治则：抗霉去屑。黄精、土荆皮、百部各10g，黄连、苦参各15g，加芝麻油300mL，先浸泡3天，再文火煎枯去渣存油。外搽，每日3次。

【案例14】冻疮（未破型）

处方治则：防寒活血。干姜、肉桂、川椒、红花、莪术、当归各10g，加白酒200mL，浸泡7天后过滤存酊，外用患处。

【案例15】神经性皮炎

处方治则：养血止痒。熟地黄、党参、当归、地肤子、冰片各20g，白酒

300mL，浸泡7天后去渣留酒，外搽颈肘部，每日2～3次。

4. 注意事项

（1）首次外用时，先试用小范围，无反应后，再正常外搽。

（2）只能外用，不能内服。

第二节 草药制剂

1. 治疗意义 俗语“单方治大病”，这里的单方即是一味中草药，常能治疗很多皮肤病，但必须是科学的、有效的、无毒的药物，方能临床外用。

2. 临床举例

【案例1】下肢慢性溃疡

处方治则：活血生肌。莪术20g，水1000mL，煎煮2次后合并混匀，配成2%莪术液，清洗，湿敷，换药连用，直至痊愈。

【案例2】手足体股癣

处方治则：杀虫止痒。月见草种子150g，75%酒精1000mL，浸泡1周后，滤渣存酊，配成15%月见草酊，外搽。

【案例3】虱病

处方治则：灭虱灭虮。苦参60～90g，水2000～4000mL，煎煮45分钟后，趁热外洗患处，并用毛巾蘸热水洗敷患处，每日3次，每天1剂，5天为1个疗程。

【案例4】脓疱疮

处方治则：杀菌消炎。儿茶250g，蒸馏水1000mL。先将儿茶研成细粉（过120目筛），放入水中浸渍3天，过滤后药汁中加防腐剂尼伯金0.5g，外搽，每日4～6次。

【案例5】鹅口疮

处方治则：清热利湿。黄精100g，研成细粉，米醋调糊，敷于双足涌泉穴，外包，每日1次，连用2～3次。

【案例6】手足皲裂症

处方治则：润肤生肌。甘草100g，75%酒精200mL，甘油200mL，甘草研成细粉（过 60 目筛），浸泡在酒精中，24 小时后滤渣，加入甘油混匀即成。外用。

【案例 7】鸡眼

处方治则：除老皮生新肉。生半夏 500g，干品研成极细粉，装瓶备用。温水泡洗病足，刀片削去老皮成凹状，放入药粉，胶布贴封。每周一换。

【案例 8】脂溢性脱发

处方治则：祛脂生发。透骨草 45g，加水 3000 ~ 4000mL，煎煮后去渣，趁热熏洗头发，浸洗头皮，每次 20 分钟，后用温水冲洗干净。每日 1 剂，每日 2 次，30 天为 1 个疗程。

【案例 9】尖锐湿疣

处方治则：杀虫解毒。木贼草 500g，加水 2000mL，共分别煎煮 3 次，滤液混匀后文火浓缩成糊状流浸膏。将纱布条放入流浸膏内浸泡 2 天后备用。洗净，药条敷包，每日 3 次，3 ~ 4 周为 1 个疗程。疣体过大者先用五妙水仙膏除疣后再敷包。

【案例 10】单纯疱疹、带状疱疹

处方治则：杀灭病毒。藤黄 30g，白酒 70mL，浸泡 3 天后外搽，每日 3 次。口腔内疱疹禁用。

【案例 11】手足癣、体股癣

处方治则：杀灭真菌。生麦芽 40g，白酒 100mL，浸泡 1 天后即可外搽，每日 3 次。

【案例 12】小儿褶烂

处方治则：祛湿护肤。冰片 20g（用白酒研磨液化），加入痱子粉 200g 研匀成散，扑撒患处，每日多次。

【案例 13】银屑病

处方治则：清热去屑。莪术 100g，芝麻油 200mL，煎枯去渣，取药油 5mL 加入雪花膏 95g，调匀配成 5% 莪术油霜外用。

【案例 14】传染性软疣

处方治则：杀毒除瘊。板蓝根针剂 15g（25mL），10% 三氯化铁溶液 100mL，混合摇匀，高压灭菌，名为“儿童快速消疣液”，点涂疣面，一般 1 ~ 2 次即愈。

【案例 15】结节性脂膜炎

处方治则：清热活血。芙蓉叶 50g，鸡蛋清 50mL。芙蓉叶焙干研成细末，入蛋清内调糊，外敷外包患处，每日1～2次，14天为1个疗程。

第三节　验方制剂

1. 应用现状　目前验方的概念仍比较混乱，如单方、验方、偏方、奇方、秘方及民族医药等尚无统一规范，亟待讨论研究统一，现收录笔者五十五年来常用的“验方制剂”，仅供参考。

2. 临床举例

【案例1】斑秃、脂秃

处方治则：生发养发。鲜侧柏叶90g，山柰45g，白酒700mL，浸泡7天后过滤装瓶，以生姜切片蘸取本酒反复外搽，每日2～3次。

【案例2】手足皲裂症

处方治则：生肌护肤。青黛粉4g，甘草粉10g，另加红花油15mL，香水2mL，麻油60mL，白酒20mL，搅拌均匀后瓶装。温水浸泡手足30分钟后搓去死皮，外搽，每日2～3次。双手应禁止接触洗洁精、肥皂、洗衣粉、洗手液、碱粉等。

【案例3】头部脂溢性皮炎

处方治则：去屑止痒。苦参、白鲜皮、地肤子、白芷各20g，大黄、土荆皮、川楝子、黄柏各15g，侧柏叶30g，连翘25g，加水3000mL，煎煮去渣，先熏后洗，3天1次，或外搽。

【案例4】白癜风

处方治则：祛风增色。肉桂30g，补骨脂60g，水250mL，白酒250mL，浸泡，滤液存酒，外用。本药酒只限躯干四肢处白斑，颜面禁用。同时口服如意黑白散：旱莲草40g，白芷、何首乌、沙蒺藜各60g，紫草95g，每日1剂，研成粗散，每日3次，每次5～10g。

【案例5】皮肤瘙痒症

处方治则：祛风止痒。菊花、马齿苋各30g，苦参、地肤子、白鲜皮、川椒各15g，加水1000mL，上药煎三次，每煎加水300mL，三煎后混合，熏洗或外搽，每日3次。

【案例6】剥脱性角质松解症

处方治则：利湿清热。苍术、黄柏、白鲜皮、苦参各50g，加水2000mL，煎煮后去渣，浸泡患处，每日2次，每次30分钟。

【案例7】扁平疣

处方治则：杀灭病毒。马齿苋、生薏苡仁、板蓝根、大青叶、紫草各30g，加水500mL，煎煮2次，混合后待用。擦洗疣面，擦红为度。每日2次。

【案例8】女阴瘙痒症

处方治则：杀虫止痒。蛇床子30g，百部、鹤虱、苦参、雄黄各15g，加水2000mL，煎煮，头煎与二煎药汁混合后即成，每天熏洗2次，每次30分钟。

【案例9】女阴白色病

处方治则：活血化瘀。淫羊藿（仙灵脾）、川椒、蛇床子、苦参、土茯苓、艾叶、荆芥、防风、黄柏、紫竹各9g，水2000mL，上药分别水煎3次（二次、三次各加水300mL）混合后装存。趁热熏洗，每日2～3次，每次半小时。

加减法：角化者加莪术、归尾、红花各3g；硬化萎缩者，加蜂房、莪术、白鲜皮各3g；苔藓者，加马齿苋、红花、丹参各3g；萎缩者，加补骨脂、黄芪、红参各3g。

【案例10】隐翅虫皮炎

处方治则：杀虫解毒。元明粉15g，黄柏25g，紫草15g，加水1000mL，煎煮去渣，做冷湿敷，皮损干痂后可外搽，至愈。

【案例11】甲癣

处方治则：杀虫生甲。阿胶150g，尿素400g，滑石粉200g，克霉唑20g，水230mL。先用水浴烧杯加水适量，热溶阿胶，搅匀加水后成380mL即可，待降低温度于10℃以下，加入研细的尿素，拌溶后加入克霉唑细粉、滑石粉，搅拌混合均匀而成硬膏。先用75%酒精搽洗病甲待干，贴敷硬膏（厚约2mm），胶布严包，于第三天用消毒刀剥离，一般要即刻进行，防止病甲风干难剥。经1～3次后除去病甲，每日浸泡米醋10分钟，外搽甲癣药水，直至新甲长出。

【案例12】小儿传染性软疣

处方治则：杀毒除疣。旱莲草、马齿苋各25g，冰片5g，50%酒精445mL，浸泡7天后，滤渣存酊。当小儿拒绝“夹疣术”（怕痛）时，可外用本品，每日

2～3次至脱。

【案例13】手足多汗症

处方治则：清热燥湿。萝卜600g，莱菔子25g，明矾15g，水2500mL，煎煮30分钟，去渣取汁，温汁浸泡手足部30分钟，每日2次，一般1～5天可愈。

【案例14】尿布皮炎

处方治则：清热祛湿。青黛、广丹、冰片各10g，滑石粉20g。共研极细粉，装入纱布袋内，外扑，每日4～6次。干燥后外搽紫草油膏即可。注意小儿腹泻，禁止多洗，旧棉尿布最佳。

【案例15】疥疮结节

处方治则：化瘀消结。马樱丹250g，苦楝树二层皮150g，水2000mL，药物切碎后加水煎煮，至水有黏感为度，纱布蘸汁涂抹，每日3次，连用4天，停药3天，再用药3天为1个疗程。

第四节　成药制剂

1. 应用意义

近来我国中成药发展迅速，并在皮肤科门诊中广泛应用，而且质量有一定标准，疗效明显，特别适合农村、社区、厂矿等基层卫生院所应用。

2. 临床举例

【案例1】神经性皮炎

处方治则：祛风燥湿，活血止痒。皮炎灵硬膏，局部贴敷。亦可治疗慢性湿疹、皮肤淀粉样变、扁平苔藓等。成分：徐长卿、薄荷胶、地塞米松、松馏油、橡胶、凡士林、氧化锌、松香、羊毛脂等。

【案例2】阴道炎（细菌性、真菌性、滴虫性、老年性）

处方治则：清热解毒，燥湿止痒。利肤康乐洗液，坐浴、冲洗、栓塞等。另可治疗手足癣、湿疹皮炎、瘙痒症、淋病、梅毒、尖锐湿疣等。成分：苦参、黄柏、玄参、赤芍等8味中药。

【案例3】尖锐湿疣

处方治则：破血逐瘀，消坚散结。斑蝥素乳膏（尤斯洛）。薄涂，每日1次，

10 次为 1 个疗程。心肾疾病或孕妇禁用。成分：斑蝥素等。

【案例 4】结节性痒疹

处方治则：清热解毒，祛腐生肌。五妙水仙膏，敷于病处，短时后冲洗，本品勿入口入眼。另可治疗小血管瘤、疖痈、神经性皮炎、扁平苔藓等。成分：黄柏、五倍子、紫草等。

【案例 5】皮肤萎缩纹

处方治则：护肤愈裂。孕谊去纹膏，患处外涂，每日 1 ~ 3 次，过敏者禁用。防治青春期或肥胖后的萎缩纹、老年颜面皱纹，或预防妇女妊娠纹等。成分：天然油脂、卵磷脂、维生素类等。

【案例 6】增生性瘢痕

处方治则：抑制异生，软化瘢痕，养血止痒。硅酮霜，涂抹、按摩，禁入口、眼、耳等。主治增生性瘢痕（烧伤、外伤、手术等）。成分：硅酮、霜剂等。

【案例 7】慢性湿疹

处方治则：除湿解毒。老鹳草软膏，涂敷。另可治疗疖肿、烫伤等。成分：老鹳草等。

【案例 8】女阴湿疹

处方治则：清热燥湿，杀虫止痒。黄蒲洁肤洗剂。外搽、洗浴、冲洗均可。亦可治疗手足癣（水疱型）。成分：黄柏、黄连、土茯苓、白鲜皮等 16 味中药。

【案例 9】急性或亚急性湿疹（湿热型、湿痒型）

处方治则：清热除湿，祛风止痒。除湿止痒软膏，外用，每日 3 ~ 4 次，成分：苦参、虎杖、紫花地丁、萹蓄、茵陈等 13 味中药。

【案例 10】痤疮（寻常型）

处方治则：清热燥湿，杀虫止痒。玫芦消痤膏，外用。亦可以治疗皮肤瘙痒症、湿疹、日光性皮炎等。成分：鲜芦荟汁、玫瑰花、杠板归、冰片、薄荷素油等 10 种中药。

【案例 11】斑秃

处方治则：活血通络，温经生发。人参生发液，外搽。也可治疗脂溢性脱发、病后脱发、产后脱发、老年性脱发等。成分：人参、辣椒酊、甘油等。

【案例12】湿疹

处方治则：抗菌消炎，祛风止痒。丹皮酚软膏，外用。也可以治疗接触性皮炎、虫咬皮炎、瘙痒症、慢性荨麻疹等。成分：牡丹皮、丁香等。

【案例13】痤疮（脓疱型）

处方治则：杀螨抗菌，美容除皱。姜黄消痤搽剂，外用。另外也可以治疗脱发症、糠秕孢子菌性毛囊炎、皮肤螨虫病、瘙痒症等，成分：姜黄、丁香、桉叶、珊瑚、木姜子等。

【案例14】黄褐斑

处方治则：祛斑增白，护肤抗敏。养荣祛斑药膏，外用。也可以治疗色素沉着斑、老年斑、轻度雀斑、皮肤干燥症、皲裂症、鱼鳞病等。成分：柿子叶、甘油、珍珠等。

【案例15】过敏性皮炎

处方治则：滋润养肤，消炎止痒。维肤膏，外用。也可以治疗湿疹、接触性皮炎、脂溢性皮炎、职业性皮炎、虫咬皮炎、冬令皮炎、日光性皮炎、痤疮、冻疮、瘙痒症、外阴瘙痒症等。成分：蜂王浆、蜂蜜、中药等。

第五节　古方制剂

1. 应用意义

古代典方，繁多效佳。现在皮肤病应用也有很多改良制剂，目前许多中医药大学的附属医院及省市级中医院的皮肤科都有制备好的“古代外用制剂”，使用方便，制作精良，疗效极佳。

2. 临床举例

【案例1】女阴瘙痒症

处方治则：散风祛湿，杀虫止痒。蛇床子洗方（《医宗金鉴》），熏洗、坐浴、外搽。也可治疗阴囊瘙痒症等。成分：威灵仙15g，蛇床子15g，当归15g，缩砂壳9g，土大黄15g，老葱头7个，苦参15g，将上药碾碎装纱布袋内，熏洗、坐浴外搽。

【案例2】皲裂症

处方治则：凉血止痒，润肤护肤。润肌膏（《外科正宗》），外用。成分：当归15g，紫草3g，麻油150mL，黄蜡15g，前二味与麻油同熬，药枯滤清，将油再熬，入蜡化尽，倾入罐中备用。

【案例3】脂溢性湿疹

处方治则：去屑止痒。雄黄解毒散（《济生方》）。多种应用方法：可单独撒布在皮疹上（干性），5%雄黄解毒油膏，5%～10%雄黄解毒酊剂，凡皮损有新鲜疮面或腐烂渗脂者禁用。也可以治疗慢性湿疹、多发性毛囊炎、虫咬皮炎等。成分：雄黄30g，寒水石30g，生白矾120g，先各研细粉（过120目筛），再混匀装瓶备用。

【案例4】脓疱疮

处方治则：清热除湿，散瘀化痰。金黄散（《医宗金鉴》），外用。也可以治疗疖痈、带状疱疹等。成分：大黄、黄柏、姜黄、白芷各2500g，南星、陈皮、苍术、厚朴、甘草各1000g，天花粉5000g，共研细粉，分装备用。

【案例5】手癣伴慢性湿疹

处方治则：杀虫止痒，润燥防裂。红油（《外科证治全生集》），外用。成分：红砒3g（打碎成细粒），麻油30mL，入砂锅同煎，至砒枯烟绝为度，去砒留油。

【案例6】下肢慢性溃疡

处方治则：生肌收口。八宝丹（《疡医大全》），敷于患处。成分：珍珠9g，牛黄1.5g，象皮、琥珀、龙骨、轻粉各4.5g，冰片0.9g，炉甘石9g，共研极细粉，装瓶备用。

【案例7】甲癣

处方治则：杀虫护甲。凤仙花膏（《外科证治全生集》），病甲用温水浸泡30分钟，每次刮除污甲，将凤仙花膏敷于病甲上，厚度较厚，外用塑料纸覆盖后包扎，每日换药1次。成分：凤仙花粉（白色者为佳）150g，蜂蜜150g，调匀成膏。

【案例8】局部瘙痒症

处方治则：杀虫解毒，疏风止痒。百部酒（《医宗金鉴》），外搽。成分：百部180g，35%酒精600mL。

【案例9】枕后毛囊炎

处方治则：清热解毒，杀虫止痒。芫花洗方（《医宗金鉴》）。成分：芫花、川椒各15g，黄柏30g，共碾粗末，装纱布袋内，加水2500～3000mL，煮沸30分钟。用小毛巾蘸药汤溻洗，每日1～2次。注意：芫花有毒，勿入口入眼等。

【案例10】痱子

处方治则：清热除湿。鸡苏散（《河间六书》）。成分：滑石30g，甘草5g，薄荷5g，共研极细粉，混匀装瓶，外用患处，每日多次。

【案例11】蛲虫皮炎

处方治则：杀虫止痒。胡粉散（《太平圣惠方》）。成分：胡粉30g，雄黄60g，共研为末，和匀，温水调擦肛门周围，每日1～3次。

【案例12】复发性毛囊炎

处方治则：清热解毒，润燥止痛。黄连膏（《医宗金鉴》）。成分：黄连9g，当归15g，黄柏9g，生地黄30g，姜黄9g，麻油360mL，白蜡120g。上药除白蜡外，入油浸1天，文火熬至药枯，去渣滤清，再加入白蜡，文火徐徐收膏。可外敷或外搽。也可治疗热毒疮疡、轻度水火烫伤。

【案例13】体癣

处方治则：杀虫止痒。癣酒（《外科证治全生集》）。成分：白槿皮、南星、槟榔各30g，樟脑、生木鳖子各15g，斑蝥30个，蟾酥9g。上药加入优质烧酒（或75%酒精）1500mL中，浸泡7天，滤净存液备用。外用，也可以治疗手足癣。

【案例14】银屑病

处方治则：祛风除湿，杀虫止痒。苦参汤（《疡科心得集》）。也可以治疗阴部湿疹、麻风溃疡、瘙痒症、皮炎湿疹等。成分：苦参60g，蛇床子30g，白芷15g，金银花30g，菊花60g，黄柏15g，地肤子15g，大菖蒲9g，加水2500mL，水煎去渣，熏洗、冷敷、外搽均可。

【案例15】口腔慢性溃疡

处方治则：清热去腐，引火归原。柳花散（《医宗金鉴》）。成分：黄柏30g，青黛9g，肉桂3g，冰片0.6g，各研极细粉和匀，每用少许，搽掺在口腔内疮面上，每日2～3次。

第六节 协定制剂

1. 应用意义

目前我国大中城市的皮肤科（中医或西医）大多有本院制作的协定处方（应经卫生行政部门审批），各院不同，各有特色。

2. 临床案例

【案例1】接触性皮炎（红斑丘疹期）

处方治则：清热利湿，祛风止痒。三黄洗剂：大黄、黄柏、黄芩、苦参片各500g，共研极细粉，共2000g，加蒸馏水10000mL，搅匀分装，每瓶100mL。外用，每日多次。另急性湿疹皮炎（无渗液者）等，均可选用。

【案例2】手足癣（水疱型）

处方治则：杀虫止痒。癣药酒：土荆皮30g，百部30g，蛇床子10g，丁香10g，黄精20g，高粱酒900mL，密封浸泡1月后滤渣存汁，外用。也可治疗体癣、花斑癣、甲癣等。

【案例3】冻疮（未破型）

处方治则：活血化瘀。红灵酒：生当归60g，红花30g，花椒30g，肉桂60g，樟脑15g，干姜30g，95%酒精10000mL，密封浸泡1月后滤过外用。也可治疗结节性红斑、变应性皮肤结节性血管炎、扁平苔藓、斑秃等。

【案例4】疥疮

处方治则：杀虫止痒。硫黄软膏：硫黄10～20g，凡士林80～90g，调膏外用，成人用20%，儿童用10%。另可治疗头癣（白癣、黄癣、黑点癣）、手足癣（鳞化型）、慢性湿疹等。

【案例5】亚急性湿疹

处方治则：收湿止痒。紫白锌氧油：紫草粉100g，白芷粉100g，氧化锌400g，芝麻油1000mL，调匀分装，每盒30g装，外用。可以治疗小儿湿疹、尿布皮炎、脓疱疮、擦烂红斑等。

【案例6】手足癣（鳞屑型）

处方治则：杀虫止痒。癣药膏：土荆皮粉100g，雄黄粉50g，青黛粉20g，黄精粉20g，黄连粉20g，氧化锌粉60g，凡士林1000g，调膏分装，20g一盒，外用。

【案例7】结节性红斑

处方治则：散风活血，化瘀消肿。曲红散：曲红15g，紫草15g，赤芍30g，当归60g，贯众6g，升麻30g，白芷60g，荆芥穗15g，紫荆皮15g，草红花15g，儿茶15g，羌活15g，防风15g，荆芥15g。各研极细粉，混匀后分装，每袋30g。可撒扑，亦可用蜂蜜或荷叶水调搽。另可治疗硬红斑、慢性丹毒、静脉曲张性湿疹等。注意：热毒盛强者（疖痈初起）勿用。

【案例8】接触性皮炎（红斑期）

处方治则：清凉止痒，收敛护肤。冰片炉甘石洗剂：炉甘石150g，氧化锌50g，甘油50mL，冰片10g，纯化水加至1000mL，制成水粉剂，多用于红斑、丘疹期皮损，如急性湿疹皮炎等。

【案例9】脂溢性湿疹

处方治则：清热解毒，杀虫止痒。雄黄解毒散：雄黄30g，寒水石30g，生白矾120g，共研细粉备用。另可治疗慢性湿疹、毛囊炎等。可直接撒扑，亦可配成洗剂、酒剂、软膏外用。

【案例10】急性湿疹（渗出期）

处方治则：清热解毒，燥湿止痒。湿敷剂：生大黄75g，黄芩75g，黄柏75g，苦参75g，黄连15g，诸药粉碎混匀过80目筛，分装成每袋30g，临用时每袋药粉加沸水1000mL，冲泡15分钟后，晾冷后做冷湿敷用。可治疗急性湿疹皮炎等糜烂渗出性皮肤病。

【案例11】亚急性与慢性湿疹

处方治则：利湿收敛，祛风止痒。止痒糊剂：煅石膏40g，枯矾40g，煅龙骨40g，五倍子75g，寒水石75g，蛤粉75g，冰片10g，凡士林645g，凡士林加热熔化后待温度降至60℃时，加入诸药极细粉，搅匀分装，每盒20g，外用。也可治疗扁平苔藓、神经性皮炎、皮肤淀粉样变等。

【案例12】白癜风

处方治则：温通气血，调和色调。白癜风酊剂：马齿苋100g，白蒺藜100g，白芥子100g，白芷100g，红花50g，丹参50g，黄芪50g，乌梅50g，先加 75% 酒精浸泡 7 天后，滤液中再加 75% 酒精至 1000mL，分装为每瓶 60mL，外用。

【案例 13】脱发症

处方治则：养血益气，调和营卫。生发酊：桃仁 60g，细辛 10g，菟丝子 40g，红花 40g，肉桂 40g，骨碎补 40g，人参 40g，花椒 20g，樟脑 20g，黄芪 20g，红辣椒 20g，党参 20g，桑椹 20g，冰片 20g，诸药共研细粉，先加入 75% 酒精浸泡 7 天后滤过，再加 75% 酒精至 1000mL，分装成每瓶 100mL，外用。

【案例 14】小儿湿疹

处方治则：燥湿止痒。湿疹软膏：青黛 20g，黄柏粉 20g，氧化锌 200g，煅石膏 200g，芝麻油 200mL，凡士林 360g，先将凡士林加热熔化，加入麻油混匀，待降至 60℃左右时，再加入混合的极细粉（先过 120 目筛），调匀成膏，分装成 20g 一盒，外用。也可治疗亚急性或慢性湿疹及皮炎。

【案例 15】过敏性皮炎

处方治则：清热止痒。黄柏霜：硬脂酸 200g，单硬脂酸甘油酯 72g，液状石蜡 160mL，凡士林 40g，尼泊金 1g，苯甲酸钠 4g，三乙醇胺 50g，二甲基亚砜 20mL，黄柏液（1：4）500mL。取前六味置容器内加热至 60℃，使各药溶化（油相）；再取黄柏液、三乙醇胺加入水中，加热至 80℃（水相）。将水相一次性加入油相中，并用力搅拌至呈乳状，继续搅拌至冷后分装，每盒 20g，外用。本霜对湿疹、皮炎、瘙痒症伴湿疹等亦适用。

3. 初步讨论

（1）以下将笔者五十五年的临床经验——中药外用制剂应用技巧六法列出（图 4），仅供参考，望引起同行的关注。

（2）本技巧必须做到诊断正确，用药正确，使用正确。

（3）本技巧有一定的时空性、局限性，不能全面阐述，医者必须以临床为主，方能掌握。试举例为示，如白癜风，外用中药基本相近，但应以临床变化为主；如颜面白癜风者，禁用补骨脂，否则多数会引发接触性皮炎（红斑、水疱等），且不能曝晒（尤其夏季），否则多数可加剧白斑暴扩。常用方剂为复方乌梅酒：乌梅 5g，何首乌 5g，石榴皮 5g，紫草 5g，菟丝子 5g，黄芪 5g，加白酒

200mL，浸泡7日后过滤外用；如躯干四肢部白癜风者，方剂为上方加入补骨脂10g，白芷10g；如儿童白癜风者，方剂应为单味药，如乌梅酒：乌梅10g，白酒200mL，外用。

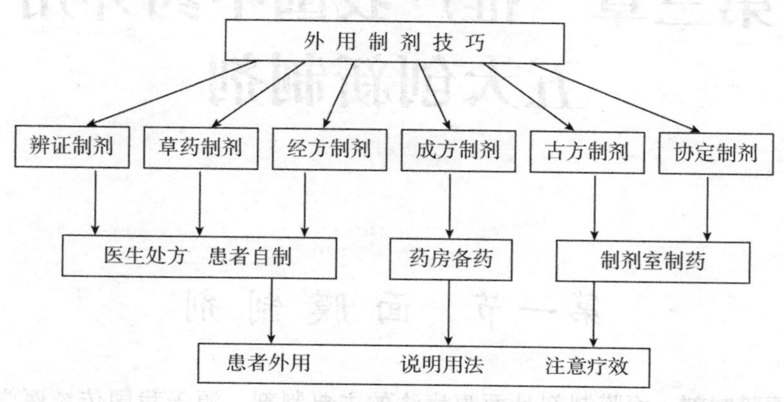

图4　外用制剂技巧示意图

(4) 外用中药制剂可同时内用中西药物，或配合理疗、针灸等疗法，可以提高疗效。

(5) 在皮肤科的门诊中，据笔者初步统计，采用中药外用制剂约占病人诊次的1/5，且有明显的治疗效果和社会效益，具有中药的特殊价值。故本文六法可参考创新，愿中药外用这片“绿叶”更加茂盛翠绿。

第三章　推广我国中药外用五大创新制剂

第一节　面膜制剂

1. 面膜制剂　面膜制剂是面膜疗法的主要制剂，源于我国传统医学的药物外治法。殷商时期已应用红蓝花汁凝脂妆饰，称“燕支”，即今之胭脂，后世各古典名著均有记载。因此用于涂敷颜面而形成的一层薄膜，称为中华面膜或中华药膜。

2. 制剂作用　主要为：①避免水分的过度蒸发；②增强吸收和吸附力；③清除皮肤的污垢；④对肌肤有促进柔软光滑弹性等作用；⑤调整肌肤新陈代谢作用。

3. 制剂的分类

（1）按性质分类：硬膜剂（倒膜剂）；软膜剂（美容面膜）；药膜（药物面膜）。

（2）按成分分类：中草药面膜、矿物质面膜、植物面膜、生物面膜等。

（3）按形状分类：涂膜面膜（成膜材料制成胶状或糊状面膜）、中药纱布袋压膜。

（4）其他有膏状面膜、蜡膜、电热膜等。

4. 制剂的用法

（1）硬膜（倒膜）：①皮肤清洁消毒；②离子喷雾器熏蒸；③按摩霜按摩；④倒膜粉250g，加30℃温水100mL调浆，棉片遮盖眼口部，用压舌板将面浆刮匀；⑤20分钟后取下倒膜；⑥硬膜护肤每周1次，治疗每周2～3次。

（2）软膜及涂膜性面膜：①洁面；②购回软膜产品，用小毛刷蘸涂膜料涂敷于面部，形成薄膜状；③半小时后除去薄膜（清水洗）；④护肤每周2次，治疗每日1次。

5. 制剂的选择

（1）硬膜：①热硬膜：多用于混合性、色斑性皮肤病；②冷硬膜：多用于油性或痤疮性皮肤病。

（2）软膜：①油性皮肤：芦荟面膜、果酸面膜；②痤疮：薄荷、海藻、芦荟面膜；③干性皮肤：椰子、人参、珍珠、牛奶软膜；④色斑类：当归、白薇、珍珠软膜。

6. 制剂的适应证

目前我国面膜疗法主要用于痤疮、黄褐斑、色素斑、酒渣鼻、扁平疣、颜面美容等。

【制剂1】寻常性痤疮

方名：南星痤疮面膜粉。

配方：大黄60g　硫黄40g　黄柏40g　紫草20g　白芷40g　生南星20g

制法：诸药研成极细粉，过筛混匀备用。

功效主治：清热解毒，消肿散结。主治寻常性痤疮、酒渣鼻、颜面红血丝等。

用法：取药粉5g加鸡蛋清1个，搅匀成糊，每晚洁面后，用软毛刷蘸面膜均匀涂于面部患处，干后取下，次日清水洗净。每日1次，7天为1个疗程，中间休息3天后，可做下一个疗程。

【制剂2】酒渣鼻

方名：珍珠酒渣面膜粉。

配方：苦参　大黄　薄荷　黄芩　葛根　白鲜皮　杏仁　白芷　白及各4g　水解珍珠粉1g。

制法：诸药研成极细粉，过筛混匀备用。

功效主治：清热解毒，消肿散结，祛斑增白。主治酒渣鼻、痤疮、色素斑等。

用法：取20g药粉，加入牛奶80mL，搅匀调敷面部患处，每日2次，2～3

小时后洗去。休息 3 天之后再做下一疗程，3 个疗程后观效。

【制剂 3】黄褐斑

方名：浙贝祛斑面膜粉。

配方：白芷　白附子各 50g　白及 30g　茯苓 40g　冬瓜仁 90g　山药 100g　白芍 50g　浙贝母 100g

制法：诸药研成极细末，过 100 目筛，装入罐内备用。

功效主治：润肤消斑，祛皱美白。主治黄褐斑、色素斑、雀斑、痤疮等。

用法：取药粉 50 ~ 75g 加入氧化锌 15g，用适量纯化水、甘油搅拌成稀糊状，洁面按摩后均匀涂敷于颜面色斑处，形成一层药膜，40 分钟后洗净，每周 1 次，连用 7 次。

【制剂 4】黄褐斑

方名：三白祛斑面膜粉。

配方：白芷　白附子各 10g　白僵蚕 15g　冬瓜仁　益母草各 20g，水解珍珠 2g。

制法：诸药各研极细粉，过 100 目筛，瓶装存用。

功效主治：润肤消斑，祛皱美颜。主治黄褐色、色素沉着斑、面部黑病变等。

用法：洁面后按摩，负离子喷雾机喷面 20 分钟，药粉 100g 加蜂蜜调成糊状，敷面 20 分钟，每周 1 ~ 2 次，可连用 4 ~ 8 周。

【制剂 5】痤疮、黄褐斑

方名：桑叶祛痤消斑面膜粉。

配方：桑叶　薏苡仁各 30g　茯苓　山药　当归　丹参各 20g

制法：取上药加纯化水 1000mL，水煎去渣，浓缩药液至 100mL，再加 95% 乙醇 200mL，随加随搅，冷藏 24 小时后，将冷藏液抽滤，滤液回收乙醇，或水浴蒸发乙醇，药液备用。取聚乙烯醇 17 – 88（100g）加适量纯化水浸泡，水浴加热溶解，加上药剂及尼泊金乙酯 1. 5g（用少量 95% 乙醇溶解），搅匀，再加纯化水 1000mL，搅拌至冷，分装备用。

功效主治：活血祛风，祛斑润肤。主治痤疮、黄褐斑、色斑等。

用法：将药液涂于患处，3 天 1 次，10 次为 1 个疗程。治疗 20 次后观效。

【制剂6】颜面黑斑症

方名：茯苓消斑面膜。

配方：白茯苓30g　白山药　水解珍珠　淀粉各20g　葛根10g

制法：诸药各研极细粉，过100目筛，混匀装罐存用。

功效主治：养血化瘀，润肤美白。主治面部黑斑症、黄褐斑、色素沉着斑等。

用法：取药粉50g，牛奶调糊，涂敷患处，3天1次，10次为1个疗程。同时口服六味地黄丸、黄芪颗粒、维生素C、维生素E，3个疗程后观效。

注意：黄褐斑者，如治疗5次无效后，应改用其他制剂，如：①瓜络祛斑面膜粉：丝瓜络、紫草、当归、厚朴、木通、白茯苓、白僵蚕各15g；②沙参祛斑面膜粉：沙参、当归、川芎、桃仁、红花、白术、白茯苓、防风各15g；③四白祛斑面膜粉：白芷、白茯苓、白蒺藜、白僵蚕、当归、红花各10g。制法等同前，或将药粉加入乳膏中调匀成外用乳膏剂也可。

7. 禁忌证及注意事项

（1）禁忌证：硬膜（心肺疾病、老弱孕儿及过敏者禁用），软膜（皮肤破溃感染与过敏者禁用）。

（2）注意事项：身体健康，皮肤无破损，制剂规范，操作正确，设备完备，解释详细等。

第二节　熏汽制剂

1. 熏汽制剂

中药熏汽制剂是属于我国古代医学的熏蒸疗法。现代以中药熏蒸汽自控治疗仪为工具，以中医传统理论为指导，对不同的皮肤病进行辨证施治已取得了可喜的成果。

2. 制剂作用

（1）补充皮肤的水分，使皮肤有弹性等。

（2）改善皮肤的微循环，使皮肤红润等。

（3）增加氧离子的吸收与释放，使皮肤恢复正常。

（4）软化皮肤，清除污物，使皮肤光泽等。

（5）促进药物吸收，使皮损早日消退。

（6）紫外线可产生臭氧，有杀菌消炎作用。

（7）另有热力作用、低渗作用、冲击作用等。

3. 制剂的分类

（1）民间制剂：将药物煎煮开沸后，放入木盒、脸盆等中，进行颜面熏蒸。

（2）市售制剂：已有厂家生产各种熏蒸药袋，以及小型电熏蒸机、离子喷雾器等。

（3）临床制剂：根据皮肤病需要而组方。

4. 制剂的用法

（1）熏汽仪，是为专门的中药熏蒸器机，目前国内型号各异。

（2）按说明书进行操作，一般开机，放入中药后加水，病人入住，使药物蒸气喷雾于皮损上，一般15～30分钟后关机。

5. 制剂的适应证

主要适用于银屑病、副银屑病、玫瑰糠疹、湿疹、皮炎、瘙痒症、结节性痒疹、硬皮病、干燥综合征、带状疱疹后遗神经痛、丹毒、手足癣、痤疮、黑变病、黄褐斑、荨麻疹等。

【制剂1】慢性荨麻疹

方名：苍术熏蒸机专用药。

配方：五味子　白术　防风　蛇床子　地肤子　苦参　苍术　透骨草各15g　黄芪30g　桂枝9g　干姜10g

功效主治：祛风止痒。主治慢性荨麻疹。

用法：上药加水1500mL置熏蒸机锅中。打开通电开关，煮沸15分钟后，令患者坐入温度适宜的熏蒸机内，每次25～40分钟，每天1次，7天为1个疗程。患者可同时口服枸地氯雷他定片。

【制剂2】玫瑰糠疹

方名：玫瑰熏蒸剂。

配方：防风　蝉蜕　桑叶　金银花各30g　连翘　紫草　生地黄　赤芍　牡丹皮　板蓝根各40g。

制法：共研粗末，加水300mL，煎煮留用。

功效主治：清热祛风，除屑解痒。主治玫瑰糠疹。

用法：中药煎汁放入熏蒸治疗仪蒸锅内，启动开关，待蒸气进入治疗舱后，病人开始熏蒸，每次治疗 20～30 分钟，每天 1～2 次，10 次为 1 个疗程，熏蒸后外搽地奈德乳膏。

【制剂 3】寻常型银屑病

方名：苦参消银熏蒸剂。

配方：蛇床子　生大黄　红花　当归　白鲜皮　苦参　徐长卿　丹参各 20g。

制法：中药放入熏汽机煎锅内，加水待机。

功效主治：清热活血，化瘀去屑。主治银屑病。

用法：开机熏蒸，每 2 日 1 次，多与 UVN 光疗交替应用，2 个月为 1 个疗程，疗效明显。

6. 制剂的探讨

（1）*发展迅速*：在《黄帝内经》和《金匮要略》等古典书籍中早有记载，故熏汽又称汽浴。现已形成新的研究热潮，集温度、湿度为一体，集中药医疗、热疗、超声波雾化、汽疗、离子渗透等多种疗法，具有很高的实用和推广价值。

（2）*病种广泛*：目前其适应证已有十余种，如湿疹、皮炎、荨麻疹、银屑病、玫瑰糠疹、硬皮病等。

（3）*联合作用*：皮肤角质层在熏蒸状态时的温热、水汽、药物共同作用，可让角质层含水量大幅提升，中药更容易吸收透入，以达到洁身、保健、治疗的疗效。因此要从药物、制剂、药理、临床等方面进行全面深入地研究，创新发展更加完满的中药特色疗法。

第三节　贴穴制剂

1. 贴穴制剂

贴穴制剂是中药学的重要组成部分，而贴穴疗法又是中医学的一种特色疗法，通过药物对有关穴位的作用，再通过经络系统的传输，调节脏腑的功能，调畅气血，疏通经络，平复人体阴阳，使肌肤补气养血，促进皮损消退，以达治疗皮肤病的目的。

2. 制剂作用

（1）加强脏腑与肌肤的整体功能。

（2）加强经络与气血津液的生理功能。

（3）加强肌肤的抗病保健功能。

3. 制剂的用法

首先洗净穴位，常规消毒，将制剂（散剂、糊剂、油剂等）少许贴敷在穴位上（脐穴，即神阙穴最为多用，定位于脐的中间，取穴应正确），再贴上胶布或一贴灵，方便处可加纱布包扎。根据病种及病情可1～5天1次，疗程各异。

4. 制剂的适应证

荨麻疹、湿疹、瘙痒症、银屑病、玫瑰糠疹、口腔溃疡、小儿鹅口疮、出汗症、淋巴瘤、寻常性痤疮、色素沉着斑等。

【制剂1】口腔溃疡

方名：细辛敷脐散。

配方：细辛500g。

制法：打碎成极细粉，过120目筛后，装瓶备用。

功效主治：通窍化饮，祛风止痛。主治口腔溃疡等。

用法：取药散10g，加蜂蜜调成糊状待用。脐部先用温水洗净，将10g药糊，涂在5cm×5cm的消毒纱布上，敷贴脐部，外用胶布固定，每日1次，3～5次为1个疗程。

【制剂2】荨麻疹

方名：封脐硬膏。

配方：黄芪　徐长卿　黄芩　葛根　丹参　生地黄　地龙　苦参各220g　松香400g　蜂蜡50g　香油100g　薄荷脑5g　氮酮16mL。

制法：制成硬膏，分为小张。

功效主治：养血活血，祛风止痒。主治荨麻疹等。

用法：取1张贴神阙穴，每2天换1次，10天（共5帖）为1个疗程。

【制剂3】多汗症

方名：止汗敷脐散。

配方：五倍子50g　朱砂30g

制法：共研细末，瓶装备用。

功效主治：降火敛汗，收湿敛疮。主治多汗症等。

用法：取药散2g，填敷神阙穴，外以麝香止痛膏覆盖固定，每日1换，7天为1个疗程。

【制剂4】丘疹性荨麻疹

方名：药饼贴脐剂。

配方：

Ⅰ号方：栀子　地肤子　蛇床子　花椒　冰片　红花各100g

Ⅱ号方：金银花　白鲜皮　白蒺藜　蒲公英各20g　荆芥（后下）　防风（后下）各15g　蝉蜕10g　艾叶30g

制法：Ⅰ号方：共研细末备用；Ⅱ号方：加水浓煎成浸膏。

功效主治：清热解毒，祛风止痒。主治丘疹性荨麻疹。

用法：取Ⅰ、Ⅱ号调成药饼，摊成2cm×2cm×1cm大小，敷脐、纱布胶布固定。1～2天1次，3次为1个疗程。

【制剂5】瘙痒症

方名：贴脐Ⅰ号粉。

配方：红花　桃仁　杏仁　生栀子各100g　冰片1g

制法：前4味研成极细粉，后加入冰片，混匀瓶装。

功效主治：活血化瘀。主治瘙痒症、荨麻疹、痒疹、丘疹性荨麻疹、泛发性神经性皮炎等。

用法：药粉3g、凡士林7g调糊，填入脐内，纱布胶布固定，每天1次，7天为1个疗程。

【制剂6】小儿湿疹

方名：贴脐Ⅱ号粉。

配方：生地黄　赤茯苓各15g　牛蒡子　白鲜皮　金银花　薄荷　木通各10g　黄连　甘草各30g　荆芥　肉桂各6g。

制法：各研极细粉混匀，瓶装存用。

功效主治：清热消风，利湿止痒。主治小儿湿疹等。

用法：取粉2～4g填脐上，纱布胶布绷带固定，每日1次，7天为1个疗程。

【制剂 7】妇女颜面色素沉着斑

方名：贴脐Ⅲ号粉。

配方：乳香　没药　穿山甲　葛根　山楂　厚朴各 100g　桂枝　甘草各 30g　白芍 150g　冰片 15g

制法：山楂、甘草、葛根、白芍加水煎煮 2 次，合并煎液，浓缩成膏；穿山甲、厚朴、桂枝共碾成极细粉；乳香、没药共溶于 95% 酒精 300mL 中，7 天后过滤存酊。将三者混匀、烘干、研粉，加入冰片拌匀备用。

功效主治：养血化瘀，祛斑美白。主治妇女颜面色素沉着斑等。

用法：取粉 0.2g 敷于脐窝中，纱布胶布固定，3～5 天 1 次，90 次为 1 个疗程，可口服维生素 C、维生素 E 作为辅助治疗。

【制剂 8】银屑病

方名：银屑病贴穴散。

配方：升麻 9g　葛根 30g　赤芍 10g　生地黄 30g　大枫子 9g　丹参 9g　甘草 9g　水牛角粉 9g　冰片 6g

制法：各研极细末，混匀瓶装。

功效主治：清热凉血，去屑止痒。主治银屑病。

用法：药散 0.2g，填入脐眼中，再贴上肤疾宁贴膏固定，2 天 1 次，30 次为 1 个疗程。

5. 制剂的探研

贴穴制剂发展很快，是中药的独特制剂，应认真对配方、穴位、病种、药理及疗效作进一步探讨，以形成我国治疗皮肤病的一种新型特色剂型，以便更快走向世界，造福人类。

第四节　足疗制剂

1. 足疗制剂

经络学是祖国医学的重要组成部分，利用药物通过足部穴位（特别是涌泉穴），由经脉贯通上下，经脉网络分支，促进皮肤病皮疹消退而愈，是中药外用制剂的一种特色制剂，目前正在普及推广。

2. 足疗主穴

足背与足底穴位丰富，目前以“涌泉穴”应用最多。定位于足底（去趾）前1/3处，足趾跖屈时呈凹陷。解剖为在足底第二、三跖骨之间，跖腱膜中，内有趾短屈肌腱，趾长屈肌腱，第二蚓状肌，深层为骨间肌及胫前动脉的足底弓，足底内侧有神经分支。足跖“穴位图”及足背还有许多治疗皮肤病的穴位。

3. 制剂应用

（1）斑秃：①按摩足底中部、足底后部、跗趾腹部三个反射区，每区4～10分钟，每日2次。②维生素 B_{12} 针剂0.5mL，注射足太溪穴，每日2次，15天为1个疗程。③桑白皮10g，枸杞子6g，黄芪6g，何首乌6g，毛姜6g，侧柏叶6g，红辣椒6g，加75%酒精300mL浸泡1周后，滤渣存酊，酊剂外搽脱发斑，每日2～3次。药渣少许敷贴足涌泉穴，外包，每日2次。

（2）痤疮：①按揉足底后部，足底前外侧，每次5～10分钟，每日2次。②大黄、肉桂、黄柏、枇杷叶、桑白皮各10g，研成细粉，每次取1g，贴敷足涌泉穴，外包，每日2次。

（3）雷诺病：①按压反射，即足底后部、中部、跗趾腹部，每次5～10分钟，每日2次。②利舍平针剂0.125mL，注射足太溪穴，每日1次（1穴），15天为1个疗程。③当归、丹参、桂枝、细辛、红花、通草各10g，煎水温热浸泡足部，每次30分钟，同时取药渣少许敷贴足涌泉穴，外包，每日2次。

（4）疖肿、丹毒（早期）：①按揉足底后内侧部及足背上部，每区5分钟，每日2次。②双黄连针剂0.3mL，足昆仑穴注射，左右交替，每日1次，15天为1个疗程。③紫草、黄连、连翘、穿心莲各10g，共研细末，加凡士林配成20%软膏，取膏少许贴敷足涌泉穴，每日2次。

（5）婴幼儿鹅口疮：足穴散（蓖麻子、茶椒各30g，大黄、制南星各6g，共研细末，过筛后瓶装备用），将药散少许用鸡蛋清调拌成糊状，每晚临睡前贴敷于足涌泉穴处，用胶布固定，外包，第二天早晨去掉。上药1料分5次贴完，每15次为1个疗程。

（6）足保健：本法主要可用于防治足癣、足部皲裂症、足跟痛、胼胝、冻疮等。配方：人参10g，当归20g，红花10g，川椒10g，荷叶心10g，明矾10g，玄参10g，丹参10g，黄芪10g。制法：诸药加水1000mL，文火久煮，浓缩成

50mL，药水与药渣各留存用。用法：①脚盆内放本品50mL，兑入温水约1000mL（稀释度为1∶20），双足浸入药水中温泡，同时双足相互搓洗，并用手按压各处穴位（如太冲穴、涌泉穴、内庭穴、侠溪穴、昆仑穴等），每次半小时。②药渣少许敷贴足涌泉穴，每晚1次，30天为1个疗程，有防病健身作用。

（7）足癣："足癣纸"的配方：百部、藿香、地黄、鲜凤仙花、皂荚、金银花、连翘、水杨酸各20g，米醋1000mL，上药入米醋内浸泡7天后，用棉纸放入药醋中浸泡，烤干。每张约7cm×5cm大小，每袋装6张，备用。用法：①临用时用"足癣纸"反复涂擦患处，然后将药纸夹于有皮损的趾缝内。②取药纸一小片，贴敷于足涌泉穴处，胶布固定，每日2次，15天为1个疗程。

（8）口疮："口疮贴粉"的配方：大黄40g，吴茱萸30g，胡黄连20g，天南星20g，共研极细粉，贮瓷瓶内备用。临用时，取"贴粉"20g，加少许米醋调成糊状，贴敷于足涌泉穴处，上盖塑料纸，胶布固定，次晨去掉，再贴，每日1次，10天为1个疗程。

（9）其他皮肤病，如足癣、湿疹、皲裂症、足部银屑病、角层下脓疱病、足冻疮、糖尿病足、红斑性肢痛症等，也可配合"足穴粉"辅助治疗。配方：硫黄粉30g，大黄粉70g，黄连粉70g，肉桂粉30g，共研细粉，瓶装备用。用法：取"足穴粉"20g，生姜10g（捣泥），加鸡蛋清调成糊状，分别摊于两块纱布上，再分别敷于涌泉穴。绷带包扎，2天1次，16天为1个疗程，可行2~3个疗程。

4. 制剂的适应证

足癣、足部皲裂症、足部慢性湿疹、糖尿病足、糖尿病下肢闭塞症、足保健、跖疣、脚部甲沟炎、脚部甲癣、红斑性肢痛症、足汗症、胼胝、口疮等。

【制剂1】足汗症

方名：脚汗泡脚水。

配方：白矾（或枯矾）25g　干葛根25g

制法：两味打碎，水煎2次，混合成1500mL。

功效主治：燥湿止痒。主治足部多汗症。

用法：每天泡足3次，6天为1个疗程。

【制剂2】脚癣感染

方名：足癣感染浸泡液。

配方：苦参　蒲公英各15g　丁香6g　明矾　地肤子　川椒　防风各10g　百部　黄柏　黄芩各12g　败酱草15g

制法：加水2000mL，煎沸2次混合留汁。

功效主治：清热杀菌，消肿止痛。主治足癣感染。

用法：浸泡患处，每日3～4次，7天为1个疗程。

【制剂3】掌跖脓疱病

方名：掌跖脓疱病洗液

配方：枯矾　苦参　生地榆　土荆皮　马齿苋　蛇床子　白花蛇舌草各20g　黄柏30g

制法：加水400mL，煎液留250mL。

功效主治：清热利湿，化瘀敛疹。主治掌跖脓疱病。

用法：浸泡、外敷，每日2次，1个月为1个疗程。

【制剂4】跖疣

方名：跖疣浸泡剂

配方：马齿苋50g　板蓝根　生姜末各30g　木贼15g　穿山甲　当归　赤芍　红花各10g

制法：加水3000mL煎煮待用。

功效主治：清热解毒，散结除疣。主治跖疣。

用法：趁热浸洗，每天1次，10天为1个疗程，连用3个疗程。

【制剂5】足癣

方名：脚癣浸泡醋

配方：明矾10g　冰片2g　水杨酸25g　苯甲酸25g　米醋1000mL

制法：冰片先用少许酒精研磨液化，后将各药入醋中，搅拌浸泡3天后，待用。

功效主治：杀菌解毒，利湿止痒。主治足癣。

用法：每天1次浸泡，连浸3天为1个疗程，1周后脱皮时，再搽紫草油。

5. 制剂的探研

（1）记载：足部疗法，我国历代早有记载，《脉法》云："故圣人寒头而暖足，治病者取有余而益不足也。"《黄帝内经》曰："阳气起于足五指之表，阴脉者集于足下，而聚于足心""病在上者下取之，病在下者高取之，病在头者取之足。"《寿世保元》称："治自缢气已脱，极重者只灸涌泉穴。"《养生法》说："足是人之底，一夜一次洗。"所以足穴疗法是我国中医疗法的一种，具有鲜明的特色。

（2）理论：反射学说认为足可反射引起皮肤组织的新陈代谢，国外有学者称："足是人体的第二心脏"；进化学说认为人从猿进化而来，主要是"手"和"脚"的分工，因此"脚"是人的标志，人的焦点，所以治足防病在国内外已形成一种新的治疗方法。

（3）应用：足疗是我国中医药的特色疗法。目前主要应用于斑秃、痤疮、口腔白色念珠菌病、足癣、甲癣、丹毒、疖肿、雷诺病、脉管炎、水痘、淋病、糖尿病足、湿疹、皲裂、冻疮、角层下脓疱病等，值得进一步研究。

（4）展望：对足穴、反射区点、药剂、方法等均需深入探研，目前国内报道已发现137个足敏点（65个足穴、72个反射点）。相信年轻一代的皮肤科工作者会取得更多的成果。

第五节　冬夏制剂

1. 冬夏制剂

本制剂由冬病夏治中的"三伏贴""三九贴"延伸至皮肤科而来。"三九贴"源于清代，是根据《素问·四气调神大论》中"春夏养阳"而来，《素问·六节藏象论》中"长夏胜冬"的克制关系而兴起，即冬季容易发生或加重的疾患，在夏季治疗，可提高抗病能力，这是"天人合一""末病先防"等预防观点的又一体现，所以是一种非常具有特色的疗法。

冬病夏治是传统中医按照自然界变化对人体的影响，推算出气血运行在每个节气的变化而制订的治疗方案，"冬病"合理的"夏治"，其制剂简称"冬夏制剂"，可达到"正气存内，邪不可干"的作用。根据"春夏养阳"的原则，在三伏天（小暑至立秋）阳气发展至极盛阶段，选取穴位敷贴，疗效极明显，体现"天人合一""缓则治本"的学术思想。

2. 制剂作用

（1）温补作用：冬为阴，夏为阳，冬病是阳气不足，故夏治有温补作用。

（2）药物作用：不同的制剂，药物作用不同，可透过皮肤表皮细胞间隙而吸收，通过微面积有药理性温热性而发挥药效。

（3）调节作用：药物通过经络上下内外贯通，通过神经反射与调节，产生抗体，提高免疫功能。

3. 制剂应用

冬病夏治（三伏贴），又延伸为夏病冬治（三九贴），其中有药物贴敷（又名天灸）、针灸等。目前三伏贴最为盛行（初伏、中伏、末伏）分别在三伏各贴敷1次，并根据穴位、病种等而选定，保持在8～24小时以内，可连用3～5年。

4. 制剂的适应证

目前的研究都集中在“冻疮”方面，也有少数学者正在研究观察中，如寒冷性红斑、冷球蛋白血症性股臀皮肤血管炎、冷球蛋白血症、浸渍足等，有待观察。也希望皮肤科学者能将“冬病夏治”疗法加以研究提高。

附注：足疗制剂等均可查阅本书第二篇第二章有关制剂。

5. 制剂探研

（1）优点：疗法明显，操作简单，方剂容配。

（2）适应证：口疮、冻疮，尚有治疗荨麻疹等报告。

（3）禁忌证：①严重的心、肝、肾、脑等疾病，癌肿、糖尿病、过敏者禁用；②皮肤有炎症、湿疹者禁用；③孕妇、哺乳者、老弱婴幼儿等慎用。

（4）探讨：皮肤病中的足部与寒冷、脉管、神经等疾病尚需临床观察。

中药外用五大创新制剂，现总结如图5所示。

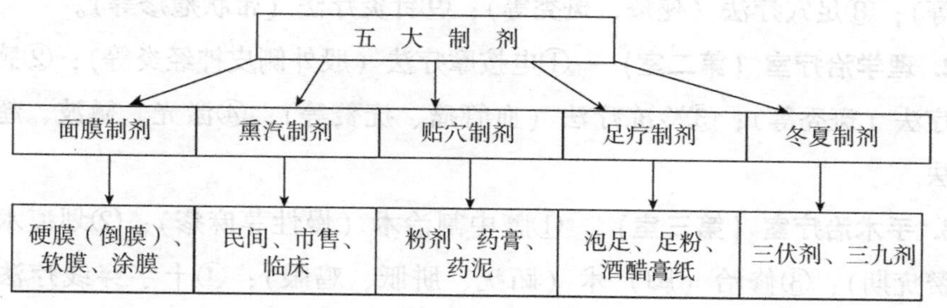

图5　中药外用五大创新制剂

第四章　中医皮肤科治疗室的设置

第一节　一 般 要 求

中医皮肤病治疗室有自身的特点，关于其建设与管理，有待深入探讨。要求：①设立科室；②备全设备；③培养专业人才；④制定规章制度（技术常规、消毒常规等）；⑤总结经验。

第二节　开 展 项 目

1. 中医治疗室（第一室）　①胶布叠瓦状贴敷疗法（神经皮炎等）；②拔甲膏拔甲疗法（甲癣等）；③挑疣疗法（传染性软疣）；④鸡眼散疗法（鸡眼）；⑤贴脐疗法（银屑病等）；⑥修治疗法（胼胝、鸡眼等）；⑦耳穴疗法（斑秃、扁平疣等）；⑧足穴疗法（痤疮、斑秃等）；⑨针灸疗法（带状疱疹等）。

2. 理学治疗室（第二室）　①电按摩疗法（股外侧皮神经炎等）；②感应电热烘疗法（斑秃等）；③冷冻疗法（血管瘤、疣赘等）；④激光、微波、超声波等疗法。

3. 手术治疗室（第三室）　①膻中割治术（慢性荨麻疹）；②划痕术（酒渣鼻赘疣期）；③修治（脚）术（跖疣、胼胝、鸡眼）；④十字穿线疗法（斑秃）。

4. 美容治疗室（第四室）　①面膜疗法（黄褐斑、痤疮等）；②纹眉疗法（无眉症、脱眉等）；③五妙水仙膏疗法（小血管瘤、疣赘类等）；④离子喷雾疗法（颜面脂溢性皮炎等）；⑤蒸汽浴柜（箱）疗法（银屑病、玫瑰糠疹等)。

附注：各疗法具体操作等，请参考：①宋兆友．现代名医证治丛书·皮科临床心要［M］．北京：人民卫生出版社，2008。②宋兆友，唐宁枫，宋宁静．现代皮肤性病学［M］．北京：中国标准出版社，2000。

主要参考文献

一、古代著作

1. 晋·葛洪《肘后备急方》
2. 南齐·龚庆宣《刘涓子鬼遗方》
3. 隋·巢元方等《诸病源候论》
4. 唐·孙思邈《备急千金要方》
5. 唐·王焘《外台秘要》
6. 元·朱震亨《丹溪心法》
7. 明·沈之问《解围元薮》
8. 明·薛己《疠疡机要》
9. 明·申斗垣《外科启玄》
10. 明·王肯堂《证治准绳》
11. 明·陈实功《外科正宗》
12. 明·陈司成《霉疮秘录》
13. 清·祁坤《外科大成》
14. 清·吴谦等《医宗金鉴》
15. 清·顾世澄《疡医大全》

二、现代著作

1. 北京中医医院．赵炳南临床经验集［M］．北京：人民卫生出版社，1975.
2. 中国中医研究院广安门医院．朱仁康临床经验集［M］．北京：人民卫生出版社，1979.
3. 马绍尧．实用中医皮肤病学［M］．上海：上海中医药大学出版社，1995.

4. 王明惠．皮肤性病名医秘验绝技［M］．北京：人民军医出版社，2005.
5. 赵炳南，张志礼．简明中医皮肤病学［M］．北京：中国展望出版社，1987.
6. 顾伯华．外科经验选［M］．上海：上海人民出版社，1977.
7. 邱天道．皮肤性病外治独特新疗法［M］．北京：军事医学科学出版社，2000.
8. 马振友．皮肤科国家基本药物与新特药手册［M］．西安：世界图书出版公司西安公司，2000.
9. 马振友，辛映继，张宝元．皮肤美容化妆品制剂手册［M］．第2版．北京：中医古籍出版社，2015.
10. 宋兆友．生理学图表［M］．北京：高等教育出版社，1959.
11. 宋兆友．常见皮肤病简编［M］．合肥：安徽人民出版社，1973.
12. 宋兆友．农村常见皮肤病［M］．合肥：安徽科学技术出版社，1983.
13. 宋兆友．中医皮肤科临床手册［M］．北京：人民卫生出版社，1996.
14. 宋兆友，唐宁枫，宋宁静．现代皮肤性病学［M］．北京：中国标准出版社，2000.
15. 宋兆友．疑难皮肤性病诊疗学［M］．北京：北京科学技术出版社，2003.
16. 宋兆友．皮肤病中药外用制剂［M］．第2版．北京：人民卫生出版社，2005.
17. 宋兆友．现代名医证治丛书·皮科临证心要［M］．北京：人民卫生出版社，2008.
18. 宋兆友．皮肤病五十年临证笔录［M］．北京：人民卫生出版社，2014.
19. 宋兆友．皮肤病中药内用制剂［M］．北京：中国中医药出版社，2015.

制剂名索引

（以汉字笔画为序）

10% 黄连软膏 …… 211
25% 百部酊 …… 203
75% 乙醇 …… 198
84 消毒液 …… 221
95% 乙醇 …… 199

一　画

一号癣药水 …… 42
一扫光 …… 24

二　画

二甘汤 …… 227
二号癣药水 …… 42
二妙散 …… 30
二味拔毒散 …… 242
二黄药膏 …… 145
二黄蜈蚣散 …… 60
丁香浴足方 …… 177
七白油 …… 247
七白面膜粉 …… 161
七味除疣熏洗液 …… 94
八白散 …… 268
八宝丹 …… 24
人参长发酒 …… 261
儿玫脐疗粉 …… 181
儿茶油 …… 138
儿茶细粉 …… 201
儿童斑秃酊 …… 123
九一丹 …… 24
九圣散 …… 278

三　画

三七止痛液 …… 79
三七蜜糊 …… 132
三七醋膏 …… 214
三子花熏洗剂 …… 104
三子紫花液 …… 100
三号癣药水 …… 42

三白面膜粉 …… 156
三白粉 …… 158
三色熏洗液 …… 241
三花溶液 …… 239
三妙汤加味 …… 78
三妙散 …… 30
三品一条枪 …… 25
三粉冰片膏 …… 223
三粉擦剂 …… 61
三黄一椒膏 …… 219
三黄二白粉 …… 59
三黄地榆液 …… 85
三黄汤熏洗液 …… 111
三黄油 …… 139
三黄洗剂 …… 44
三黄祛斑粉 …… 258
三黄粉 …… 220
三黄消炎散 …… 176
三黄液油剂 …… 191
三棱生发酯 …… 126
三棱跖疣剂 …… 216
干癣外洗液 …… 50
土槿皮洗液 …… 89
大青散 …… 55
大枫子油 …… 48
大黄汤 …… 35
大黄荆红汤 …… 251
大黄散 …… 219
大蓟药液 …… 213
万宝代针膏 …… 36
口炎含漱液 …… 191
口疮伏天敷贴粉 …… 172
口疮贴穴剂 …… 178
口疮散 …… 222
口腔溃疡药膜 …… 281
口腔溃疡散 …… 228
山苍子油膏 …… 203
山莨菪碱霜 …… 153
山楂祛痘面膜剂 …… 160
千金散 …… 45
千锤膏 …… 45
川军去屑酊 …… 260
川椒生发酒 …… 224
女贞子酊 …… 204
女性祛斑面膜散 …… 156
马齿苋煎液 …… 198
马齿苋膏 …… 36
马黄花专用液 …… 83
马蓝草外用液 …… 240
马蓝草洗剂 …… 238
马蓝香面疣水 …… 252
马槿子雾化液 …… 81
马鞭草药汁 …… 206

四画

王不留行籽 …… 216
天冬酒泥 …… 213
无花果粉 …… 202

元明粉熏洗剂 …………………… 100
木香生肌散…………………………… 59
木香液………………………………… 74
木香酯 ……………………………… 124
木蓝香盐泡足液 …………………… 175
木鳖子醋糊 ………………………… 213
五白除色膏 ………………………… 259
五妙水仙膏………………… 274，279
五香散………………………………… 36
五倍子汤……………………………… 36
五倍软膏 …………………………… 262
五倍散………………………………… 62
止汗药水 …………………………… 254
止汗贴穴散 ………………………… 181
止痒扑粉……………………… 45，56
止痒外洗方 ………………………… 242
止痒油膏 …………………………… 140
止痒洗方一号………………………… 43
止痒洗方二号………………………… 43
止痒消斑熏洗剂 …………………… 112
止痒糊剂 …………………………… 150
止痛酊 ……………………………… 218
止痛贴腧药饼 ……………………… 182
中药泥膏敷穴剂 …………………… 184
牛皮癣药浴剂 ……………………… 187
牛皮癣贴脐粉 ……………………… 183
牛皮癣膏药…………………………… 45
牛黄醋汁 …………………………… 118
牛膝外洗方 ………………………… 175
毛姜生发酊 ………………………… 249
手甲癣浸泡剂………………………… 48
手足皲裂软膏 ……………………… 143
手足癣浸泡剂Ⅰ号 ………………… 174
手足癣浸泡剂Ⅱ号 ………………… 174
手足癣浸洗液………………………… 77
手足癣醋液 ………………………… 118
手部护肤水…………………………… 77
手癣泡手液…………………………… 68
升丹…………………………………… 25
长皮膏 ……………………………… 276
长卿止痒熏蒸剂 …………………… 168
化疣方 ……………………………… 221
月花外敷液 ………………………… 240
丹皮酚软膏 ………………………… 282
丹参膏………………………………… 37
乌倍散 ……………………………… 221
乌梅外洗药 ………………………… 237
乌梅酊 ……………………………… 264
乌梅盐醋 …………………………… 216
乌梅消斑酊 ………………………… 260
凤仙花膏……………………………… 33
六灭瘢痕膏方 ……………………… 253
六白白疕膏 ………………………… 145
六白药膏 …………………………… 144
六白祛斑面膜散 …………………… 159
六味洗剂……………………………… 84
六味洗敷液 ………………………… 250
六神丸 ……………………………… 273

六神丸软膏 …………………………… 247
方藤熏蒸剂 …………………………… 168
火激红斑扑粉……………………………63
双生冷敷液 …………………………… 222
双白祛斑霜 …………………………… 259
双白液 ………………………………… 220
双皮熏洗液 …………………………… 113
双地药浴剂 …………………………… 187
双花贴面膜 …………………………… 156
双草汽疗液 …………………………… 171
双黄酊 ………………………………… 127
双黄熏洗液 …………………………… 103
双黄燥疣灵………………………………64
双蛇贴穴散 …………………………… 184
水疗Ⅰ号 ……………………………… 189
水疗Ⅱ号 ……………………………… 190
水灾皮炎灵搽剂…………………………71
水蛭蒜肉泥 …………………………… 245
水痘外疗液 …………………………… 230

五　画

玉容西施散 …………………………… 269
去疣酊 ………………………………… 124
去粉刺方 ……………………………… 267
去痘熏蒸剂 …………………………… 167
去瘊水 ………………………………… 255
甘草油剂 ……………………………… 212
甘草霜 ………………………………… 152
甘薄酒 ………………………………… 129
石斛熏眼剂 …………………………… 170
龙血竭细粉 …………………………… 204
龙血竭粉末 …………………………… 209
龙草熏洗液 …………………………… 110
龙骨散……………………………………38
龙倍填脐散 …………………………… 182
龙蛇苦参汤………………………………98
龙葵熏洗液 …………………………… 115
平疣面膜粉 …………………………… 158
平疣贴耳籽 …………………………… 180
平银敷脐糊膏 ………………………… 183
平痤膏 ………………………………… 265
灭虱精……………………………………78
灭疥洗液…………………………………87
灭瘢方 ………………………………… 271
灭瘢膏方 ……………………………… 253
归芪二白面膜散 ……………………… 157
归芪二白凝胶 ………………………… 154
甲冰硫膏 ……………………………… 237
甲周疣浸泡液……………………………84
甲癣泡洗液………………………………91
四季康洗液………………………………76
四黄面膜散 …………………………… 160
四黄消痤散………………………………60
生叶护面液 …………………………… 252
生肌玉红膏 ………………………… 25，276
生肌散油膏 …………………………… 140
生肌愈疡散………………………………61
生姜油 ………………………………… 196

生殖疣防发液 …… 67
生蒲黄粉 …… 215
丘荨疹外用方 …… 66
仙人泥 …… 239
仙人药膏 …… 148
仙人掌汁 …… 199
仙人掌明矾泥 …… 233
白丁香面膜粉 …… 165
白及霜 …… 259
白玉糊膏 …… 151
白龙草外洗液 …… 84
白龙液 …… 210
白发洗头液 …… 262
白发症特用乌发剂 …… 189
白花蛇舌草煎剂 …… 197
白灵透皮酊 …… 127
白驳酊 …… 127
白矾蜜 …… 198
白降丹 …… 31
白参面膜粉 …… 160
白茯苓面膜散 …… 165
白药白酒 …… 245
白面方 …… 268
白脂菟丝酊 …… 119
白屑风酊 …… 46，256
白黄散 …… 232
白蛇洗液 …… 106
白鲜皮洗液 …… 69
白鲜皮婴湿Ⅰ号 …… 243
白鲜皮婴湿Ⅱ号 …… 243
白鲜酊 …… 255
白糖撒敷剂 …… 131
白癜风药酒 …… 256
白癜风姜搽剂 …… 61
白癜风散 …… 254
令发不落方 …… 269
外阴白色病变专疗剂 …… 188
外搽白灵酊 …… 280
冬瓜洗面药 …… 268
冬病夏治冻疮灵 …… 172
冬藤汽熏剂 …… 165
冬藤熏洗灵 …… 97
包皮水肿浸洗液 …… 80
乐银洗发液 …… 282
头脂洗剂 …… 266
头屑熏洗液 …… 97
加味黄连解毒膏 …… 146
皮肌炎混洗液 …… 53
皮肌炎溻洗液 …… 92
皮肤药浴剂 …… 186
皮肤洗擦液 …… 65
皮肤溃疡粉 …… 238
皮炎灵硬膏 …… 285
皮炎露 …… 124
皮脂酒 …… 244
皮湿一膏 …… 41
皮湿二膏 …… 41
皮癣水 …… 43

发长方 …… 270
发际散 …… 41

六 画

老年止痒酊 …… 128
老鹳草软膏 …… 283
地龙护肤脂 …… 52
地松樟薄乳膏 …… 285
地黄封脐剂 …… 181
地黄熏洗剂 …… 107
地榆冷敷液 …… 249
地榆擦洗液 …… 222
耳穴贴压籽 …… 179
耳压绿豆贴剂 …… 181
芒硝熏洗液 …… 108，228
芒硝糊膏 …… 151
朴硝熏洗剂 …… 104
西瓜霜喷剂 …… 274
百川熏洗液 …… 108
百叶草熏蒸散 …… 167
百叶散 …… 56
百香外洗液 …… 84
百部酊 …… 37，195
百部酒 …… 34，211
灰米膏 …… 271
灰米膏（水晶膏） …… 34
当归细辛搽剂 …… 129
当归麻油膏 …… 147
虫草酒 …… 261
回阳玉龙膏 …… 26
回阳生肌药捻 …… 41
华佗外敷麻药神方加减 …… 240
伊可尔皮肤消毒液 …… 275
血竭油剂 …… 139
血竭酊 …… 203
血竭粉醇 …… 215
血竭紫黄莨菪酊 …… 121
血竭精糊 …… 201
杀真菌醋汁 …… 118
杀螨液 …… 231
杀癣方 …… 67
多形红斑外用酒 …… 122
多塞平乳膏 …… 153
色斑验方 …… 267
羊花生发酊 …… 246
羊泉熏洗剂 …… 115
羊蹄根散 …… 32
米糠油剂 …… 211
壮灸冬藤液 …… 238
壮药外洗液 …… 236
冲和散 …… 277
汗疱液 …… 224，231
冰花外洗液 …… 104
冰矾炉甘散 …… 58
冰柏熏蒸液 …… 170
冰星散 …… 239
冰黄肤乐软膏 …… 275
冰黄酒 …… 120

阳和解凝膏 …… 26
阴疮重症熏洗液 …… 114
阴道炎乙方 …… 106
阴道炎甲方 …… 106
阴囊湿疹熏洗剂 …… 96
防风填脐粉 …… 178
防虫香袋 …… 51
防疣复发包 …… 133
防燥疣复发剂 …… 225
如意金黄散 …… 35，273
妇科洗剂 …… 71
妇保洗液 …… 236
红玉散 …… 57
红归酊 …… 123
红白去斑酊 …… 128
红花大黄酊 …… 264
红花生发酊 …… 260
红花冻疮酊 …… 124
红花封脐膏 …… 183
红花面膜散 …… 159
红花酒精 …… 208
红花斑秃酊 …… 121
红灵酒 …… 46
红灵新酒 …… 256
红油 …… 27
红香草平疣剂 …… 78
红香散 …… 183
红桂夏治冻疮泥 …… 173
红桃消疣剂 …… 70
红斑肢痛液 …… 226
红紫酊 …… 126
红蓝揉搓液 …… 241
红蓝紫液 …… 89
红藤冻疮防治液 …… 173

七 画

赤小豆药膏 …… 146
赤黄熏洗液 …… 234
赤菟酊 …… 250
芙蓉香油 …… 245
芙蓉膏 …… 40
芫花洗方 …… 34
花仙子熏洗液 …… 111
花斑癣外洗方 …… 73
花藤浸泡液 …… 188
苍术药膏 …… 146
苍肤水剂 …… 47
芡实面膜 …… 164
芦荟叶 …… 197
克敏煎液 …… 250
克痒舒洗液 …… 284
克痤隐酮凝胶 …… 276
克痤隐酮露 …… 152
克癣宁浸泡液 …… 77
苏木溶液 …… 91
苏梗灭菌薰洗液 …… 110
杠柳果浆 …… 200
杏子外洗液 …… 238

杏梅泡擦液……………………………… 70
两药治白酊 ……………………………… 125
两根煮液 ………………………………… 241
两桑生发酊 ……………………………… 120
两黄熏洗液………………………………… 99
抑阴散……………………………………… 33
抗疣散……………………………………… 63
护手润肤汤………………………………… 88
旱莲草酊 …………… 196，216，246
旱莲草新酊 ……………………………… 267
吴茱萸敷脐散 …………………………… 180
呋粒糊 …………………………………… 149
圆秃酒 …………………………………… 267
足癣四黄浸泡液…………………………… 72
足癣醋泡剂 ……………………………… 117
牡丹皮粉 ………………………………… 206
牡丹灵水 ………………………………… 110
牡荆洗液 ………………………………… 177
牡蛎除疣液………………………………… 87
伸筋草洗方………………………………… 41
皂角面膜粉 ……………………………… 159
谷糠油 …………………………………… 200
肛门白斑外洗液…………………………… 89
肛疣Ⅰ号浴剂……………………………… 85
肛疣Ⅱ号浴剂……………………………… 85
肛痒熏洗液………………………………… 99
肛裂熏洗灵 ……………………………… 113
肛湿三黄散………………………………… 58
肛湿洗搽剂 ……………………………… 217
肛湿熏洗乙液 …………………………… 102
肛湿熏洗甲液 …………………………… 102
肛湿熏洗剂 ……………………………… 230
疗阴舒冲洗液 …………………………… 232
羌活酊 …………………………………… 122
冻疮冬病夏治贴饼 ……………………… 172
冻疮灵软膏 ……………………………… 281
冻疮夏伏贴穴粉 ………………………… 173
冻疮浸敷液 ……………………………… 263
冷液面糊消痤康 ………………………… 252
沐浴一方 ………………………………… 270
汽油防护液………………………………… 91
补肾活血生发精 ………………………… 120
补骨脂水杨酸酊 ………………………… 126
补骨脂酊 ………………………………… 196
灵仙浴搽剂 ……………………………… 187
尿布皮炎治疗剂 ………………………… 233
改良颠倒散………………………………… 60
鸡苏散……………………………………… 38
鸡眼灵 …………………………………… 245
纯血竭细粉 ……………………………… 212
纯菟丝子水 ……………………………… 214
纸型止痒剂 ……………………………… 281

八　画

青石散 …………………………………… 235
青龙草坐洗液 …………………………… 235
青龙散……………………………………… 58
青叶洗清液………………………………… 94

青虫散 …… 59
青苔煎汁 …… 207
青柏洁身洗液 …… 284
青蛤散 …… 37
青蓝双白熏洗剂 …… 107
青蓝草泡足剂 …… 177
青蓝草洗脚剂 …… 176
青蓝紫坐浴剂 …… 79
青蒿外洗袋 …… 136
青蒿银花液 …… 251
青敷膏 …… 132
青黛散 …… 228
青黛散油膏 …… 258
玫芦消痤乳膏 …… 152
玫芦消痤膏 …… 274
玫瑰熏蒸剂 …… 166
玫瑰糠疹薰汽剂 …… 166
苦甘方 …… 92
苦地熏洗剂 …… 237
苦豆子干馏油 …… 210
苦豆子油搽剂 …… 200
苦连花水剂 …… 66
苦金花熏洗液 …… 100
苦参米醋 …… 211
苦参汤 …… 27，270
苦参汤泡洗液 …… 82
苦参花椒茶泡脚液 …… 221
苦参治银液 …… 226
苦参洗头液 …… 255
苦参疱疹酊 …… 275
苦参消银熏蒸剂 …… 166
苦参浴足水 …… 205
苦参熏洗剂 …… 93
苦桉液 …… 220
苦黄止痒酊 …… 120
苦黄汤熏洗剂 …… 105
苦黄油 …… 139
苦黄熏洗剂 …… 113
苓子熏洗剂 …… 108
茅膏菜搽剂 …… 200
松皮癣外搽剂 …… 50
枫子醋泡液 …… 118
郁金蒸汽浴剂 …… 170
拔甲膏 …… 257
拨毒愈痛灵油膏 …… 141
虎杖油 …… 225
虎杖泡浴剂 …… 190
虎杖除疣剂 …… 242
虎杖涂剂 …… 213
虎菊草熏洗剂 …… 105
垂盆草 …… 202
金子酊 …… 244
金花外洗方 …… 81
金花面膜粉 …… 157
金沙治银酊 …… 122
金莲草熏蒸液 …… 169
金黄散 …… 27
金黄膏 …… 27，143，274

金黄蜜 …… 132
金菊面膜粉 …… 159
金菊洗液 …… 86
金菊熏蒸剂 …… 97
金梅熏洗液 …… 107
金银花浴剂 …… 192
金粟兰酊 …… 202
金蓝草外洗液 …… 235
乳没膏 …… 185
乳香软膏 …… 143
乳香面膜散 …… 160
肤子止痒酊 …… 122
肤痔清软膏 …… 275
肤痒停涂膜 …… 155
肤康宁散 …… 56
鱼眼草酊 …… 208
鱼腥草合剂 …… 244
狐气五香散 …… 52
京红粉 …… 30
单纯疱疹湿敷剂 …… 71
单味紫草油 …… 195
净疣宁酊剂 …… 125
泡疣方 …… 69
泽兰浸泡液 …… 86
治疣灵 …… 219
治疥温洗剂 …… 88
参七蛋黄乳膏 …… 146
参白散喷剂 …… 189
参芦生发酊 …… 229
参茯外敷液 …… 241
细辛敷脐粉 …… 178

九 画

珍珠散 …… 35
珍珠蜜 …… 132
封包三药膏 …… 276
荆防醋方 …… 258
荆芥洗搽液 …… 87
草本乳膏 …… 283
草花去瘊液 …… 225
茱子涂泉散 …… 179
茯苓草外洗方 …… 75
南星粉 …… 56
枯矾去疣熏洗液 …… 110
柚冰液 …… 214
柏叶生发宁酊 …… 239
柏叶生发酊 …… 224
柏叶散 …… 32
柏倍湿疹散 …… 63
栀子封脐粉 …… 180
柳花散 …… 27
柳苦散醋 …… 117
柠檬石榴各一方 …… 90
威灵仙溶液 …… 199
面部熏洗剂 …… 263
面膜按摩粉 …… 163
面膜基方Ⅰ号 …… 162
面膜基方Ⅱ号 …… 162

面膜基方Ⅲ号 ………………………… 162
面膜基方Ⅳ号 ………………………… 162
鸦胆子仁浸液………………………… 49
鸦胆子纯油 ………………………… 212
鸦胆子熏洗方 ……………………… 102
韭菜汁 ……………………………… 206
骨碎补消白酊 ……………………… 260
香木去疣液 ………………………… 234
香叶除疣灵…………………………… 67
香发散 ……………………………… 270
香香熏洗液 ………………………… 107
香莲外搽液 ………………………… 202
香蓝草除疣液………………………… 73
香精足癣浸泡剂……………………… 72
香藤子熏洗液 ……………………… 243
复方三黄洗剂 ……………………… 116
复方土槿皮醋汁 …………………… 117
复方止痒凝胶 ……………………… 154
复方白芷酊 ………………………… 282
复方百部酊 ………………………… 223
复方芩柏酊 ………………………… 123
复方芦荟乳膏 ……………………… 153
复方足癣粉 ………………………… 133
复方补骨脂酊 ……… 125，248，265
复方青冰散…………………………… 59
复方青黛洗剂 ……………………… 116
复方青黛糊膏 ……………………… 149
复方苦参洗剂 ……………………… 109
复方苦参粉 ………………………… 254
复方炉甘石洗剂 …………………… 115
复方珍珠散 ………………………… 248
复方姜黄溶液………………………… 92
复方祛斑酊 ………………………… 248
复方消疣膏 ………………………… 150
复方桑白皮酊 ……………………… 266
复方黄芩凝胶剂 …………………… 154
复方硫黄百部洗汤 ………………… 220
复方鲜皮酊 ………………………… 223
复方慢皮膏 ………………………… 147
复方颠倒散 ………………………… 228
胎盘组织液 ………………………… 210
急性肛湿熏洗剂 …………………… 105
疥灵酊 ……………………………… 126
疥疮外洗方 ………………………… 231
疯油膏………………………………… 47
养血生发剂 ………………………… 130
美容蜜 ……………………………… 265
姜脐啄灸剂 ………………………… 184
姜黄消痤搽剂 ……………………… 283
姜黄霜 ……………………………… 201
洁面酊 ……………………………… 229
洁癣霜 ……………………………… 152
洗面如玉膏 ………………………… 269
活血化瘀气雾剂 …………………… 192
活血生肌散…………………………… 57
穿心莲软膏 ………………………… 277
扁平疣擦剂……………………… 125，255
扁疣熏洗剂…………………………… 98

扁瘊洗点剂 …………………………… 50
祛白酊 …………………………… 246
祛风燥湿洗液 …………………………… 113
祛疣面膜粉 …………………………… 164
祛疣熏洗Ⅰ号 …………………………… 101
祛疣熏洗Ⅱ号 …………………………… 101
祛疣熏洗Ⅲ号 …………………………… 101
祛疣熏洗Ⅳ号 …………………………… 101
祛疣熏洗Ⅴ号 …………………………… 102
祛银酊 …………………………… 121
祛斑面膜粉Ⅰ号 …………………………… 157
祛斑面膜粉Ⅱ号 …………………………… 158
祛斑面膜新粉 …………………………… 163
祛斑养颜粉 …………………………… 251
祛痤外洗液 …………………………… 242
祛湿止痒液 …………………………… 69
祛湿药油 …………………………… 40
祛湿散 …………………………… 38
祛腐生肌散 …………………………… 277
祛癣止痒方 …………………………… 81
神黛糊 …………………………… 240
除疣温洗液 …………………………… 68
除疥外洗液 …………………………… 87
除黑方 …………………………… 259
除湿乙液 …………………………… 76
除湿止痒软膏 …………………………… 284
除湿止痒油 …………………………… 279
除湿止痒熏洗方 …………………………… 104
除湿甲液 …………………………… 76
蚤休祛疣酊 …………………………… 127
孩儿糊膏 …………………………… 150

十 画

顽癣敌软膏 …………………………… 278
盐花浴足小方 …………………………… 217
盐糖跖疣液 …………………………… 132
莱菔子纯粉 …………………………… 215
莲草生发酊 …………………………… 121
荷桃粉贴敷剂 …………………………… 180
荟草熏洗液 …………………………… 94
桂叶三黄袋 …………………………… 134
桂红浸泡剂 …………………………… 65
桐油 …………………………… 196
桃仁洗面方 …………………………… 268
桃丹面膜纸 …………………………… 161
桃红疣袋 …………………………… 133
桃红润肤液 …………………………… 64
桃花散 …………………………… 28
桃珍散 …………………………… 59
夏季皮炎外洗液 …………………………… 53
夏季皮炎洗浴剂 …………………………… 193
夏季皮炎涂搽液 …………………………… 52
夏枯草煎液 …………………………… 208
柴胡花泡足液 …………………………… 176
特色蜡疗祛斑美容方 …………………………… 192
透骨草发汗剂 …………………………… 188
透骨草汽疗液 …………………………… 169
透骨跖疣液 …………………………… 64

倒膜基方 …………………………… 161
倍子熏洗剂 …………………………… 95
臭梧桐叶 …………………………… 209
脂红酊 …………………………… 265
脂脱洗发剂 …………………………… 263
脂溢性洗剂 …………………………… 266
脂溢洗方 …………………………… 43
脑王油 …………………………… 218
狼毒散 …………………………… 54
狼毒膏 …………………………… 33
狼毒糊膏 …………………………… 151
留行蛋清 …………………………… 197
病毒煎洗剂 …………………………… 227
疱疹灵橄榄乳 …………………………… 142
疱疹油 …………………………… 141
粉刺面膜粉 …………………………… 164
粉霜神丹 …………………………… 32
凉茶叶水 …………………………… 207
酒渣冷敷液 …………………………… 263
酒渣酊 …………………………… 248
酒渣样皮炎灵 …………………………… 87
酒渣散 …………………………… 262
酒渣鼻蜜膏 …………………………… 257
消白合剂 …………………………… 232
消白酊 …………………………… 51
消白粉 …………………………… 262
消炎收敛熏洗液 …………………………… 105
消炎润肤止痒散 …………………………… 136
消疣内外剂 …………………………… 234
消疣白酒 …………………………… 123
消疹止痒酊 …………………………… 130
消斑方 …………………………… 100
消斑养颜散 …………………………… 158
消斑敷脐散 …………………………… 182
消痤汤 …………………………… 169
消痤药膏 …………………………… 145
消痤粉 …………………………… 247
消痤散 …………………………… 57
海艾汤 …………………………… 78
海螵止痒灵 …………………………… 224
海螵蛸细粉 …………………………… 207
海藻熏洗剂 …………………………… 99
润肌油脂膏 …………………………… 140
润肌膏 …………………………… 28，271
润肤止痒酊 …………………………… 121
润肤止痒洗液 …………………………… 77
润肤皮肤膏 …………………………… 280
润肤愈裂膏 …………………………… 147
剥蚀散 …………………………… 54
通脉外洗液 …………………………… 68

十一画

基三味外洗包 …………………………… 134
黄丹生肌膏 …………………………… 143
黄水疮散 …………………………… 279
黄龙草洗冲液 …………………………… 236
黄花子熏洗液 …………………………… 109
黄花洁阴液 …………………………… 69

黄芦药膏 …………………………… 148
黄连纯粉 …………………………… 215
黄连软膏 …………………………… 144
黄连油膏 …………………………… 138
黄连素甘油剂 ……………………… 140
黄连素溶液 ………………………… 208
黄连黄柏浸出液…………………… 82
黄连膏………………………… 29，37
黄矾芝麻油 ………………………… 138
黄虎油 ……………………………… 138
黄香癣洗液 ………………………… 80
黄黄坐浴剂………………………… 84
黄菊坐浴剂 ………………………… 108
黄紫油剂 …………………………… 261
黄蒲洁洗剂 ………………………… 283
黄榆外敷药汁 ……………………… 243
黄精泡浴剂 ………………………… 191
黄黛散 ……………………………… 231
菟丝子油膏 ………………………… 213
菟丝子消斑酒 ……………………… 260
菊叶坐浴剂 ………………………… 112
菊红草药浴剂 ……………………… 188
菊花草倒膜粉 ……………………… 156
菊花熏洗剂………………………… 95
梅花熏洗液 ………………………… 112
蛇丹止痛蜜 ………………………… 131
蛇丹外用粉 ………………………… 232
蛇床子贴膏 ………………………… 193
蛇床子洗方………………………… 34
蛇床子散熏洗剂…………………… 96
蛇草熏洗剂………………………… 95
婴儿湿疹外敷液…………………… 79
婴儿湿疹洗剂……………………… 82
婴儿湿疹粉………………………… 56
婴儿湿疹湿敷剂…………………… 66
婴幼儿外用液……………………… 65
婴湿冷敷液 ………………………… 218
婴湿脐贴粉 ………………………… 179
银花面膜粉 ………………………… 155
银粉散……………………………… 31
银屑病酊剂 ………………………… 129
银屑病喷雾剂 ……………………… 171
银屑病醋搽剂 ……………………… 119
银屑康外洗液 ……………………… 187
脚气散 ……………………………… 278
脚湿气泡洗液……………………… 72
脱甲膏……………………………… 49
脱脂水剂…………………………… 47
脱敏贴穴粉Ⅰ号 …………………… 185
脱敏贴穴粉Ⅱ号 …………………… 185
麻风溃疡粉………………………… 62
清化收敛汤………………………… 88
清疣洗剂 …………………………… 114
清疣熏洗液 ………………………… 103
清凉乳膏…………………………… 28
清凉膏……………………………… 40
清霉洗液…………………………… 85
淀粉浴剂 …………………………… 193

密陀僧外扑散 ………………………… 62
密陀僧散 ………………………… 28
皲裂外洗液 ………………………… 244
皲裂酊 ………………………… 255
皲裂洗液 ………………………… 75
皲裂浸泡袋 ………………………… 135
皲裂湿泡液 ………………………… 72
蛋黄油 ………………………… 212
隐虫止痒水 ………………………… 223
绿药膏 ………………………… 258

十二画

斑秃灵 ………………………… 266
斑秃洗发水Ⅰ号 ………………………… 193
斑秃洗发水Ⅱ号 ………………………… 194
斑秃醋灵液 ………………………… 117
斑秃擦剂 ………………………… 131
喜树果浸膏搽剂 ………………………… 249
喜树碱软膏 ………………………… 142
葛竭膏 ………………………… 141
楮叶乳膏 ………………………… 151
椒红酊 ………………………… 127
椒连软膏 ………………………… 144
椒矾熏洗液 ………………………… 111
硬皮病外洗方 ………………………… 79
硬皮病洗擦剂 ………………………… 51
硬皮病热敷袋 ………………………… 135
硬皮病熏洗方 ………………………… 93
硬皮病熏蒸剂 ………………………… 168
硝黄熏洗剂 ………………………… 93
硝黄糊膏 ………………………… 149
硫黄软膏 ………………………… 274
硫楝松枣膏 ………………………… 227
雄黄油 ………………………… 139
雄黄酊剂 ………………………… 256
雄黄酒精 ………………………… 198
雄黄解毒散 ………………………… 30
雄脱生发洗方 ………………………… 253
雄激素脱发酊 ………………………… 51
紫白治裂贴膏 ………………………… 280
紫色消肿膏 ………………………… 39
紫衣参肤浴剂 ………………………… 186
紫花地丁软膏 ………………………… 277
紫花地丁泥汁 ………………………… 203
紫参坐浴剂 ………………………… 80
紫荆生发酒 ………………………… 261
紫荆花外用液 ………………………… 74
紫草冰片油 ………………………… 137
紫草鱼肝油 ………………………… 214
紫草油膏 ………………………… 195
紫草香油 ………………………… 137
紫草基质油 ………………………… 141
紫草解疱酒 ………………………… 225
紫草膏 ………………………… 35
紫黄散 ………………………… 219
紫菊油纱条 ………………………… 148
紫蓝红酊 ………………………… 129
紫樟煎液 ………………………… 237

掌跖脓疱病Ⅰ号…………………… 90
掌跖脓疱病Ⅱ号…………………… 90
掌跖脓疱液 ……………………… 226
喷雾倒膜剂 ……………………… 186
跖疣一泡灵 ……………………… 174
跖疣消疣剂 ……………………… 175
跖疣浸泡液Ⅰ号…………………… 70
跖疣浸泡液Ⅱ号…………………… 70
跖疣蓝苋洗剂……………………… 82
蛤粉洁阴熏洗剂…………………… 98
黑色素酊 ………………………… 264
黑豆馏油凝胶 …………………… 284
黑故纸酊 ………………………… 265
黑斑外用液 ……………………… 249
筋草洗浴方………………………… 92
筋骨草外洗液 …………………… 236
鹅口疮散…………………………… 62
鹅黄散……………………………… 29
鹅掌风药水 ……………………… 278
傣药雅哈贺药水 ………………… 217
腊脂膏……………………………… 29
脾灵熏洗液 ……………………… 115
腋香散 …………………………… 262
痘痘面膜粉 ……………………… 155
痤疮外敷剂 ……………………… 251
痤疮酊 …………………………… 128
痤疮洗剂…………………………… 52
痤疮洗液 ………………………… 229
痤疮热敷袋 ……………………… 136
痤疮倒膜粉 ……………………… 163
痤疮熏洗液 ……………………… 103
普连软膏…………………………… 39
普榆膏……………………………… 39
湿毒药粉 ………………………… 254
湿毒清膏剂 ……………………… 282
湿疣汤……………………………… 99
湿疮酊 …………………………… 130
湿疹外洗外搽液…………………… 75
湿疹外敷液………………………… 92
湿疹灵外洗液……………………… 80
湿疹油剂 ………………………… 139
湿疹洗液…………………………… 65
湿疹康洗液………………………… 76
湿疹散 …………………………… 279
湿疹熏蒸剂 ……………………… 166
湿痒熏洗剂 ……………………… 114
温阳活血复元浸泡液……………… 67
溃疡散……………………………… 55
滋润手面方 ……………………… 271

十三画

蓝花泡疣液………………………… 74
蓝花槐花熏蒸液 ………………… 169
蓝豆浸足液 ……………………… 175
蓝青三黄液………………………… 66
蓝青草外用液……………………… 81
蓝青草外洗液……………………… 83
蓝青草栓子 ……………………… 190

蓝青草液 …………………………… 234
蓝青熏洗液……………………………… 94
蓝草香酊 …………………………… 229
蓝草液 ……………………………… 231
蓝香除疣酊 ………………………… 129
蓝香熏洗液……………………………… 98
蓝菊防疣液 ………………………… 230
蓝银草洗液 ………………………… 106
蒲公英浸渍液 ……………………… 233
蒸敷药…………………………………… 48
槐米冷敷液……………………………… 91
槐米熏舱液 ………………………… 171
槐花汽熏剂 ………………………… 167
槐花熏洗液……………………………… 96
榧果藤膏 …………………………… 199
雷公藤煎剂 ………………… 198，206
蜈蚣芦荟软膏 ……………………… 235
蜈蚣酊 ……………………………… 218
蜈蚣散…………………………………… 55
蜈雄外用油 ………………………… 239
蜈蝎治疮散 ………………………… 222
蜂房除疣熏洗剂………………………… 96
锡类散…………………………………… 29
解毒止痛膏 ………………………… 226
解毒克疣汤……………………………… 64
新青黛散………………………………… 57
新鲜芦荟叶 ………………………… 204
新鲜芦荟药汁 ……………………… 209
新癀片醋糊 ………………………… 247

十四画

雌激素中药酊 ……………………… 233
熏香 ………………………………… 257
熏蒸倒膜剂 ………………………… 164
鲜土豆片 …………………………… 204
鲜马齿苋糊 ………………………… 201
鲜败酱草 …………………………… 210
鲜鱼腥草 …………………………… 205
鲜药垂盆草 ………………………… 207
瘙瘊熏洗液……………………………… 49
辣椒素霜 …………………………… 203
慢荨脐疗散 ………………………… 179
慢湿糊膏 …………………………… 150
增白粉…………………………………… 54
樟脑精油 …………………………… 205
樟黄汤外洗液…………………………… 86
醋蛋 ………………………………… 119
稻田皮炎扑粉…………………………… 62

十五画

瘢痕止痒软化贴膏 ………………… 281
瘢痕软膏 …………………………… 145
褥疮外敷散……………………………… 61
褥疮软膏 …………………………… 142
鹤虱熏洗剂……………………………… 95
鹤草外洗方 ………………………… 177
熨风散…………………………………… 38

十六画

薄棉灸 …………………………… 197
颠倒散…………………………… 32
颠倒散洗剂 …………………… 116
辨证外敷液……………………… 89
糖尿病足浸擦液 ……………… 176
糖尿病瘙痒外洗方 …………… 230
激素皮炎灵 …………………… 250
激素性皮炎冷敷剂 …………… 253

十七画

藏青液…………………………… 73
穗防浸泡液……………………… 68
爵床 …………………………… 209
臊瘊 A 方液 …………………… 83
臊瘊 B 方液 …………………… 83
糠秕毛囊炎专用液……………… 75
燥疣湿敷袋 …………………… 135
燥疣熏洗液 …………………… 103
燥湿解毒液 …………………… 73，109
鞭草硼砂袋 …………………… 135
癞头方 ………………………… 269

十八画以上

彝药苦参疱疹酊 ……………… 205
癣净灵 ………………………… 227
癣药水Ⅰ号……………………… 44
癣药水Ⅱ号……………………… 44
癣药玉红膏 …………………… 280
癣症熏药………………………… 48
癣病浸泡袋 …………………… 137
癣病浸洗袋 …………………… 134
癣膏塑封剂 …………………… 148